栄養アクセス

選択・併用の ベストプラクティス

病態・ケースでよくわかる ロジック＆テクニック

編著

吉村 芳弘

熊本リハビリテーション病院
サルコペニア・低栄養研究センター長

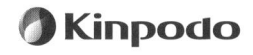

● **Kinpodo**

巻頭言

医療の進歩とともに、栄養管理の重要性がますます高まっています。適切な栄養管理は、患者の回復を促進し、QOLの向上に大きく寄与します。しかし、実際の臨床現場では、個々の患者の状態に応じた最適な栄養アクセスの選択や併用に悩むことも少なくありません。

本書は、そんな臨床現場の悩みに応えるべく企画されました。これまで栄養アクセスに特化した実践的な書籍はほとんどなく、本書はその空白を埋める画期的な一冊となっています。栄養アクセスの選択・併用に関する実践的かつ具体的な方略や考え方、さらには経験豊富な専門家のテクニックを、病態別・ケースごとに詳細に解説しています。

特に本書の特徴は、医師、管理栄養士、看護師、薬剤師など、多職種の視点から栄養アクセスの最適解への道筋を示していることです。ガイドラインだけでは分からない、現場でのプラクティカルな側面に焦点を当て、フローチャートなども用いて視覚的に解説しています。

栄養管理に携わる全ての医療者の皆様にとって、日々の臨床実践の強力な味方となる一冊です。本書を通じて、栄養アクセスの選択・併用に関する考え方を深め、患者一人ひとりに最適な栄養管理を提供する力を養っていただければ幸いです。

最後に、本書の執筆にご尽力いただいた著者の先生方、そして本書の企画・編集にご協力いただいた全ての方々に心より感謝申し上げます。

吉村芳弘

熊本リハビリテーション病院サルコペニア・低栄養研究センター医師

目次
contents

COLUMN

著者一覧

編著

吉村芳弘　熊本リハビリテーション病院 サルコペニア・低栄養研究センター センター長

著（五十音順）

伊藤明日香　東京医科大学病院 管理栄養士
上野いずみ　熊本リハビリテーション病院 管理栄養士
遠藤隆之　独立行政法人　りんくう総合医療センター 検査・栄養部門部門長代理
川野結子　東京医科大学病院 管理栄養士
久保麻友子　東京医科大学病院 管理栄養士
齊藤大蔵　海老名総合病院 管理栄養士
酒井友紀　東京医科大学病院 管理栄養士
嶋津さゆり　熊本リハビリテーション病院 管理栄養士
白石愛　熊本リハビリテーション病院 歯科衛生士
砂原貴子　介護老人保健施設サンライズヒル　看護介護部
竹内裕紀　東京医科大学病院 薬剤部長
田部大樹　近森病院 管理栄養士
千葉枝里子　東京医科大学病院 管理栄養士
福勢麻結子　東京医科大学病院 管理栄養士
藤原絵理　きたじま田岡病院 看護師
真壁昇　関西電力病院栄養管理室長／美作大学客員教授
松本彩加　熊本リハビリテーション病院 薬剤師
宮澤靖　東京医科大学病院 栄養管理科 科長
宮島功　近森病院　臨床栄養部部長
武藤美紀子　東京医科大学病院 管理栄養士
米田巧基　熊本リハビリテーション病院 管理栄養士

総論

なぜ栄養アクセスが
重要なのか

吉村芳弘

POINT

❶ If the gut works, use it（腸管が使用可能なら使用しよう）
❷ 栄養アクセスには，経口摂取，経腸栄養，静脈栄養がある
❸ 経口摂取は最も生理的な栄養アクセスである
❹ 患者の状況によっては，複数の栄養アクセスの併用を検討する

❶ 栄養管理は医療の1丁目1番地

"When the gut works, use it"（腸が働いているなら腸を使え）の原則を臨床現場で実行するには，臨床栄養の基本的知識と経験が必要です．適切な栄養管理と栄養アクセスを計画・実施して，目の前の患者のアウトカムの改善を最大化することが栄養管理の基本的な考え方です．ここでは基本的な栄養アクセスの初歩的な知識をまとめます．正しい知識に基づいて栄養管理の経験を積み，自信を持って患者さんの栄養状態の改善や回復，健康を支えられるようになってください．

「食べる」ということは，単なる生命維持以上の意味を持ちます．適切な栄養摂取は，病気からの回復と健康を左右する鍵です．私たちの身体は，さまざまな栄養素を適切に摂取し，同化することで機能を維持しています．たんぱく質，糖質，脂質，ビタミン，ミネラルなどの栄養素がバランス良く補給されなければ，生命活動を持続することさえ困難になります．

医療現場においても，栄養管理が治療の根幹を成します．栄養不良は様々な病態を引き起こし，回復を大きく阻害します．免疫機能の低下，創傷治癒の遅延，内臓蛋白の減少，筋肉量の減少，筋力の低下などが起こり，合併症発症のリスクが高まります．結果として，入院期間が長期化し，医療費の増大にもつながります．

一方で，適切な栄養管理を行えば，病気の予防や治療効果の向上が期待できます．患者の早期回復と予後改善を実現し，QOL（Quality of Life：生活の質）の向上にもつながります．医療の質そのものを高める上で，栄養は無視できない基盤です．万病に効く薬はありませんが，適切な栄養管理は多くの疾患に対して何らかの効果が期待できます．栄養管理は医療の1丁目1番地なのです．

2 栄養管理は栄養アクセスの選択から

病院で療養する患者さんにとって，「食」はいつも自由に口から摂れるわけではありません．経管栄養や点滴での栄養補給が必要な場合も多数あります．その入り口の選び方が，適切な栄養管理の第一歩となるのです．

ICU（集中治療室）に入院している重症患者の場合，意識障害，人工呼吸管理，鎮静などの影響で往々にして経口摂取による栄養管理が困難です．このような状況では，経管栄養や静脈栄養による栄養補給が不可欠になります．最近では，ほとんどの施設で，ICU入室時に経口摂取が困難な患者に対してルーチンで経鼻胃管を留置して早期からの経腸栄養を開始することが標準的な医療になりつつあります．

脳卒中などで一時的に嚥下障害や意識障害があっても，リハビリテーションを経て経口摂取が可能になることが予想される患者もいます．そうした場合は，一時的な経管栄養の使用と，段階的な経口摂取の再開を検討することになるでしょう．

また，在宅での高齢者医療においては，できる限りQOL（生活の質）を落とさないことが優先度が高いアウトカムになります．不必要な経管栄養や静脈栄養は避け，嚥下調整食や食事介助など，工夫を重ねて最期まで経口摂取を継続できるよう支援することが期待されます．

入院患者や在宅患者など，状況やニーズに応じて，最適な栄養アクセスを選択する必要があります．患者の栄養状態のみならず，全身状態，基礎疾患，予後予測なども考慮し，総合的に判断することが欠かせません．

3 栄養アクセスの選択肢

栄養アクセスは大別して，①経口摂取（oral feeding, oral intake），②経腸栄養（enteral nutrition：EN）③静脈栄養（parenteral nutrition：PN）の3つが挙げら

れます．経口摂取（口から飲食物を食べる）は経腸栄養と同様に「腸を使う」栄養投与経路なので，経腸栄養に位置づけられることもあります．この3種類のアクセスはそれぞれを単独で使用するだけではなく，患者の病状や全身状態に合わせて適切な栄養アクセスを選択し，場合によっては複数を組み合わせながら栄養管理を行います．

　従来の主要な栄養ガイドラインでは「腸が使えるときは腸を使え（When the gut works, use it.）」が強調され（すぎ）ており，「経腸栄養 vs. 静脈栄養」の選択を最初に検討する必要がありました．しかし，より患者目線の実践的な栄養アクセスの検討では，「経口摂取が十分に可能か」をまず考えるべきです（**図1**）[1]．例えば，プロテインや中鎖脂肪酸のパウダーやオイルを用いた食事強化で，かなりの栄養強化が可能です．

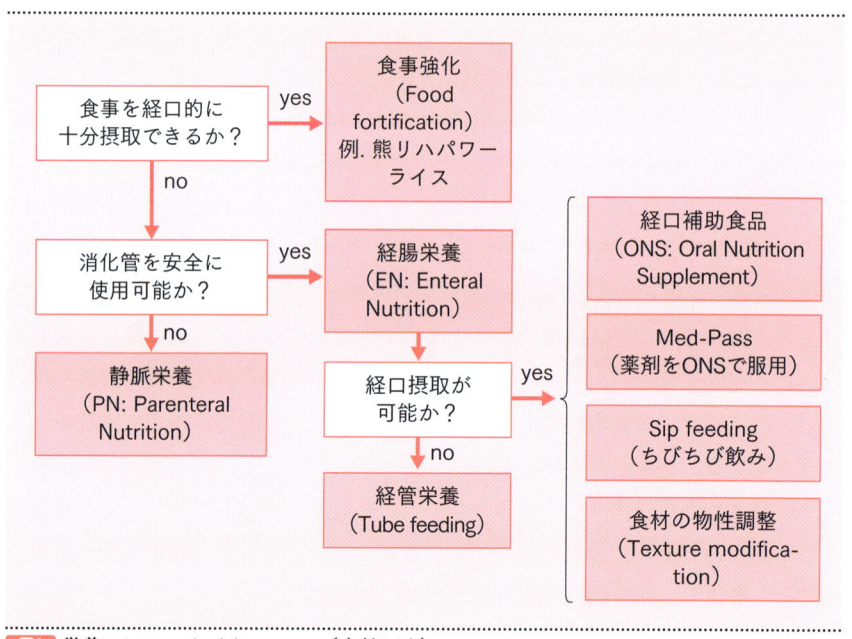

図1　栄養アクセスのdecision tree　（文献1より）

経口摂取

生理的に最も自然な栄養摂取方法は「経口摂取」です．ヒトが口から食事を摂ることは多くの意味を持っており，栄養アクセスの第一候補です（ 表1 ）[1]．栄養を経口から摂取するためには，意識レベル，認知レベル，呼吸状態，酸素吸入の有無，口腔状態，摂食嚥下機能，消化器合併症（嘔気，嘔吐など）などいくつかの条件があり，これら条件が揃わないと経口摂取のハードルが高くなります．

例えば，意識レベルや認知レベルが低下するとどのような問題が生じるでしょうか？　食事を認識して初めて，食行動が起きます．意識レベルが低下した患者は誤嚥や窒息の危険性があり，安全な経口摂取は困難です．安全な経口摂取は良好な意識レベルがベースになります．認知レベルが低下した，あるいは認知症を合併した患者では，食事をうまく認知できなかったり，食事摂取そのものを拒否されることもあります．食欲がなく食事摂取量が極端に低下する場合もあります．介助者の適切な食事介助スキルで食事の認識と良好な経口摂取が維持できる場合もありますが，このような場合は経口摂取以外の代替アクセスを検討することになります．

表1 人間にとって「口から食べる」意義

身体的側面	● 生命活動に必要なエネルギーの供給 ● 口腔の自浄作用 ● 口腔・顔面周囲筋群・関節など機能低下予防と増強 ● 呼吸運動の改善 ● 脳への刺激 ● 感覚刺激 ● 随意運動の獲得 ● 目・口・手・呼吸などの協調運動 ● 体力や気力のパワーアップ ● 疾病・身体機能の改善 ● ADL・IADL の拡大
心理・社会的側面	● 本能に基づく行動からの社会的活動への発展 ● コミュニケーションの拡充 ● 食べる楽しみ ● 精神活動の活性化 ● 満足感や充実感 ● 実質的 QOL の向上 ● 生きる元気の源 ● 生活意欲や自己実現

経腸栄養

経口摂取は困難だが，腸を使用できる場合に経腸栄養を選択します（**表2**）[2]．腸管の使用は，静脈栄養よりも侵襲や感染のリスクも低いといわれています．"If the gut works, use it（腸管が使用可能なら使用しよう）"という使い古された感のある（しかし，とても大事な）フレーズがあります．これは栄養投与経路を決めるときの原則です．すなわち，腸が動いていて安全に使用できる場合は経腸栄養を選択すべきです．

表2 経腸栄養施行のガイドライン（文献2をもとに著者作成）

1. 日常治療の一部として行う場合
1）経口摂取不可能な protein-calorie malnutrition 　（5日以上，体重10％喪失またはアルブミン＜3.5 g/dL） 2）7〜10日間にわたる栄養必要量の50％以下の経口摂取 3）嚥下困難 4）重症熱傷 5）小腸大量切除（50〜90％切除） 6）消化管瘻（low output，排液量＜500 mL/日）
2. 通常，役に立つことが期待できる場合
1）重症外傷（7〜10日間の経口摂取不能，消化管機能正常） 2）放射線治療 3）化学療法 4）肝不全
3. 十分な価値が認められない場合
1）強力な抗腫瘍化学療法 2）術直後ないしストレス後（1週間以内に経口摂取が可能） 3）急性腸炎 4）短腸症候群（残存小腸＜10％）
4. 施行すべきでない場合
1）機械的完全腸閉塞 2）腸管麻痺 3）重症下痢 4）消化管瘻（high output，排液量＞500 mL/日） 5）重症急性膵炎 6）ショック 7）本人・後見人が希望していないとき 8）強力な栄養管理でも予後不良な場合

経腸栄養の利点として，腸管の機能（粘膜，免疫能，蠕動運動，消化管ホルモン分泌など）を維持できたり，バクテリアルトランスロケーション（腸内細菌や毒素が腸管内から全身に移行すること）を回避したり，侵襲からの早期回復などが挙げられます．その他の臨床的なアウトカムとして，術後合併症の防止，感染症の減少，入院日数の短縮などの効果が挙げられています．

経腸栄養を行うためには，消化管アクセスルートを確保することが必要です．施行期間や誤嚥リスクに応じて，適切なルートを選択しましょう．経腸栄養には，「経鼻経管」と内視鏡や手術などにより胃や腸に瘻孔を作成する「胃瘻」や「空腸瘻」があります．経腸栄養による栄養管理が短期間（4週間以内）で済むと見込まれる場合は，経鼻経管を選択します．

経腸栄養による栄養管理が長期間（4週間以上）にわたりそうな場合は，経瘻孔法を選択します．誤嚥のリスクがない場合は「胃瘻」が第一選択です．誤嚥リスクがある場合は「空腸瘻」も選択肢に挙げられます．いずれの場合も消化管瘻を造設する手術・手技が必要となります．胃瘻を造設する手段としてPEG（経皮内視鏡的胃瘻造設術）があり，その施行が困難ならば外科的胃瘻造設術やPTEG（経皮経食道胃管挿入術）が検討されます．空腸瘻ではPEG-J（経胃瘻的空腸瘻）や外科的空腸瘻造設術が行われます．

▶ 経鼻経管栄養

経鼻経管栄養とは，腸は使えるものの口から摂取できない状態が短期間（4週間以内）であると見込まれる患者に使用される栄養補給法です．経鼻経管栄養では，口の代わりに消化管にアクセスするための管を用いて経腸栄養剤を投与します．誤嚥のリスクがない場合は鼻から胃に通す管を用いる「経鼻胃管栄養法」を行います．一方，誤嚥リスクがある場合は鼻から幽門後（十二指腸・空腸）まで通す管を用いる「経鼻十二指腸栄養」や「経鼻空腸栄養」を検討します．

経鼻胃管栄養は胃瘻などの他の経腸栄養法に比べ，手技が簡便であるという利点があります．一方で，経鼻胃管は咽頭・食道に常時チューブが留置されているため，摂食嚥下機能にも影響を与える可能性があります．そのため，経鼻栄養チューブ（カテーテル）は，できるだけ患者の違和感や不快感を減らすために細いものを選択します．成分栄養剤なら5〜8Fr，半消化態栄養剤では8Frを目安とします．材質はポリウレタンやシリコンを選びましょう．塩化ビニル製のチューブ

は留置すると硬くなるので長期の留置には不適切です．挿入後，鼻から出ている
チューブは下向きにして鼻翼に接触しないように固定（エレファント・ノース型）
し，清潔に保ちましょう．

　経鼻胃管を挿入・留置する際には，チューブ先端の位置確認としてX線での確認
が原則です．X線の設備がない場合は吸引物のpH（4以下）で確認する方法も併用
されます．空気注入音を上腹部で確認する方法では，気道や食道に誤挿入してい
ることに気づかないことがあります．幽門後に留置するときは専用のチューブを
使用し，X線透視下で行うとよいと思います．

▶ 間歇的口腔食道経管栄養法

　間歇的口腔食道経管栄養法（intermittent oro-esophageal tube feeding：IOE）
は嚥下訓練の一つとして位置づけられている投与法です[3]．経腸栄養剤を投与する
たびに口からチューブを食道下部へ挿入し，終了後に抜去します．摂食嚥下訓練
の過程などにおいて不足している栄養を補充する形で使われます．また，食事の
たびにチューブを飲み込むこと自体が嚥下訓練になります．しかし，飲み込む際
に絞扼反射が強かったり，食道内投与では逆流のリスクがあったりする場合は適
応外です．IOE法は脳卒中などの中枢神経疾患患者の回復期リハビリテーションに
おいて使用されることが多い印象です．

▶ 胃瘻

　経瘻孔法とは，腸は使えるものの口から摂取できない状態が長期間（4週間以上）
に及ぶと見込まれる患者に使用される栄養補給法です．消化管と外部をつなぐ孔
（瘻孔）を作り，そこから経腸栄養剤を投与します．胃に瘻孔を作れば「胃瘻」，
十二指腸なら「十二指腸瘻」，空腸なら「空腸瘻」となります．

　胃瘻は，長期的に経腸栄養剤の投与が必要だと判断された場合によく選択され
ます．腹壁から胃内へ直接栄養チューブを留置することで，栄養剤の投与ができ
ます．カテーテルの種類に応じて，一定期間での交換が必要となる．経鼻チュー
ブより径の大きなカテーテルの使用ができるため，加圧バッグ等を使用して半固
形化栄養剤の投与も容易となります．

　経口摂取訓練との併用で，胃瘻栄養を併用をすることがあります．完全に経口
摂取へ移行した場合でも，水分摂取目的や病状の変化に合わせて再活用する可能

性がある場合は，抜去せずに管理を継続するケースもあります．摂食嚥下障害や栄養障害を合併した在宅高齢者の増加に伴い，このようなケースが増加するものと思われます．

▶ 腸瘻

何らかの理由により，胃瘻を造設できない場合に選択されます．他の目的に対して開腹手術を行った際に同時に造設されることが多いです．腸瘻に使用するチューブは胃瘻よりも細いため，チューブ閉塞が起こりやすいです．空腸は胃のように栄養剤を貯留するスペースもないため，投与速度をより遅くして逆流や下痢を予防する必要があります．

静脈栄養

腸が機能しておらず安全に使用できない場合は静脈栄養を行います．腸が機能していない状態，すなわち完全腸閉塞，高度の消化管狭窄（口側の消化管の拡張を伴った狭窄，瘻孔などを合併した狭窄病変など），消化管からまったく吸収できない状態（短腸症候群など）では経腸栄養は禁忌です．また，バイタルサインが安定しない重症例や難治性嘔吐・下痢，活動性の消化管出血などがある場合は経腸栄養の相対的禁忌です[4]．

静脈栄養も実施期間に応じて投与経路を選択します．原則として，末梢静脈栄養（peripheral parenteral nutrition：PPN）は長くても10日〜2週間にすべきであり，2週間以上にわたり静脈栄養のみで栄養管理が必要と予想される場合は中心静脈栄養（total parenteral nutrition：TPN）を選択します．静脈栄養を施行していても，消化管の機能が回復すれば早期に経腸栄養を併用することが望ましいです．しかし，経腸栄養のみでは栄養量が不足する場合は，静脈栄養で補うことを積極的に検討しましょう．投与栄養量が1,200 kcal/日を超える場合は，TPNを選択するのが望ましいといえます．

経腸栄養剤

簡単に経腸栄養剤にも触れておきます．経腸栄養で使用される栄養剤は，成分の違いや対象疾病，製剤の形状（粉末，液体，半固形状）や濃度など様々種類が存在しています（**表3**）[5]．経管栄養で使用される経腸栄養剤（人工濃厚流動食）

は「成分栄養剤」「消化態栄養剤」「半消化態栄養剤」の3つに分類されます．また，粘度を高めてより経口摂取に近づけた「半固形化栄養剤」もあります．

表3 経腸栄養剤の種類と特徴

特徴	半消化態栄養剤	消化態栄養剤	成分栄養剤
窒素源	たんぱく質やペプチド	ペプチド	アミノ酸
糖質	デキストリン		
脂質	多い	少ない	とても少ない
食物繊維	添加	無添加	無添加
消化	必要	ほとんど不要	不要
吸収	必要	必要	必要
残渣	少量の残渣	ほとんどなし	なし
浸透圧	低	高	高
適応例	消化管機能が正常な患者，栄養状態良好の患者	消化管機能が低下している患者，手術後の患者	クローン病短腸症候群など
販売状況	医薬品／食品	医薬品／食品	医薬品のみ

　経腸栄養剤の中から，個々の患者の病態に合ったものを選択することが大切です．病態が安定して消化機能にも問題がない場合は一般的な組成の半消化態栄養剤を選択します．また，耐糖能異常時，腎不全，肝不全，呼吸不全といった病態に対応する特殊組成の栄養剤もありますので，必要に応じて選択します．短腸症候群やクローン病の場合には成分栄養剤が有用です．患者の消化管の解剖や機能の理解，全身状態や病態生理のしっかりした理解が栄養管理には必要です．

成分栄養剤

　成分栄養剤は，含まれている成分が化学的に明瞭であることが特徴です．窒素源はアミノ酸，糖質はデキストリンです．脂肪含量が低いため，必須脂肪酸を補給するために脂肪乳剤の併用が必要です．食物繊維が含まれておらず，低残渣です．これらの特徴から，成分栄養剤は疾病管理目的で使用される場合がほとんどです．食品の製品はなく，全てが医薬品に分類されており，医薬品として医師の処方箋による指示での提供となります．

消化態栄養剤

消化態栄養剤は窒素源はアミノ酸だけでなくジペプチドやトリペプチドが使われており，吸収が早く，小腸粘膜が障害されていても吸収機能が保たれるという利点があります．そのため，消化態栄養剤は消化吸収機能が低下して半消化態栄養剤が使用できない場合や空腸に投与する場合などに使用されます．食物繊維の含有量は少なく，糖質はデキストリンです．医薬品と食品が販売されています．

半消化態栄養剤

半消化態栄養剤の窒素源はたんぱく質です．すべての栄養素において消化を必要とするため，3種類の栄養剤の中で，自然な食品の形に一番近い．消化・吸収機能に問題がなければ，第一選択となる．安定した患者さんに使われることが多い経腸栄養剤です．食品としては数多くの種類があり，医薬品は主に在宅で栄養管理が必要な場合に処方される場合が多い．

④ どの専門職が栄養アクセスの選択に責任を持つべきか

栄養管理は様々な専門職の協力なくしてはなしえません．医師，看護師，管理栄養士，薬剤師など，それぞれの職種が高い専門性を発揮し，有機的に連携を取ることが何より重要なのです．

その中核を担うのが，栄養サポートチーム（NST）の活動です．NSTは，医師，看護師，管理栄養士，歯科医師，歯科衛生士，リハビリテーションスタッフなどで構成された多職種チームであり，入院患者や施設入所者，在宅患者の栄養管理を総合的に支援します．

医師は患者の全身状態の評価と管理，栄養アクセスルートの選定，合併症のリスク管理を担います．看護師は栄養剤の投与とケア，患者観察などの実践的な業務を行います．管理栄養士は栄養評価と栄養プランの作成，栄養指導に従事します．薬剤師は投与経路と薬剤の相互作用を考慮した薬剤管理を行います．歯科医師や歯科職種は口腔管理を行い，経口摂取を力強くサポートします．リハビリテーションスタッフは，身体機能や日常生活動作などの評価や訓練を通して栄養をサポートします．

各職種が専門知識とスキルを存分に発揮し，円滑なコミュニケーションを取りながらチーム医療に当たることで，質の高い総合的な栄養管理が可能となります．

参考文献

1) 吉村芳弘, 編著. サッとわかる！栄養療法トリセツ. 金芳堂. 2021年. P68-74（福嶋宏美. 栄養アクセスの選択：使えるルートは3つだけ）
2) ASPEN Board of Directors and the Standards Committee. Guidelines for the use of enteral nutrition. Journal of Parenteral and Enteral Nutrition, 10(1), 63-80, 1986.
3) 日本摂食嚥下リハビリテーション学会 医療検討委員会. 間歇的口腔食道経管栄養法の標準的手順. 日摂食嚥下リハ会誌　19（3）：234–238, 2015
4) 吉村芳弘, 編著. サッとわかる！栄養療法トリセツ. 金芳堂. 2021年. P83-87（松本彩加. 静脈栄養：病態に応じて配合調整できるスグレモノ）
5) 吉村芳弘, 編著. サッとわかる！栄養療法トリセツ. 金芳堂. 2021年. P75-81（嶋津さゆり. 経腸栄養：腸が動いていれば積極的に腸を使おう）

栄養療法を学ぶための 3ステップ

吉村芳弘

POINT
❶ 学びの 3 ステップは①教科書→②現場→③アウトプット
❷ 現場の「なぜ？」を学びに
❸ 応用編：「臨床＋教育＋研究」で栄養のスペシャリストを目指せ

---

 1 はじめに

　栄養に限った話ではありませんが，何かを新しく勉強するときはまず学び方や学ぶ順序を知るのがよいです．医療従事者だけでなく，社会人全般に言えることですが，働きながら何かを勉強するためにはひと工夫が必要です．時間が限られている中でモチベーションだけでは効率的な学習を長く続けることはできません．特に栄養療法は医学部をはじめ医療系の大学や専門学校で十分な教育カリキュラムが整備されているとは言えず，臨床に出てからの効率の良い学びのステップがより重要だと思います．栄養に関しては，次の3つのステップが重要と考えます．

　ステップ1：教科書から学ぶ
　ステップ2：OJT（On-the-Job Training）
　ステップ3：アウトプット
　本稿ではこの3つのステップをベースに，栄養療法を効率かつ効果的に学ぶ方法を一緒に考えていきます．

② 学びの3ステップ

ステップ1：教科書から学ぶ

栄養を勉強しようと思っている人の多くは，「臨床で適切な栄養管理ができるようになること」が目的だと思います．あるいは，「あなたは次年度からNST（栄養サポートチーム）メンバーになるから，栄養をしっかり勉強しておいて」と半ば強制的に栄養の勉強をすることになった人もいらっしゃるかもしれません．いずれにしてもこれから栄養を学ぶ人はラッキーです．栄養療法はどのようなシチュエーションであっても効果があるからです．万病に効く薬はありませんが，栄養は万病に効果があります．

栄養療法を学ぶ最初のステップは，教科書や学会が発行しているテキストを用いて基本的な知識を得ることです．ただし，この時点では細かい知識まで深入りすべきではありません．栄養素の体内動態や代謝における生化学的知識はたしかに栄養の専門家として必要な知識ですが，このあたりまでしっかり学ぼうとすればかなりの時間と根気を要すことになります．そのため，初学者には細かい知識の習得はこの段階ではおすすめしません．次のステップのOn the Job Training（OJT）で学びを深めていくことをおすすめします．ここでは，栄養のなぜ？　をベースにしながらその解答と周辺知識をテキストで学んでいく方法が良いと思います．

例えば，どうして入院時に栄養スクリーニングを行う必要があるのでしょうか？　どうして全員に対して栄養スクリーニングを行うのでしょうか？　栄養スクリーニングではどのようなことをするのでしょうか？　そもそも，低栄養とはどのような状態なのでしょうか？　アルブミンが低いと低栄養ではないのでしょうか？

このような疑問がひとつでも浮かんだらすでに学びのスタートラインに立っています．疑問を出発点に，栄養スクリーニングの必要性，目的，方法，結果の解釈，を能動的に学習することができます．成人教育では，「なぜ？」をベースに学びを深めることで知的生産が圧倒的に高くなります．これは未成人に対する義務教育との決定的な違いです．義務教育では教科書で与えられた知識をまんべんなく吸収することが求められます．われわれ医療者がそのような学習を行うことには無理があります．そもそも栄養のすべての領域をまんべんなく学習するには圧倒的に時間が不足していますし，非効率です．まず，栄養の「なぜ？」や「どう

して？」を大事にしてください．「なぜ？」や「どうして？」が思いつかない方は
まだ臨床経験が不足している可能性があります．

　手前味噌ですが，参考までに筆者らの栄養サポートチームで作成した初学者か
ら中級者向けの書籍を紹介しておきます．『サッとわかる！栄養療法のトリセツ
（金芳堂）』（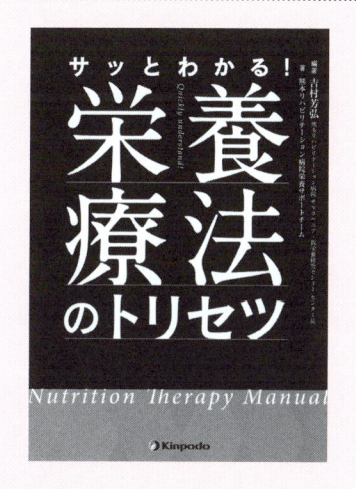図1）です．この書籍は臨床に遭遇する困りごとを中心に現場目線で
わかりやすい解説を心がけて執筆しました．例えば，Chapter0，1，2では栄養療
法を進めるうえで必ず知っておきたい基本の知識をコンパクトに解説し，Chap-
ter3，4では栄養アクセスや個別症例ごとのより実践的な内容を，Chapter5では多
職種連携について解説しています．臨床栄養にすでに携わっている，もしくはこ
れから従事する予定のある医療従事者すべての人の疑問点をサッと解決できるよ
う，栄養療法の基本から個別症例ごとへの対応法，多職種連携まで網羅していま
す．何より，手頃なボリューム感ですので，本当に『サッと』通読できます．

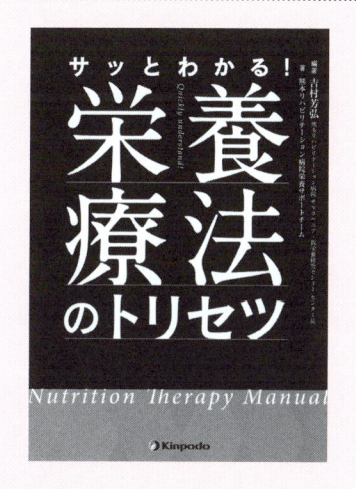

図1 サッとわかる！栄養療法のトリセツ

ステップ2：OJT（On-the-Job Training）

　次のステップはOJTです．OJTとはOn-the-Job Trainingの頭文字を取った略称
で，「日常の業務に就きながら行われる教育訓練」を意味します．噛み砕いていうと，
「働きながら学ぶこと」です．OJTの目的は現場で実務を行いながら，指導役のトレー

ナーがOJT対象者を対象に実践的な知識やスキルを教え，成長を促すことです．OJTは医療や介護の現場だけでなく，ビジネスの様々な業界で取り入れられています．

OJTとよく比較されるOff-JTについても少しだけ触れておきます．Off-JTとは，「Off-The-Job Training」の略で，研修など実務の場を離れて行う教育施策のことです．読者のみなさんの施設でも，新入研修や管理職研修，また個別のスキルを高めるための研修など，さまざまなOff-JTを実施していることと思います．

栄養の現場では，ダイナミックに変化する患者の病態に合わせたアセスメントや，即時的な介入方法の選択を常に求められます．患者の病態や変化には個別性があるため，座学の知識だけでは患者の栄養状態を正しくアセスメントすることは困難です．そのため，栄養療法は臨床の中で学ぶことが非常に重要であり，臨床において指導や評価を行う指導者の役割は大きいと思います．

現在はほぼすべての病院に栄養サポートチーム（NST）が設置されていますので，（可能であれば）栄養の学びのためにNSTへ参加することをおすすめします．栄養療法は多職種チーム医療で行いますので，さまざまな職種からの具体的な声は学びになります．自分の職種だけで仕事をしているとややもすれば視野が狭くなりがちです．栄養に関連する各学術団体がNSTの専門資格を設けていますので，このような資格取得を目指して勉強することもよいかもしれません．

NSTだけでなく，多職種で行う栄養カンファレンスも貴重な学びの場です．例えば，看護師からは患者の体重変化や食事摂取の具体的な情報を，理学療法士や作業療法士からは麻痺や感覚障害，手指の巧緻性低下，筋力の衰えなどの栄養に密接に関わる身体的な情報を，言語聴覚士からは摂食機能に関わる専門的な情報を，歯科衛生士からは口腔の衛生状態や咀嚼の問題を，薬剤師からは摂食嚥下や意識レベル低下など栄養状態悪化に関わる薬剤の情報を，それぞれ得られます．ぜひ，現場で多職種とディスカッションする機会をフル活用して学びにしましょう．

ステップ3：アウトプット

ある程度の栄養療法の知識を習得できたら，あとは臨床での実践のみです．ただし，生涯教育の視点から考えると，栄養療法をただひたすらに頑張るだけではあなたの努力は最良の果実を得ることはできないかもしれません．学びを深めるためには，学んだことをアウトプットする作業が必要です．アウトプットを続けることであなたも栄養療法のエキスパートになります．

患者を診るだけが仕事ではありません．長い医療者人生の目的には色々あると思いますが，自身の成長とキャリアの構築のためにOnly oneを目指してほしいです．臨床は医療者の三大業務の一つに過ぎないと筆者は考えています．もちろん，その筆頭は臨床であることに変わりはありません．少し具体的にみていきます．

▶ 三大業務の筆頭は臨床

ある程度の規模の病院，特に大学病院などで勤務する医療者には比較的よく認識されていますが，医療者には三大業務があります．医療の三大業務とは，「臨床」，「教育」，「研究」です．

臨床はほぼすべての医療者にとって最も基本となる仕事です．医師であれば，大学の医学部において医学生たちはほとんどの時間を臨床能力の養成のために費やします．医師国家試験は臨床能力を担保するための資格試験です．国家からも社会からも，第一に医師に求められるのは患者さんへの臨床能力であり，そのことは疑いようがありません．一方，キャリアパスの観点からみると，臨床能力は医師にとって「あって当たり前の」能力です．臨床能力が最初から必要がない稀な例外としては，基礎研究に進んだ医師や官僚になった医師などごく限られます．

栄養療法に従事するわれわれ医療者も同様です．まずは臨床能力ありきと考えてください．栄養療法における臨床を具体的に考えてみると，栄養スクリーニングやアセスメント，病態別の大まかな栄養障害の要因の理解とその対策，患者の栄養の困りごとの抽出，具体的な栄養提案，多職種での情報共有，多職種からの相談応需，NSTなどチーム医療における職種別の関わり，など臨床で活躍する場面はとても多くあります．実は，栄養療法のこれらの臨床業務を「確実に」実施することそのものが学びと成長の機会になります．

▶ 研究をしよう

研究とは何でしょうか？　本書を読んでいる方の大半はまだ研究経験がないと思います．誰もが経験することではありますが，一人前の医療者になればなるほど，現実の臨床での限界に直面する機会があります．

例えば，筆者が従事するリハビリテーション医療の主たる対象疾患として脳梗塞があります．近年，脳梗塞の超急性期の血管内治療により機能的予後が一昔前

総論

02 栄養療法を学ぶための3ステップ

より劇的に改善しました．一方で，サルコペニアを合併した脳梗塞患者では，いかに優れた急性期治療やその後のリハビリテーションを駆使しても，機能改善が最大化されない，という事実も明らかになってきました．

このような臨床上の限界に直面したときに，「サルコペニアの病態はどこまで解明されているのか」，「予防や治療は具体的にどのようなものがあるのか」，「脳卒中特有のサルコペニアの特徴があるのか」などの素朴な臨床的疑問に真正面から対峙することが求められます．まだしっかりとしたエビデンスはなく，ガイドラインも充実していません．このような疑問から（あたかもなかったかのように）目を背けてばかりいると，医療者としての成長が期待できません．医療者は生涯にわたり学習することが使命です．ここで，研究，です．

臨床上の疑問が具体化したら，ぜひ自身の手で，目の前の患者の大事なデータを使わせていただいて，疑問の解明に取り組んでみませんか？　これこそ臨床研究です．わたしたちの教科書も先人たちが積み上げてきた臨床研究の集大成でできています．筆者の経験では，研究できる医療者はほぼ間違いなく臨床でも有能です．

▶ 教育：Teaching is learning twice！

医療者の三大業務の最後のピースです．教育というのは小学校から大学までの期間は「先生」がいて自分たち「生徒」がいます．しかし，社会人になると明確な先生と生徒の関係は存在しません．医師を含め医療者にとっての教育と学校教育は明確に異なります．

学生時代の勉強は鳥かごのなかの勉強だと想像してください．決まった環境の中で，エサも必ず用意されますが面白みに乏しいものです．一方で，医療者の勉強は自由な空を飛んで獲物を探す勉強です．もちろん，確実に答えがあるかわかりません．それでも好きな獲物を自由に探せる楽しい勉強です．答えがなく，楽しいのが医療者の勉強の本質なのです．

さらに，医療者にとって他者に教えるという行為そのものが学びになります．"Teaching is learning twice"（教えることは2度学ぶこと）という言葉をご存知でしょうか．教えることで自身の学びが深まるという概念を指します．筆者自身も研修会などで講師を務める機会がありますが，講義内容の準備や実際の講義を通して，筆者自身が聴講者よりも数倍学びがあるなあといつも感じています．

輸液の組成と考え方

吉村芳弘

POINT

❶ Na 濃度で輸液の水分分布が決まる（細胞，間質，血管）
❷ 生理食塩水投与時の体内分布は輸液の基本
❸ 生理食塩水と 5％ブドウ糖液をブレンドして作成したのが 1 号液
～ 4 号液
❹ 静脈栄養は維持液に糖質，電解質，アミノ酸，（脂肪）を配合し
た輸液製剤

1 輸液の学び方

　研修医は上級医が行っている治療を見て学ぶという，いわゆる「後追い」の勉
強が多くなります．医者以外の職種も駆け出しの頃はおそらく似た状況だと思い
ます．栄養剤や内服薬の選択や用法，外科治療などの適応はガイドラインや書籍
を読めば理解できるのですが，筆者自身，輸液の使い方だけはどこを調べてもな
んとなくしかわからず，上級医に聞いてもあまりスッキリした答えが返ってこず
悶々とした日々を過ごしていました．

　そこで，この章では輸液の具体的な処方の仕方や体内での分布の仕方などをな
るべく初学者の視点から解説して，輸液に「慣れて」いただくことに注力しまし
た．輸液の性質や生理作用を多くの本で解説されていますが，輸液の初学者が一
番知りたいのは，「結局どのような患者さんにどの輸液をどれぐらいの量で流せば
いいの？」という疑問だと思います．もちろん，輸液に関してさらに深い知識や
スキルの習得のためには各自のより深い学習が必要です．ただし，臨床で適切な
輸液ができる（わかる）ようになるには，まずは輸液の全体像と実際の使われ方
に慣れる必要があります．

❷ 輸液の目的とは

　輸液の第一の目的は栄養管理ではありません．輸液の目的には「水・電解質の補給」「栄養の補給」「血管の確保」「病態の治療」などがあります．中でも最も重要なのは「水・電解質の補給」すなわち，体液を正常な状態に保つことです．その次に「栄養管理」などの目的のために輸液を考えます．長期間食事がとれない場合は，水・電解質のほかに，糖質，たんぱく質，脂質，ビタミンなどの栄養素をバランスよく投与しなければなりません．しかし，実際の臨床では「栄養管理」を目的とした輸液であっても，水・電解質と不十分な糖質しか使われていないことも少なくありません．

　そのほか，大量出血によるショック状態や，末梢血管が細い場合などでは，いざ薬剤を投与しようとしても注射針が血管に入らないことがあるため，あらかじめ輸液で血管を確保しておきます．

❸ 実際の輸液の使われ方

　病棟や外来でよく目にする「3号液」や「細胞外液」ですが，どのような特徴があるのか知っていますか？　他にも「1号液」や「2号液」があります．一生懸命に組成を覚えた人もいらっしゃるかもしれませんが，「2号液」は臨床で使用されることはほとんどありません．病院や施設によっては採用さえしていないところもあります．一方，「細胞外液」はよく使用されます．生理食塩水（生食），ラクテック®，ソルラクト®，ヴィーン®，などが有名です．これらの名称さえ知らないのに，2号液の組成を覚えても臨床で輸液を行うことはできません．また，より深く輸液を理解するためには輸液の組成だけでなくNaやKのチャネルについて勉強する必要がありますが，臨床でNa／Kチャネルを考えながら輸液を行う状況はまずありません．

　そのため，まずは臨床でよく使用される輸液製剤を知り，その目的を大まかに把握することができるようになることが重要です．

　例えば，救急外来でライン確保する場合はKフリーの細胞外液がよく使用されます．代表的なものに生理食塩水（生食），ラクテック®，ソルラクトがあります．

　入院中の患者で食事が十分に摂取できない場合や医師から絶飲食の指示がある

場合は3号液（維持液）が使用されます．代表的なものにソルデム3A®，ソリタ®-T3があります．維持液の中でも栄養管理を主な目的に糖質，電解質，アミノ酸などが配合されたものは「静脈栄養」として使用されます．代表的なものにビーフリード®，プラスアミノ®，ツインパル®などがあります．これに脂肪製剤が追加配合されたエネフリード®という静脈栄養剤も最近発売されています．ただし，これらは末梢静脈からの栄養管理を目的とした製剤です．中心静脈からの栄養管理を目的とした製剤は次の章で学習します．

　他に，腎不全患者に対しては開始輸液として1号液が選択されます．腎機能が低下した患者にはNaやKの投与を制限する必要があるためです．代表的なものにソルデム1，ソリタ®-T1などがあります．

④ 生理食塩水って何だろう

　人類が最初に手に入れた輸液は，細胞外液の主成分であるNaClを溶かして作った0.9％食塩水です．0.9％だと体液とちょうど浸透圧が一緒になるので，「生理食塩水」と呼ばれています．ただし，あくまでも浸透圧が同じというだけなので，「本当に生理的か？」と言われれば疑問が残ります．読者も疑問を持つべきです．生理食塩水よりも「生理的」な輸液として開発されたのがKとCaが追加されたリンゲル液です．リンゲル液で灌流すれば，カエルの心臓もしばらく拍動を続けます．

　リンゲル液に体内で産生される酸を中和する緩衝剤である乳酸や酢酸が添加されたのがそれぞれラクテック®（乳酸リンゲル）とソルアセトF（酢酸リンゲル）です．主要な電解質（Na^+，K^+，Ca^{2+}，Cl^-）のみならず，酸塩基平衡まで考慮して作られているため，リンゲル液よりもより「生理的」です．

　NaClではなく，ブドウ糖で体液と同じ浸透圧を作り出したのが，5％ブドウ糖液です．ここで質問です．体液と同じ浸透圧を有する生理食塩水と5％ブドウ糖液の違いは何でしょうか？　生理食塩水と5％ブドウ糖液では，投与後の体内分布が全く異なります．ブドウ糖は体内で速やかに代謝されるので，5％ブドウ糖液1,000 mLを投与しても，血管内に入る水はわずか8％（80 mL）です．一方，生理食塩水1,000 mL（NaCl 9 g）を投与すると細胞外液に分布するので，血管内に入る水は25％（250 mL）です．

　さて，血管内に入る水が8％とか25％とか聞き慣れない数字が出てきました．大

丈夫です．次に解説していきます．

❺ 水分が存在する部位（細胞・間質・血管）

ヒトの体内で水分が存在する部位は，細胞，間質，血管です（**図1**）．体を構成する重要な成分は細胞ですが，水分の分布に関しては細胞の外も考える必要があります．間質とは，細胞と血管の間を埋める部分です．間質と血管は細胞の外にあるのでまとめて細胞外と表記します．細胞外に存在する水分（間質液と血漿）を細胞外液と呼びます．

水分は細胞，間質，血管に分布します．細胞内の水分が少なくなることを細胞内脱水，血管内の水分が少なくなることを血管内脱水といいます．間質の水分が少なくなることもありますが，臨床では重要となることはありませんので「間質脱水」という表現はありません．ただし，間質と血管を同じ細胞外と考え，この部分の水分が少なくなった場合に「細胞外液量減少」と表現することはあります．臨床的には血管内脱水と同じ意味です．脱水に対する輸液療法は，細胞内脱水の場合は細胞に，血管内脱水の場合は血管にそれぞれ水分を補充する必要があります．ここで重要になるのが，水分の体内分布と輸液の組成です．脱水の部位によって異なる組成の輸液を使い分ける必要があるためです．

体内の水分は細胞，間質，血管に存在すると述べました．これらの体積は同じではなく，「細胞：間質：血管＝8：3：1」です．筆者は，「8（や）3（さ）1（い）」と覚えています．また，細胞は細胞膜で，血管は血管壁で区切られています．この区切りには小さな孔（あな）があり，細胞膜と血管壁で孔の大きさが異なります．細胞膜の孔が小さく，血管壁の孔が大きいです．水分は細胞膜や血管壁の孔より小さいので，細胞⇔間質⇔血管を自由に移動します．Na^+は細胞膜の孔より大きく，血管壁の孔より小さいです．そのため，Na^+は間質⇔血管は自由に移動できますが，細胞内には自由に移動できません．さらに，Na^+は水分を引き付ける力があります．Na^+が間質⇔血管を移動する際は水分も一緒に移動します．

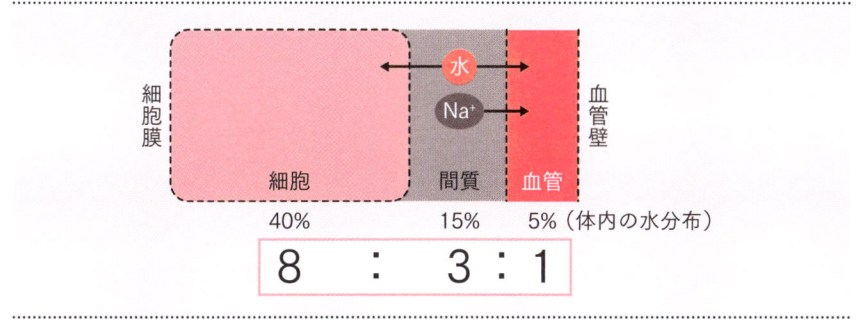

図1 細胞，間質，血管の間の水とNa+の移動

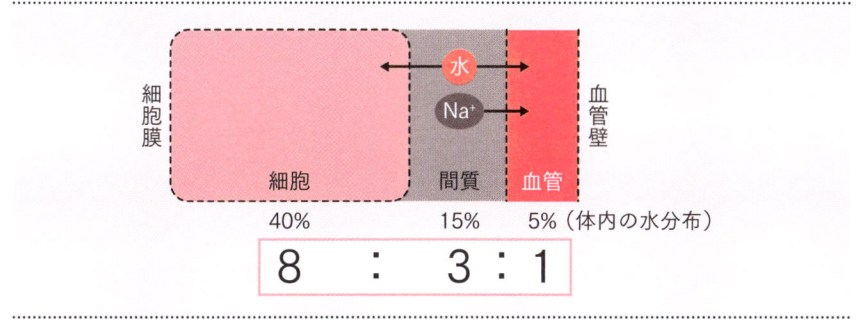

⑥ 生理食塩水を血管内投与したら？

　生食500 mLを血管内に投与すると，細胞，間質，血管にどのように分布するのでしょうか．生食の主成分はNa^+ですので，Na^+がどのように分布するかを考えると理解しやすいです．上に述べたようにNa^+は間質⇔血管を自由に移動します．間質と血管の水分分布は3：1でした．したがって，以下のように分布します[1]．

- 細胞：0 mL
- 間質：500 mL×3／（3＋1）＝375 mL
- 血管：500 mL×1／（3＋1）＝125 mL

　生食と同じ細胞外液であるラクテック®（乳酸リンゲル）やソルアセトF（酢酸リンゲル）もほぼ同じ分布になります．

⑦ 5%ブドウ糖液を血管内投与したら？

　5%ブドウ糖液500 mLを血管内に投与するとどうなるでしょうか．ブドウ糖は体内に投与されると速やかに代謝されて消失し（水と二酸化炭素に代謝され），最終的に水だけが残ります．この点が生食と大きく異なります．水は細胞⇔間質⇔血管を自由に移動します．「細胞：間質：血管」の水分分布は「8：3：1」でした．したがって，以下のように分布します[1]．

- 細胞：500 mL×8／（8＋3＋1）＝333 mL
- 間質：500 mL×3／（8＋3＋1）＝125 mL

- 血管：$500\ mL \times 1 / (8 + 3 + 1) = \underline{42\ mL}$

　どうですか．輸液と水分分布がよく理解できたのではないでしょうか．ここでは5％ブドウ糖液で考えましたが，他のブドウ糖濃度（2.5％や4％など）でも最終的にはブドウ糖が代謝されて消失しますので，分布量は変化しません．

　臨床現場を考えてみましょう．脱水でショック状態（細胞外液量減少）の患者に投与するならば生食が適切です．一方で，うっ血性心不全で血管内ボリューム負荷に耐えられない患者には5％ブドウ糖液の方が適切です．

⑧ 1号液と3号液はどう違う？

　大雑把に言うと，生理食塩水と5％ブドウ糖液をブレンドして作成したのが，いわゆる1号液〜4号液です．生理食塩水の割合が大きい1号液は電解質補給効果が大きく，5％ブドウ糖の割合が大きくなるにつれて，水分補給効果が大きくなります（表1）．

　血管内脱水には生食（細胞外液）を，細胞内脱水には5％ブドウ糖液を使用することを解説しました．一方で，病態によっては生食と5％ブドウ糖液を同時に同量投与したい場合もあります．それぞれ別に投与してもよいのですが手間がかかります．あらかじめ生食とブドウ糖液が1：1で混合されていれば便利ですよね．それが1号液（開始液）です．

　また，食事の経口摂取が乏しい場合などに生食とブドウ糖液を1：3程度の割合で投与したい場合もあるでしょう．それぞれ投与してももちろんよいのですが手間がかかります．あらかじめ1：3で混合されているものが3号液（維持液）です．

　ちなみに，1号液にK^+が25 mEq程度配合されたものが2号液と呼ばれます．しかしながらこの組成の輸液が必要とされる状況は多くないと思います．筆者の病院では（執筆時点で）2号液は採用されていません．

表1 1〜4号液の特徴

	特徴
1号液（開始液）	カリウムを含まない 病態不明時の水・電解質の補給
2号液（脱水補給液）	細胞内に多い電解質を含む
3号液（維持液）	1日に必要な水・電解質の補給 臨床で最もよく使われる
4号液（術後回復液）	電解質濃度が低く，細胞内への水分補給効果が高い

9 静脈栄養とは

　維持液に栄養管理に必要な栄養素である糖質，電解質，アミノ酸，脂肪を配合した輸液製剤を静脈栄養として用います．静脈栄養は末梢静脈栄養と中心静脈栄養に分類されます．次の章で詳しく学びます．

参考文献

1) 神谷貴樹. 輸液の種類と選択. In：佐々木雅也，監. エキスパートが教える輸液・栄養剤選択の考え方：羊土社：2020. p13-20.

NSTは普段どんなことをしているの？
（大学病院・急性期病院）

川野結子

1 当院のNSTについて

当院の紹介

　東京医科大学病院の入院病床数は，一般床885床，精神病棟19床の計904床で，特定機能病院として高度な医療の提供に取り組んでいます．1日の平均入院患者数は785人（累計稼働率86.8%），平均在院日数は9.6日です（2024年8月時点）．2019年7月に新病院が開院し大学病院としての診療機能の充実と効率化を推進しています．当院のNSTについて紹介します．

NST構成メンバー，活動内容

　当院のNSTは，医師，歯科医師，看護師，薬剤師，臨床検査技師，言語聴覚士，理学療法士，作業療法士，管理栄養士で構成され，専任者は管理栄養士が担っています．所属する管理栄養士は，NST専門療法士，病態栄養専門管理栄養士，心不全療養指導士，糖尿病療養指導士等の専門資格を有しており，臨床栄養の知識向上に努めています．

　活動内容としては，NSTカンファレンス・回診を週1回午後に実施し，1回の介入人数は5～7名程度です．カンファレンスでは，入院までの経緯と治療内容，栄養管理方法について共有し，画像や血液検査値，バイタルサイン等を参考に，多職種の目線で意見交換を行い多角的な栄養アプローチができるように努めています．その後回診で患者のベッドサイドへ訪問し，嗜好調査や口腔内の観察，皮膚や腹部所見等の確認を行い，栄養処方の再考と最終的な栄養治療計画を立案し，担当医へ提言しています．

　介入の流れとしては，医師からの依頼の他に，看護師や病棟担当管理栄養士から患者の栄養管理の相談（下痢，長期絶食，摂食嚥下障害等）や，るい痩・低栄養状態のためリハビリが進まないとリハビリセラピストよりNSTへ相談される場合もあり，主治医へ提言しNST介入となります．また，低栄養患者を早期に抽出

できるよう，週1回臨床検査技師と連携しCONUT法を用いて，栄養不良中等度以上の患者の抽出も行っています．

2022年度の実績は，新規NST依頼が40件，NST介入延べ件数は218件でした．病棟での栄養管理でより難渋している症例に介入しているため，病床数に対し介入件数が少ないのが現状ですが，時間と労力的にも介入件数に限りがあるため，昨年度からNST回診記録をテンプレート化し，事務作業の時間を減らしNST介入が必要な患者をより多く対応できるよう効率化を図りました．

他医療チームとの連携

NSTで介入する患者には，褥瘡や摂食嚥下障害を認める場合も多いため，褥瘡対策チーム，摂食嚥下支援チームとも連携をとっています．褥瘡回診（1回/週）後に，褥瘡治療に難渋している患者のNST介入依頼や，週に2回摂食嚥下支援チーム（耳鼻咽喉科医師，歯科口腔外科医師，摂食嚥下障害認定看護師，言語聴覚士，管理栄養士で構成）が行っている嚥下内視鏡検査（VE）で，嚥下障害により絶食や低栄養の患者がいた場合に耳鼻咽喉科医師より主治医へNST介入の提案がされます．NSTメンバー内には，摂食嚥下障害認定看護師2名が在籍しているため，摂食嚥下支援チームとの情報共有や連携がスムーズで，より専門的にアドバイスを受けることができ，回診時に嚥下機能のチェックや口腔内や食事中の姿勢等の確認も行いより適した食事提供へとつなげています．

体重測定，体組成の栄養評価

当院では，必要栄養量の算出や見直し，骨格筋量の変化や体液量の評価として体組成計（InBody）を活用しています．頻回な体重測定が困難なほぼ寝たきりの患者や，予想外の体重変動を来たす患者，心不全や腎不全で体液貯留のある患者の体組成を確認し，必要栄養量や水分量の再考のための指標としています．

NST介入となる患者は，筋力の低下により立位での体重測定が困難な場合も多いです．身体計測と推定式で求める推定体重には誤差もあるため，昨年はNSTから病院へ機器購入を申請，「車いす用デジタル体重計」を購入し，以前よりスムーズに体重評価を行えるようになりました．このように栄養評価に係る機器があれば購入の申請や，2021年からは病院内の薬事審議会への採用申請権利がNSTも承認されたため，患者により有益な栄養処方ができるよう環境整備も整っています．

2 NST関連認定教育施設としての教育活動

当院は日本病態栄養学会の臨床研修受入施設であり，COVID-19の影響で一時受け入れを中止していましたが，現在外部から研修生の受け入れを再開しています（**図1**）．多職種からの講義とNST回診・カンファレンスの参加を組み合わせた形で，合計10時間の研修が可能です．

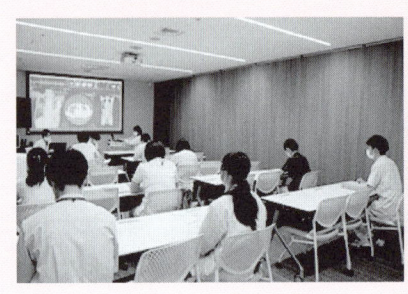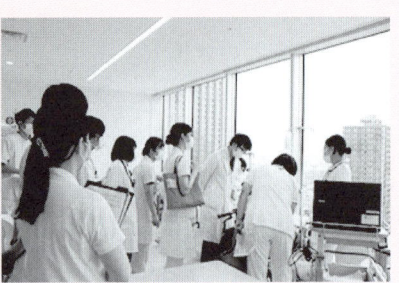

図1 NSTカンファレンス・NST回診風景
東京医科大学病院ホームページより

3 特定機能病院でのNSTの新たな形

「入院栄養管理体制加算」と「栄養サポートチーム加算」同時算定不可

2022年4月より特定機能病院に「入院栄養管理体制加算」が新設されました．当院は2019年より給食管理業務の部分委託を進め，2020年10月に管理栄養士を「病棟担当制」へ，2022年4月に給食管理業務を全面委託化し，管理栄養士を「病棟常駐制（すべての病棟に配置）」へ，同年7月より「入院栄養管理体制加算」を算定しています．

先述しましたように，週1回の回診・カンファレンスでは介入件数に限りがあり病棟の低栄養患者すべてをカバーできない現状にありましたが，管理栄養士が病棟に常駐することで，より多くの低栄養患者に栄養サポートができる体制となりました．

しかし，「入院栄養管理体制加算」と「栄養サポートチーム加算」は同時算定ができません．そのため2022年7月に「入院栄養管理体制加算」の算定を開始して以

降，NST件数・NST算定率が減少する結果となり（ 図2 ），特定機能病院でのNSTの在り方を考える機会となりました．

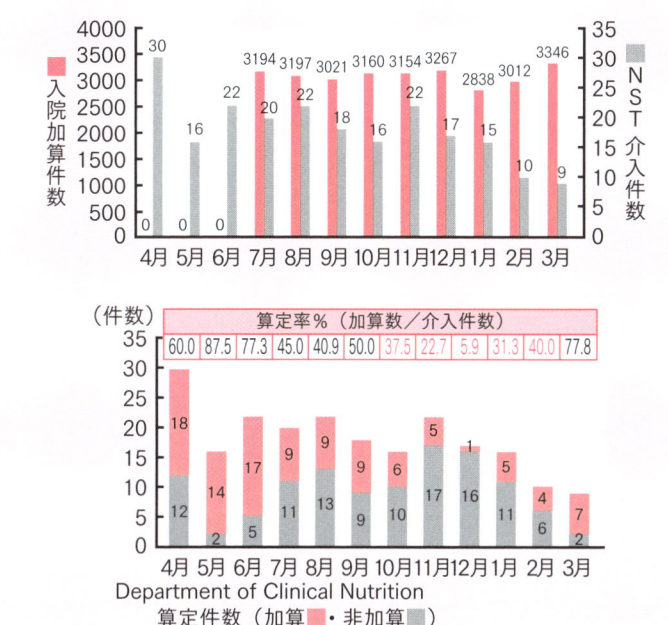

算定率％（加算数／介入件数）

| 60.0 | 87.5 | 77.3 | 45.0 | 40.9 | 50.0 | 37.5 | 22.7 | 5.9 | 31.3 | 40.0 | 77.8 |

Department of Clinical Nutrition
算定件数（加算■・非加算■）

図2 2022年度NST介入件数（上）とNST算定率％（下）

特定機能病院でのNSTの今後の在り方

　管理栄養士の病棟常駐制であれば，病棟スタッフが連携し病棟単位でのチーム医療・栄養管理が可能となります．リアルタイムに介入できるため，週に1回のNSTより効率的といえます．そのため多職種の時間と労力を考慮すると，今後NSTは必要ないのではないか？　と考える時期もありました．

　しかし，病棟で栄養管理を行っていても，低栄養に難渋する症例があります．NST新規介入件数は，病棟常駐前の2019年48人，2020年78人，2021年43人，病棟常駐後の2022年40人と，病棟常駐前後を比較しても同程度で推移しており，難渋症例に対し栄養の専門チームであるNSTの介入が期待された結果であると考え

ます[1]．そのため今後は，"病態の症例ごとにフォーメーションを変える"必要があるのではないかと考えます．低栄養軽症〜中等度までの患者には，日常業務（病棟に常駐する管理栄養士中心に病棟スタッフで栄養サポートを行う）で栄養管理を行い，病棟スタッフだけでは解決できない栄養管理難渋症例や，集中治療室から一般病棟の重症個室に移動した重症症例に対して，日常業務＋NSTが介入し[注1]重点的に栄養療法を提供するよう，症例ごとに介入方法を変化させています．早期栄養介入管理加算も合わせると，管理栄養士の病棟常駐配置の寄与は大きいです．特定機能病院でのNST介入数や算定率の変化は然るべき変化と捉え，今後のNSTは，重症症例・難渋症例のコンサルテーションを受ける「栄養の精鋭チーム，相談窓口」[2]としての役割を担っていく必要があると考えます．

（注1）：「早期栄養介入管理加算」と「栄養サポートチーム加算」は同時算定が可能

参考文献

1) 久保麻友子，ほか．特定機能病院のNST活動の現状と今後の課題．日本臨床栄養代謝学会2023抄録より．
2) 久保麻友子，ほか．管理栄養士の病棟常駐配置・入院栄養管理体制加算の影響について．日本臨床栄養代謝学会2024抄録より．

総論
04

末梢静脈栄養と中心静脈栄養

松本彩加

POINT

❶ 静脈栄養法は経静脈的に栄養を補給する方法
❷ 末梢静脈栄養と中心静脈栄養に大別
❸ 栄養輸液製剤は栄養素の組み合わせが重要
❹ 機械的合併症，カテーテル関連血流感染症，代謝合併症に注意

❶ 静脈栄養法の選択

　静脈栄養法とは，腸管を使わず静脈カテーテルを介して経静脈的に栄養素を補給する方法です．栄養アクセスを選択するうえで，まず大原則は「腸管が機能している場合は腸を使う」ことです[1]．経口摂取や経腸栄養は生理的な栄養法で，長期間消化管を使用しない場合，腸粘膜が萎縮し，バクテリアルトランスロケーションを引き起こす原因となります．ですが，消化管の機能障害がある場合，つまり経腸栄養法が選択できない場合（表1）には静脈栄養法が選択されます．

表1 経腸栄養が禁忌の病態[2]

汎発性腹膜炎
腸閉塞
難治性嘔吐
難治性下痢
腸管虚血

　その他にも，経口摂取や経腸栄養では必要量が充足できない場合や，経腸栄養への耐性が不十分な場合にも静脈栄養法が選択されます．また実際の現場では，経

31

口摂取での栄養摂取量が不十分であっても，患者本人や家族の希望により経鼻経管栄養や胃瘻の造設を望まれないケースにも遭遇します．そのようなケースでは静脈栄養法で栄養補給することになります．経腸栄養が禁忌で静脈栄養が選択された場合でも，消化管機能が回復した場合には経腸栄養への移行も考慮することが求められます．

② 末梢静脈栄養法と中心静脈栄養法

静脈栄養法は末梢静脈栄養法と中心静脈栄養法に大別されます（表2）．

表2 末梢静脈栄養法と中心静脈栄養法の特徴

	末梢静脈栄養法	中心静脈栄養法
カテーテル先端	末梢静脈	中心静脈 （上大静脈，下大静脈）
投与可能な輸液浸透圧比	3	6
投与可能エネルギー	600〜1,200 kcal	1,200〜2,500 kcal
投与期間	短期間（2週間以内）	長期間（2週間以上）
長所	手技や管理が簡便，合併症が少ない，経済的	十分な熱量が投与可能
短所	十分な熱量が投与できない	合併症を起こしやすい

末梢静脈栄養（peripheral parenteral nutrition：PPN）は四肢の細い血管を使用して投与する方法で，中心静脈栄養法（total parenteral nutrition：TPN）は，上大静脈や下大静脈といった心臓に近い血管から投与する方法です．

栄養輸液製剤は糖濃度が上がるごとに輸液浸透圧比も高くなり，末梢の血管では耐えうることのできない浸透圧比となります．末梢からの血漿浸透圧比の投与限界は3とされています．このためPPN製剤は単位熱量が低く，糖，アミノ酸輸液，脂質製剤を組み合わせても多くて1日1,200 kcal程度しか投与することができません．長期でこのような栄養管理が続く場合には，栄養障害を助長してしまう可能性があります．またPPN製剤で十分な熱量を投与しようとすると水分投与量が過剰となってしまい，高齢者や心不全患者など水分制限を必要とする患者には負担が大きくなることも末梢静脈栄養法のデメリットです．一方で，中心静脈は血管

が太く，流れも速いため高い浸透圧比，つまり高カロリーの静脈栄養製剤を投与することができます．一般的に2週間程度の静脈栄養管理はPPNが適応とされていますが，それを超える場合にはTPNが選択されます．また初めから長期的な静脈栄養管理が見込まれる場合には2週間という期間にとらわれることなくTPNを選択します．

　TPNを行うには，中心静脈カテーテル（central venous catheter：CVC）を留置するための外科的手技が必要です．そのためカテーテル留置に伴う機械的合併症や高エネルギー投与による代謝合併症を生じるリスクも伴います．それに比べてPPNはルート確保や輸液管理は比較的簡便です．

③ 静脈栄養製剤

　輸液製剤には栄養素が単独または限られた栄養素のみからなる製剤が多く，五大栄養素が適切なバランスで配合されている製剤が少ないです．糖質のみの製剤，アミノ酸のみの製剤，脂質のみの製剤があるため，それぞれの組み合わせを考えて投与しなければ不適切な栄養管理となってしまいます．反対にうまく組み合わせることで個別化した栄養設計が可能となります．

　末梢静脈栄養製剤は高濃度糖加維持液（例：ソリタ®-T3号G，フィジオ®35など），高濃度アミノ酸液（例：アミパレン®），アミノ酸加糖維持液（例：ビーフリード®，パレセーフ®など），脂肪乳剤（例：イントラリポス®）があります．中心静脈栄養製剤は高カロリー輸液用基本液（例：ハイカリック®など），高濃度アミノ酸液，脂肪乳剤，総合ビタミン剤（例：ダイメジン・マルチ®，マルタミン®など），微量元素製剤（例：メドレニック®，ミネリック®など）があります．栄養素の投与忘れや，調剤時の細菌汚染や異物混入のリスクを軽減するために，高カロリー輸液用キット製剤（例：フルカリック®，ミキシッド®，エルネオパ®NF，ワンパル®など）もあります．

　静脈経腸栄養ガイドライン第3版では，PPNは「アミノ酸を含む糖電解質液を基本とし，ビタミン製剤を加える．脂肪乳剤は別途投与する」，TPNは「糖・電解質液，アミノ酸製剤，高カロリー輸液用総合ビタミン剤，高カロリー輸液用微量元素製剤の混合液を基本組成とする．原則として脂肪乳剤を投与する」とされており，各栄養素が含まれた製剤を組み合わせて用いることが基本となります[1]．

静脈栄養法における栄養素投与量と投与速度の注意

静脈栄養法を行う際の投与エネルギー設計も経口摂取や経腸栄養の場合と同様です．投与エネルギーを決定したら，栄養素ではまずたんぱく質，そして脂質投与量を決定し，残りが糖質の投与量となります．

アミノ酸

アミノ酸の投与量は0.8〜1.0 g/kg/日を基準として，侵襲の程度や肝機能，腎機能に応じて設定します．アミノ酸は十分な熱量が投与されている場合には体たんぱく合成に利用されますが，熱量が不足している場合にはエネルギーとして消費されてしまいます．その指標としてNPC/N比（non-protein calorie/nitrogen）を用います．

NPC/N比＝非たんぱく質エネルギー量／投与アミノ酸の窒素量（たんぱく質量÷6.25）

基準は150程度に設定しますが，侵襲時には100前後，腎不全患者では300程度に設定します．

アミノ酸製剤には病態別栄養製剤が存在します．肝不全用アミノ酸製剤はFicher比（分岐鎖アミノ酸／芳香族アミノ酸）が高く設定されている製剤で，肝性脳症時のアミノ酸インバランスを改善することで肝性脳症の治療として用いられます．肝硬変患者の栄養管理（アミノ酸補給）目的に使用される製剤ではないため，肝性脳症が改善したら通常のアミノ酸製剤に戻す必要があります．腎不全用アミノ酸製剤は腎不全，保存期腎不全患者に用いられます．

必須アミノ酸を中心に最低限の非必須アミノ酸が配合されており，分岐鎖アミノ酸の含有量が高くなっていることが特徴です．そのほかにも小児用のアミノ酸製剤も存在します．

脂質

脂質は三大栄養素の中で単位熱量が9 kcal/gと最も高く，効率的な熱源です．水分投与量が多くなってしまうPPNにおいても，20％製剤であれば100 mLで200 kcalを投与することができます．脂肪は脂肪乳剤を単独で投与しなければならないため，投与忘れが多くなりがちな栄養素です．無脂肪の静脈栄養管理を行うと，必

須脂肪酸欠乏症や，脂肪肝，肝機能障害の原因となるため脂肪乳剤の投与は必要です．投与量は1 g/kg/日で，投与熱量の20％程度とします．また浸透圧比が1であるため，静脈炎のリスクのあるPPN製剤と同時に投与することで静脈炎の予防にも有用です．

　投与速度には留意が必要です．投与速度が速い場合，高トリグリセライド血症の恐れがあるため，0.1 g/kg/時以下の緩徐な投与が必要とされます．例えば，体重40 kgの患者に20％の脂肪乳剤を100 mL投与する場合，5時間程度かける計算になります．また他剤との配合変化を起こすため単独での投与が必要であること，フィルターを通過できない粒子径であること，微生物汚染しやすいため投与前後のフラッシュが必要なことや24時間での投与ルートの交換が必要など，ルート管理にもさまざまな注意が必要です．

糖質

　アミノ酸，脂肪を除いた残りの総投与量の50〜60％が糖質となります．血糖異常はTPN施行時に最も注意すべき代謝合併症です．投与速度は5 mg/kg/min以下となるようにして，血糖値，尿糖などをモニタリングします．侵襲時は耐糖能異常を来たしやすく，4 mg/kg/min以下とします．またTPNの急激な中止による低血糖にも注意する必要があります．

❺ 静脈栄養のリスクマネジメント

　静脈栄養法を行ううえで注意すべき点が3つあります．カテーテルに関連した機械的合併症，カテーテル関連血流感染症，そして代謝合併症です．

中心静脈カテーテルの種類と機械的合併症

　TPNを行うためには静脈を穿刺して，CVCを中心静脈に留置する必要があります（ 図1 ）．

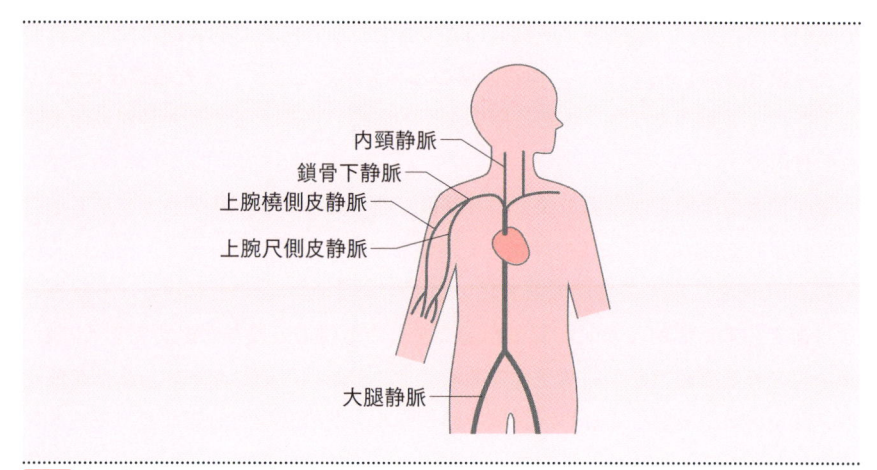

図1 中心静脈カテーテルの挿入部位

CVCの穿刺部位によって手技の簡便さ，機械的合併症のリスク，患者の負担，血栓症のリスク，感染のリスクなど，さまざまなメリット，デメリットがあり，それらを考慮して選択する必要があります（**表3**）．

表3 CVC穿刺部位別の特徴

穿刺部位	長所	短所
鎖骨下静脈	固定が容易 不快感が少ない 血栓リスクや感染が少ない	気胸，血胸のリスク
内頸静脈	浅く太く穿刺しやすい 誤挿入が少ない	動脈誤穿刺で気道閉塞のリスク 患者が不快
大腿静脈	緊急時に穿刺しやすい 重大な合併症が少ない	感染のリスク大 下肢の動作が制限される
上腕尺側皮静脈	穿刺が容易 重大な合併症が稀 感染リスクが低い	血栓性静脈炎になりやすい

穿刺部位には，鎖骨下静脈，内頸静脈，大腿静脈があり，感染防止のためには鎖骨下静脈が第一選択とされます[2]．最近では上腕尺側皮静脈などから挿入するCVCである末梢挿入型中心静脈カテーテル（peripherally inserted central venous catheter：PICC）が普及しています．他のCVCと比較して，穿刺時の安全性が高

く，腕から比較的簡単に挿入できることから推奨されています．

　いずれの部位もエコーガイド下での穿刺が推奨され，高度バリアプレコーションでの清潔操作によってカテーテルを挿入し，挿入後はX線で先端位置の確認が必要です．カテーテルの位置異常を起こさないためにも確実に固定することが重要です．またカテーテルの自己抜去による破損にも注意する必要があります．

カテーテル関連血流感染症

　そして最も注意すべきであることは感染です．無菌環境である血管内に長期間カテーテルを留置し，直接栄養製剤を投与するため，カテーテル関連血流感染症（catheter related blood stream infection：CRBSI）が生じることがあります．さらに敗血症を招き重篤化する可能性もあります．CRBSIはTPN施行中に①発熱，白血球増多，核の左方移動，耐糖能の低下などの感染症を疑わせる症状があり，②カテーテル抜去により解熱，その他の臨床所見の改善をみたものと定義されています．CVC留置中には刺入部の発赤，腫脹，発熱等に注意して毎日患者を観察する必要があります．CRBSIが疑われた場合には，カテーテルを速やかに抜去し，カテーテルの先端と血液培養を施行することが原則となります．また真菌感染の場合，真菌性眼内炎の併発により失明の危険性もあるため必ず眼科的診察も行うことが推奨されます[1]．CRBSIは発生要因を考慮すると避けられるので，未然に防止することが重要です．

　CRBSIの予防として，①不要なCVCは留置しない，不要になれば速やかに抜去する．②クリーンベンチで無菌的に調製した輸液製剤を使用し，インラインフィルターを用いて投与する．③カテーテルの挿入部は毎日観察し定期的にドレッシング材を交換する．ことが挙げられます．

代謝合併症

　静脈栄養は直接血管内に栄養素を投与するため，さまざまな代謝合併症を容易に引き起こす可能性があります（**表4**）．

表4 代謝合併症の例

電解質異常
血糖異常（高血糖・低血糖）
肝機能異常，脂肪肝
必須脂肪酸欠乏症
微量元素，ビタミン欠乏症・過剰症
リフィーディング症候群

　血液検査，尿所見などをモニタリングしながら，栄養素の投与量や投与速度を見直していく必要があります．

参考文献

1）日本静脈経腸栄養学会．静脈経腸栄養ガイドライン第3版：照林社；2013.
2）日本臨床栄養代謝学会．日本臨床栄養代謝学会JSPENテキストブック：南江堂；2021.

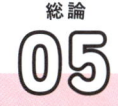

総論 05

投与経路選択の実際

齊藤大蔵

POINT

❶ 腸を使用した栄養投与経路が第一選択である
❷ 経静脈的経路は実施期間，水分制限の必要性に応じて末梢，中心静脈経路を選択する
❸ 経腸的経路はチューブの留置位置によりメリット・デメリットがある
❹ 経口的経路は意識レベル，嚥下機能の評価を行う

1 栄養投与経路の種類と選択

　栄養投与経路を選択するためには，まず種類について知る必要があります．栄養投与経路は，①経口的経路，②経腸的経路，③経静脈的経路の3つがあります．①は口から腸を経て栄養を投与することになるため，広義には経腸的経路となりますが，"栄養投与経路"となった場合は経口，経腸的経路を分けて考えるとよいでしょう．①の経口的経路は食事，栄養補助食品の摂取などが該当します．②経腸的経路はチューブを使用して口を介さずに直接胃や腸に栄養を投与するものが該当します．③の経静脈的経路は①，②と違い消化管を介さずに静脈へ輸液という形で栄養を投与するものが該当します．

　続いて，栄養投与経路を選択していきます．栄養経路を選択する際の基本戦略は「腸が使用できる場合は腸を使用する（if the gut works, use it）」です．腸を使用するとは **図1** の通り経口的，経腸的経路を選択するということです．

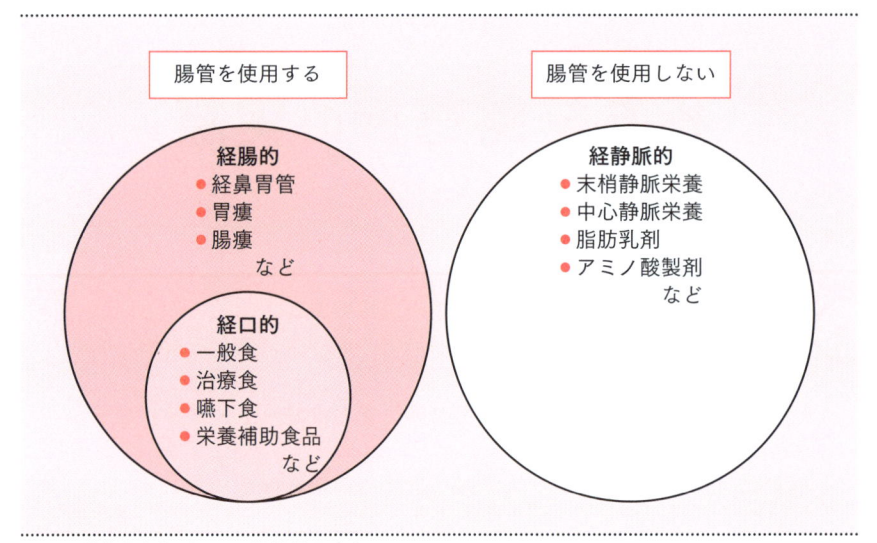

図1 栄養投与経路による腸管使用有無

　栄養投与経路を選択するとき基本戦略について確認しましたが，さらに具体的に栄養投与を選択する手順があります（**図2**）．

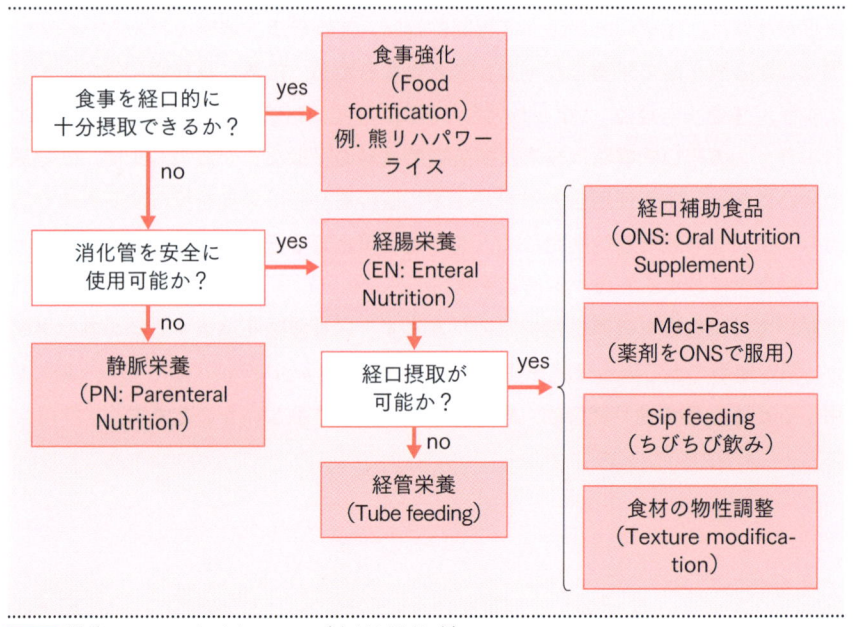

図2 栄養アクセスのdecision tree（文献1より作成）

図2 は栄養選択のアルゴリズムになります．これを元に栄養投与経路を選択していくのが良いでしょう．このアルゴリズムは必ず上から順番に進めていきます．まずは食事を経口的に"十分摂取できるか"をみていきます．腸管が使用できることが前提ではありますが，経口的に十分摂取できれば経口での栄養管理を進めていきます．もし必要十分量が摂取できない場合は経腸栄養の併用も考慮します．ただし，経腸栄養を選択した場合でも，経口摂取が可能であれば経口摂取を優先に考え，経腸栄養は不足分を補う形で栄養プランを考えます．経口摂取が可能であれば，患者の状態に合わせて経口補助食品，薬剤でのONSを調整します．また使用する栄養剤の種類だけでなく，Sip feedingに代表されるような摂取方法の検討も重要です．さらに，経口摂取では，誤嚥などへの対策や咀嚼機能（義歯使用の有無や欠損歯など）に応じた対応や，または本人の嗜好を考慮した食材の物性調整も必要になります．経口での摂取を念頭におきながら，安全な経口摂取が難しいということになれば経管栄養を選択することになります．最後に腸管が使用できない場合は静脈栄養を選択することになります．腸の使用について，絶対禁忌の状態は①汎発性腹膜炎，②イレウス，③難治性嘔吐，④難治性下痢，⑤消化管虚血・出血の5つです．①汎発性腹膜炎は主に消化管穿孔（消化管に穴が開くこと）や術後の縫合不全などが原因となり，腹膜全体に炎症が起こっている病態です．腹痛，嘔吐や反跳痛，筋性防御などの腹膜刺激症状が特徴的です．汎発性腹膜炎の場合は消化管のトラブルに起因したものが多く，腸の使用は禁忌となります．②のイレウスは機械的イレウス，機能的イレウスにわけられます．機械的イレウスは消化管の閉塞により消化管の内容物が消化管を流れていかない状態です．機能的イレウスは消化管の狭窄や閉塞はないものの，消化管が正常に動かないため，消化管の内容物が流れていない状態です．機械的，機能的のどちらにしても腸に投与された栄養が流れていかないため腸を使用した栄養は禁忌となります．③，④の難治性嘔吐・下痢については明確な基準はありません．症状が強く，症状の改善が見られない場合は腸の使用を控えます．⑤消化管虚血・出血は腸にトラブルが起こっている状態です．虚血では様々な症状が起こりますが，重度の場合は汎発性腹膜炎になる場合もあります．また消化管出血では出血時は食物などによる物理的な刺激を減らすために腸は使用せずに栄養管理を実施します．

　ここまで，消化管が機能していない場合について解説しました．しかし，消化管機能が機能していないと評価した後も消化管機能が回復しているのか評価を続

けることになります．繰り返しになりますが，栄養管理において腸を使用する栄養管理を実施することが重要です．後述しますが，どの栄養投与経路で投与するかによって投与する際のポイントが変わってきます．まずは栄養プランでは投与経路を決定した後に具体的な投与栄養量を決めていくという手順になります．そのため，医師だけで消化管機能を評価するのではなく，栄養士も積極的に消化管機能の評価を行い，腸を使用した栄養管理に取り組みましょう．

❷ 各投与経路のメリット・デメリット

腸を使用する投与経路の選択については先述した通りですが，ここからは各栄養投与経路について解説します．

経静脈的経路

経静脈的経路は末梢静脈経路と中心静脈経路の2つに分けることができます．この2つを選択する際には2週間以上経静脈的経路による栄養管理が必要な場合は中心静脈経路，それ以外は末梢静脈経路と言われています．ただし，2週間以上経静脈的経路が必要であると予想される場合は2週間を待たずに早い段階で中心静脈経路を選択します．また，心不全や透析患者では経静脈的に必要栄養量を充足させる場合，中心静脈経路を選択します．さらに，末梢静脈経路の確保が難しい場合（脱水，末梢血管が脆弱など）も中心静脈経路を選択します．中心静脈経路では末梢静脈経路で使用する輸液製剤を使用することができます．一方，末梢静脈経路では中心静脈経路で使用する輸液は使用できません．中心静脈栄養（total parenteral nutrition：TPN）として使用する高カロリー輸液は中心静脈経路のみ使用することができます．

経腸的経路

経腸的経路はチューブを使用して栄養を投与する方法になります．そのため，チューブを挿入する位置と栄養が投与される場所（チューブの留置位置）がわかると経腸的経路が理解できます．特にチューブの留置位置は栄養プランを考えるときに必ず把握が必要です．チューブの挿入位置とチューブの留置位置について 図3 にまとめました．

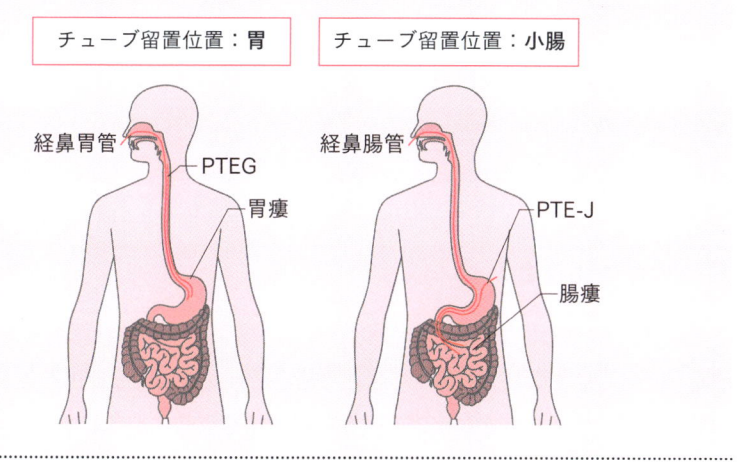

図3 経腸的投与経路のチューブ挿入位置とチューブ留置位置

　チューブの挿入位置は鼻，食道，胃，小腸の4つがあります．鼻からチューブを挿入する場合，鼻や咽頭部にチューブが当たることによる粘膜障害や食道入口部に常にチューブがあることによる誤嚥など，長期に経腸的な投与を行う場合はチューブの挿入位置の検討が必要です．チューブ留置位置は胃，小腸になります．胃，小腸留置のメリット・デメリットについて**表1**にまとめました．

表1 チューブ留置位置によるメリット・デメリット

	胃内留置	小腸留置
メリット	留置が容易 胃の貯留能を活かせる	胃内留置に比べて逆流しにくい
デメリット	小腸留置に比べて逆流しやすい	留置が難しい 胃の貯留能を活かせない

　小腸にチューブを留置する場合は透視下（X線を使用）や内視鏡による留置が必要になることが多く，被曝や侵襲的な方法になるため，それらを上回るメリットがある場合に小腸留置を選択します．小腸留置の良い適応としては，癌による消化管の狭窄，上腸間膜動脈症候群，難渋している嘔吐症例などが挙げられます．

経口的経路

　経口的経路は安全に経口摂取ができる場合に選択されます．安全に経口摂取するための評価として，意識レベルの評価，嚥下機能の評価を行います．また，経口から必要栄養量が確保できない場合，経腸的経路による栄養投与との併用も検討します．

投与経路の組み合わせ

　各栄養投与経路について解説しましたが，それぞれの栄養投与経路は1つしか選べないとうわけではなく栄養投与経路を組み合わせることもあります．例えば，経口的投与で十分な栄養量が確保できない場合は経腸的な投与と併用する方法があります．また経鼻胃管など嚥下の障害になるチューブを留置したくない場合や経口摂取量が安定することが見込まれる場合は経口的経路と経静脈的経路を組み合わせる方法もあります．また，経腸的投与では消化器症状（下痢，嘔吐）などをモニタリングしながら徐々に経腸栄養の投与量を増やしている場合，投与栄養量が不足する時期には一時的に経静脈経路と経腸的経路を併用する方法も考えられます．それぞれのメリット，デメリットを理解し患者の状態に合わせて投与経路を組み合わせることが大切です．

❸ 栄養投与経路決定のための栄養アセスメント

　栄養投与経路を決定するために各栄養投与経路について解説してきましたが，栄養士として，この決定にどのように関与するべきか，また栄養アセスメント方法についても説明します．

　まずは栄養状態の評価です．これは日常的に実施されていることだと思います．栄養状態のリスクの高い患者であれば，栄養投与を急がなくてはいけません．例えば，経静脈的経路を選択した場合，必要栄養量の充足を早期に目指すのであれば，経静脈経路の中でも中心静脈経路を選択する必要があります．また，経腸的投与経路であれば，経腸栄養だけで必要栄養量が充足できない場合は経静脈的経路も併用する必要が出てくるかもしれません．栄養投与経路は栄養状態も含めた患者の状態を把握することが重要です．

　次に，実際に対応できる食事や栄養剤があるのかも栄養投与経路を選択する際の決めてになってきます．経口的経路を選択する際に患者の嚥下状態に合った食事が提供できるのかは食事内容に影響を受けます．経腸的投与に関しても患者に適した栄養剤が揃っているかも選択の際に考えるポイントです．そのため，日頃から自施設の患者についてアセスメントを行い，それをもとに患者に合った食事や栄養剤を準備しておくことも栄養投与経路を広げるために栄養士ができることだと思います．

　最後にアセスメント内容は他職種と共有することがとても重要です．前述した内容は，ほんの一例です．栄養士の視点からも適切な栄養投与経路について考えることで，患者を多方面からアセスメントすることになります．その中で適切な栄養投与経路が選択されることを願っています．

参考文献

1) 吉村芳弘 編著. サッとわかる！栄養療法トリセツ. 金芳堂. 2021年. P68-74 (福嶋宏美. 栄養アクセスの選択：使えるルートは3つだけ)

NSTは普段どんなことをしているの？
（一般病院・回復期病院）

砂原貴子

　回復期リハビリテーション（以下，回リハ）病院の入院患者にはサルコペニア，低栄養を高い頻度で認めます[1]．サルコペニア，低栄養はリハビリテーション（以下，リハ）後の転帰，身体機能のアウトカムに負の関連があり，早期からの栄養サポートを必要とします．2018年診療報酬改定において，患者の栄養状態を踏まえたリハビリやリハビリに応じた栄養管理の推進を図る観点から，回復期入院料1では専任の常勤管理栄養士配置，翌改定では入院料1以外でも管理栄養士配置が努力義務となりました[2]．栄養評価や計画，多職種共同による定期的なディスカッションが算定要件に組み込まれ，回リハにおける栄養管理は特別なものではなく，入院するすべての患者に当然提供されるケアの一つとなっています．しかし，近年，急性期病院の在院日数短縮や回リハ新規入院患者重症度の引き上げ[3]など，これまで急性期病院で行われていた原疾患治療，併存疾患・合併症の治療，栄養管理の充足なく，回リハ転院を受け入れるケースも少なくありません．高齢，低栄養，複数疾患の合併，炎症，多剤服用，認知症，フレイル，オーラルフレイル，転帰先未定など，個人の抱える多重課題に，NSTでは多職種で，多角的視点で取り組みます．単に栄養問題の抽出，実施，評価，改善をするだけでなく，身体・精神・社会的回復の最大化を支援します．さまざまな要因から栄養アクセスの選定が必要となったとき，患者が自身の障害を受け入れ，障害を持ちながらも，その人らしい新たな生活を再構築できるよう，私たち回リハNSTは，患者≦生活者の視点で，責任と覚悟をもって意思決定支援，栄養サポートを行います．

1　NSTの実際

1．栄養スクリーニング，アセスメント

　NSTの活動は入院初日から始まります．身長・体重計測，問診に加え，前医からの診療情報提供書，各種サマリー，地域連携クリティカルパスなどから患者情報を収集し，栄養スクリーニングを行います．次に検査所見や実際の食事場面な

ど患者の状態を観察し，栄養アセスメントを行います．低栄養重症度を判定し，緊急性があればすぐに主治医へ相談，NST回診対象者に挙げます．回リハにとって前医からの情報はどれも貴重なものばかりです．しかし，病院や施設によって食形態の表現方法が異なっていたり，表現が同じでも患者状態の受け取り方が異なっていたりすることがあります．入院初日の食事場面や栄養状態は多職種で観察し，情報共有しておく必要があります．

2．栄養カンファレンス

　入院後は，定期的に病棟看護師，管理栄養士を中心に栄養カンファレンスを行います．ここではNST回診対象者のピックアップと，低栄養や低栄養リスクのある患者の評価と具体的な計画見直しを行います．食事摂取量低下の患者に「ご飯だけは入る，甘いプリンは最初に手を伸ばす」という看護師の気づきから，「熊リハパワーライス®[4]を試そう．食間に少量高カロリーゼリーを提供してみよう」と，管理栄養士の豊富な知識と適切な栄養剤選定，迅速な食事提供で，必要エネルギー量，たんぱく量の充足ができました．

　看護師の精良な観察と圧倒的な情報量は栄養管理に欠かせません．多職種による細やかな食事内容の検討と食事変更は栄養改善のみならずADL改善，嚥下機能改善を認めます[5]．栄養問題の早期発見と早期対応で患者の回復を助けます．

3．NST回診

　現在，回リハ病棟は栄養サポートチーム加算算定対象外です．しかし，重度の低栄養患者や障害により栄養投与アクセス変更を強いられるケースなど，栄養管理が難渋する患者に対しては，積極的にNST回診を行います．NST回診では，専門知識を有した医師，歯科医師，看護師，管理栄養士，薬剤師，他多職種が，患者の病態把握から栄養問題の抽出，評価，目標設定，計画・提案，モニタリング，計画修正を治療効果があるまで繰り返し行います．回リハでは病態に合わせた栄養素投与に加え，活動レベルと予後予測に応じたエネルギー投与，たんぱく質，脂質，炭水化物などの栄養量設定が必要です．プランニング後も漫然と継続せず，モニタリングし随時見直しを行います．中でも栄養アクセスの決定は栄養管理において重要なポイントです．治療のため一時的に経腸栄養，静脈栄養を用いることがありますが，病状が安定し，障害とともに生きていく生活期を見据えた栄養ア

クセスの選定には患者，家族の思いを十分受け止め，慎重に進めていく必要があります．

栄養アクセス選択　ケース①

90歳代／男性
<診断名>圧迫骨折
<併存疾患>パーキンソン病，誤嚥性肺炎
<問題点>低体重，食事摂取量低下，嚥下障害，ADL低下
<栄養評価>重度の低栄養
<経過>入院後も誤嚥性肺炎を繰り返し，経鼻経管栄養管理とした．リハ・栄養量の調整など多職種アプローチを行い，ADL拡大，体重増加したが，嚥下障害は残存．繰り返す肺炎歴，生命予後を考慮し，胃瘻造設を提案．患者は「それでも最期まで人間らしく口から食べたい」との意思を示し，家族も本人の意向を尊重．安全な経口摂取獲得のため，食形態，嚥下方法・姿勢，口腔ケア，リハスケジュール，服薬調整など注意事項は数多．経腸栄養を併用しながら，食事回数を徐々に増やした．
<結果>3ヶ月後，食事形態の工夫や栄養補助食品を用いながら，経口摂取のみでの栄養管理となり，経腸栄養離脱．独歩で自宅退院となる．

栄養アクセス選択　ケース②

80歳代／男性
<診断名>脳幹梗塞，廃用症候群
<併存疾患>心不全，肺炎，脱水
<問題点>体重減少，食事摂取量の低下，嚥下障害，ADL低下，義歯不適合
<栄養評価>重度の低栄養
<経過>入院後，炎症・脱水に対し，TPN（total parenteral nutrition，中心静脈栄養）管理開始．早期よりリハ・病棟にて離床，ST（言語聴覚士）によるチューブ嚥下訓練，歯科による義歯調整を開始した．徐々にADL拡大するも，重度の嚥下障害あり，入院2週目に胃瘻造設．造設後の経過は良好でTPN離脱となる．その後も経口摂取訓練と定期評価を実施．同時に胃瘻のセルフケア指導を行った．
<結果>栄養投与は自己にて胃瘻から注入．お楽しみとして経口摂取可能となった．4ヶ月後，独歩で自宅退院．

　経口での栄養摂取が不可能な場合，あるいは経口摂取のみでは必要な栄養量を投与できない場合の栄養療法選択基準は，「腸が機能している場合は，経腸栄養を選択すること[6]」です．しかし，栄養アクセスの決定やタイミングは人それぞれ異なります．急性期から回復期，さらにその先の生活期へ．多職種が協働し，その人らしい栄養管理の最善策を見出すことは，医療の視点，生活の視点をあわせもつ回リハNSTの責務です．

参考文献

1) Yoshimura Y, et al. Prevalence of sarcopenia and its association with activities of daily living and dysphagia in convalescent rehabilitation ward inpatients. Clin Nutr 2018; 37; 2022-2028.
2) 厚生労働省. 平成30年度診療報酬改定の概要 Ⅰ－1. 医療機能や患者の状態に応じた入院医療の評価.
   https://www.mhlw.go.jp/file/06-Seisakujouhou-12400000-Hokenkyoku/0000198532.pdf（2023年9月18日閲覧）
3) 厚生労働省. 令和4年度診療報酬改定の概要 Ⅰ－3 医療機能や患者の状態に応じた入院医療の評価.
   https://www.pref.niigata.lg.jp/uploaded/attachment/322704.pdf（2023年9月18日閲覧）
4) 嶋津さゆり, ほか. 熊リハパワーライス®は脳卒中回復期の栄養状態や機能的予後を改善する. JSPEN 2019；1：149-156.
5) Shimazu S, et al. Frequent and personalized nutritional support leads to improved nutritional status, activities of daily living, and dysphagia after stroke. Nutrition 2021; 83; 111091.
6) 日本静脈経腸栄養学会. 静脈経腸栄養ガイドライン 第3版.
   https://www.jspen.or.jp/wp-content/uploads/2014/04/201404QR_guideline.pdf（2023年9月18日閲覧）

各 論

01

外傷・熱傷

伊藤明日香

POINT

❶ 外傷・熱傷患者においてはエネルギー代謝が変動し，代謝量の増加は侵襲の程度により通常の 1.2 〜 2.0 倍となるため筋肉量減少や免疫機能低下，創傷治癒などの点で必要栄養量の充足が重要である

❷ 創傷治癒の点よりビタミン・微量元素・特殊栄養素の付加を検討する

❸ 外傷・熱傷は低栄養，嚥下障害，排便コントロールなどの点で急性期に限らず長期間にわたる栄養サポートが必要である

はじめに

外傷のみを対象とした栄養管理に関するRCTやコホート研究は少ないですが，重症患者に対する正しい栄養管理が創傷治癒や感染症発生率，死亡率の低下に結びつく報告は蓄積されてきています．外傷では受傷後最初の3週間で体内の骨格筋の約1割を喪失するという報告があります[1]．外傷・熱傷患者は他の疾患に比較して年齢が若く，病前のADLや栄養状態が良好な症例が多いですが，治療期間は長期にわたることが予測されます．また，広範囲熱傷患者においては，代謝異化亢進反応は受傷後1年以上持続するため消費エネルギーが増大し身体機能に長期間影響を及ぼし続けると考えられています[2]．外傷部位によっては複数回の手術や安静度・体位の制限や麻痺，嚥下障害，拘縮や瘢痕などが残る場合もあり長期間の栄養サポートが必要であるといえます．

❶ 病態と特徴的な栄養障害

外傷・熱傷とは

　外傷とは外力（機械的，物理的，化学的）により生じた組織・臓器の損傷（けが）を指します．中でも身体を頭部・頸部・胸部・腹部・骨盤・四肢などと区分した場合に，複数の身体区分に重度の損傷が及んだ状態を多発外傷といいます．受傷機転としては，鋭的外傷よりも鈍的外傷による損傷が一般的です．重症度を定量化する指標として，各身体部位の解剖学的損傷の程度で評価するAIS（abbreviated injury score）があり，一般的にAISが3以上で複数区分にある場合を「多発外傷」と呼びます[3]．

　熱傷とは熱，電気，放射線，化学物質によって生じる組織の損傷のことをいいます．熱傷では疼痛，水疱，腫脹，皮膚の剥離がさまざまな程度で起こります．また，温度や接触時間により深達度が変わり，深達度とその範囲（受傷面積）により全身状態に影響を与えます[4]．

外傷・熱傷の分類と症状・治療方針

　熱傷面積の測定と熱傷深度判定は熱傷の重症度の判定や輸液量や創面の治療方針の決定に必要不可欠となります．熱傷面積〔全体表面積に対するパーセンテージ：% total body surface area（TBSA）〕は予後推定因子として利用されています．熱傷面積の測定法においては9の法則，5の法則，Lund & Browderの法則，手掌法が広く利用されています（図1）．

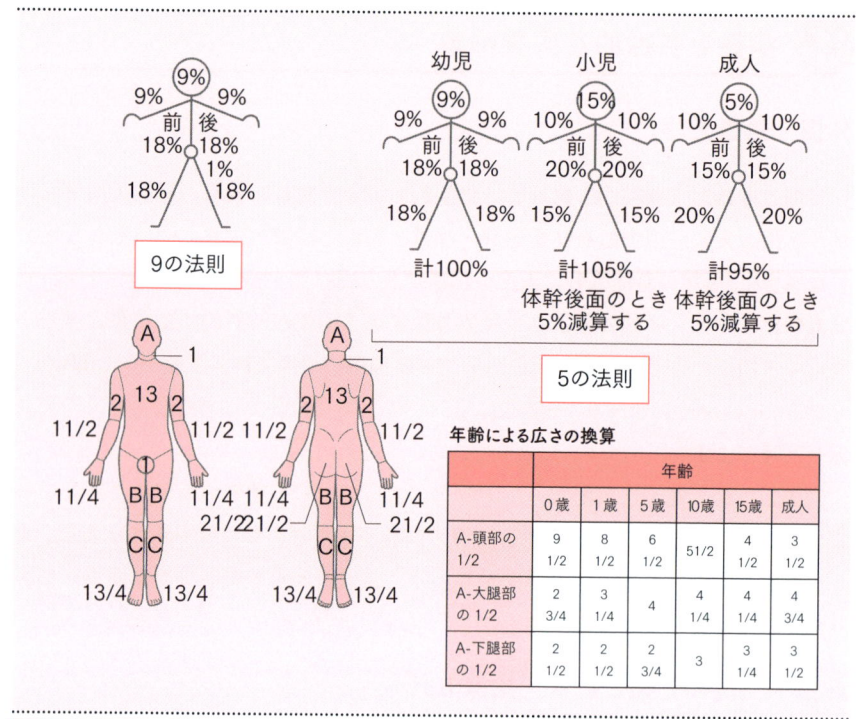

図1　熱傷面積の測定方法

また，熱傷は熱傷による損傷の深さによってⅠ度，Ⅱ度，Ⅲ度に分けられます．皮膚は表皮，真皮，皮下組織に分かれていますが，Ⅰ度熱傷は損傷が表皮だけにとどまっており表面的な浅い熱傷を指し，皮膚の紅斑や疼痛が見られます．Ⅱ度熱傷は真皮の浅い部分にとどまる浅達性と真皮の浅い部分から深い部分まで達する深達性に分類されることがあります．浅達性Ⅱ度熱傷は皮膚の紅斑や水疱が見られ，強い疼痛がありますが，深達性Ⅱ度熱傷では皮膚は紅斑，紫斑〜白色となり，水疱が見られ，知覚鈍麻となります．Ⅲ度熱傷は表皮，真皮，皮下組織の3層すべてに損傷が及んでいる状態を指し，皮膚は黒色，褐色または白色となり水疱は見られず無痛性であることが特徴です[4]．熱傷診療ガイドライン改訂第3版[5]では熱傷の重症度をArtzの基準を用いて示しています（**図2**）．Ⅱ度熱傷が30％TBSA以上，Ⅲ度熱傷が10％ TBSA以上，顔面，手，足のⅢ度熱傷，気道損傷の

合併，軟部組織の損傷や骨折の合併，電撃傷に該当する場合は重症熱傷と判断されています．

Artz の基準
重症熱傷（総合病院，熱傷専門病院での入院加療）
- Ⅱ度 30% TBSA 以上
- Ⅲ度 10% TBSA 以上
- 顔面，手，足のⅢ度熱傷
- 気道損傷の合併
- 軟部組織の損傷や骨折の合併
- 電撃傷
中等度熱傷（一般病院での入院加療）
- Ⅱ度 15〜30% TBSA のもの
- Ⅲ度 10% TBSA 以下のもの（顔，手，足をのぞく）
軽傷熱傷（外来で治療可能）
- Ⅱ度 15% TBSA 以下のもの
- Ⅲ度 2% TBSA 以下のもの
TBSA：total body surface area

図2 重症度の分類
日本熱傷学会．熱傷診療ガイドライン〔改訂第3版〕．2021．S59-S71より

外傷・熱傷で見られる特徴的な栄養障害と栄養管理のポイント

▶ 外傷

① 臓器損傷・消化管蠕動低下

　外傷により消化管に損傷がある場合は絶食，静脈栄養管理を検討する必要があるため消化管損傷がないか確認をします．来院時のCTでは判明せず遅発的に腸管損傷や肝損傷，膵損傷などが判明することもあるため食事や経腸栄養開始時は腹部診察を行います．また腸管への血流の低下によりイレウスが惹起したり，疼痛コントロールのための鎮静・鎮痛剤の使用などにより二次的に消化管蠕動が低下したりすることも考えられるため腸蠕動音や胃管排液，画像所見の確認が必要となります．

② 摂食・嚥下障害

　顔面骨骨折や脳挫傷がある場合は咀嚼障害や嚥下障害がないか確認が必要です．また，骨折を伴っていると利き手が使用できなかったり，ギャッジアップに

制限があったりするため既往に摂食嚥下障害がない場合でも食事の形態に留意する必要があります．また，必要栄養量を摂取することが困難な場合は経口栄養補助食品や静脈栄養の併用も検討します．

MEMO：腹腔内圧上昇と OAM 管理中の栄養

出血性ショックでは血管透過性が亢進し，蘇生時に大量の輸液が血管外へ露出することにより間質の浮腫が生じ，特に腹腔では内圧（intra-abdominal pressure：IAP）が高くなり，腸管を含む臓器血流は低下し，臓器障害の一因となります[6]．IAP上昇への対処としてopen abdominal management（腹部開放管理，OAM）が選択されます．最近ではOAM中もできる限り経腸栄養を考慮するようになっていますが，OAM中は胃の蠕動が弱くなることから胃管排液量の確認をします．さらに腸蠕動音，IAPのモニタリングを行い経腸栄養の開始や継続を検討することが必要です[7]．

MEMO：頸椎損傷による嚥下障害

外傷により脊髄損傷となると，損傷高位以下も運動・感覚障害を生じ，頸椎・頸髄損傷では姿勢，呼吸，上肢機能低下，物理的圧迫により咽頭機能や自律神経障害などを来たし，先行期，口腔期，咽頭期，食道期の摂食嚥下障害に関与します．受傷後に嚥下障害は33％で発生し，そのうちの73％が不顕性誤嚥であったとの報告もあります[8]．中でも高齢の患者であれば嚥下障害となりうる他疾患を合併している場合もあり，外傷患者の経口摂取においては嚥下障害の合併を想定した評価や食事形態の調整が必要です．

▶ **熱傷**

①血管透過性亢進

重症熱傷では，受傷後数時間で血管透過性の亢進が生じ，循環不全に陥ります．循環動態が安定していない場合や大量の昇圧剤使用時は経腸栄養開始を見送り，静脈栄養を検討します．

②代謝亢進・蛋白異化亢進状態

　熱傷患者においては安静時エネルギー消費量（resting energy expenditure：REE）は熱傷面積40％以上の患者で通常の1.4〜2.0倍まで増加するといわれています[2]．また，侵襲下では体蛋白の崩壊が起こるほか，熱傷では損傷した毛細血管から血管外への蛋白質喪失に起因する低アルブミン血症なども起こります．

③高血糖状態

　侵襲によるストレスホルモンや炎症性サイトカインの過剰産生は高血糖や耐糖能低下をもたらします．高血糖が続くと創傷治癒の遅延や，感染症発症率の増加へつながるため血糖コントロールが重要となります．

　以上のように，外傷・熱傷による栄養障害はさまざまな要因により発生するため，定期的な栄養モニタリングが必要です．

❷ 栄養アクセスの基本的な考え方

エネルギー代謝変化

　生体は外傷などの侵襲後，神経内分泌系や炎症性サイトカインなどの反応によりエネルギー代謝が変動します．代謝量は侵襲後数時間低下しその後急速に増加したのち数日後に徐々に低下していきます．代謝量の増加は侵襲の程度により通常の1.2〜2.0倍程度になります（図3）．

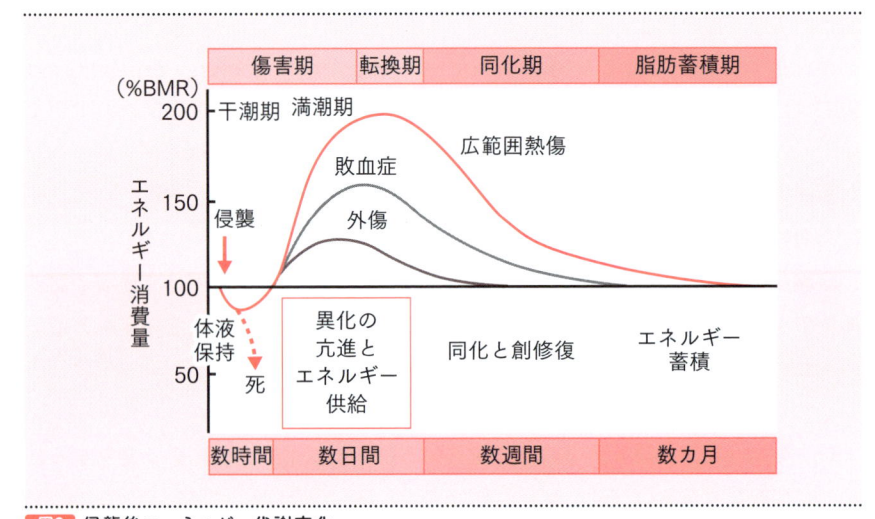

図3 侵襲後のエネルギー代謝変化
日本外傷学会．外傷専門診療ガイドラインJETEC 改訂第2版：へるす出版；2018．p490-499より

　熱傷，特に重症熱傷は熱による極めて強い生体侵襲を受けることで代謝の面では通常の1.5～2.0倍に及ぶ高い代謝亢進状態が持続し，蛋白異化亢進，脂肪分解，高血糖状態となり．栄養管理のポイントとしては必要エネルギーやたんぱく質の充足に徹底し栄養状態の維持が求められます．

早期経腸栄養

　外傷では初期の蘇生や止血のための手術に時間がかかることが多いですが，初期治療が成功したら可能なかぎり早期に経腸栄養を開始することが推奨されています[7]．日本版重症患者の栄養療法ガイドラインにおいても，重症患者に対する早期経腸栄養開始により感染性の合併症減少および死亡率低下が指摘されており，重症病態に対する治療を開始した後，可及的に24時間以内，遅くとも48時間以内に経腸栄養を開始することが推奨されています[9]．しかしながら，重症熱傷患者は代謝亢進状態であり必要栄養量も多いため循環動態が不安定であったり，消化器症状のトラブルにより経腸栄養のみでは必要栄養量を充足できなかったりすることも多くあります．その場合は静脈栄養を併用しながらの栄養投与のプランニングが必要となります．

③ 栄養アクセスの進め方とエビデンス（ロジック＆テクニック）

栄養アセスメント・栄養プラン

▶ エネルギー

多発外傷や重症熱傷患者の必要エネルギー量の算出は間接熱量計で安静時エネルギー消費量（REE）を測定して算出することが望ましいという報告もありますが，間接熱量計を使用できる施設は少なく，多くの施設では計算式で算出しています．成人の栄養投与量計算式としてHarris-Benedict計算式や熱傷においてはToronto formula，Xieらの計算式，Curreri formulaが，小児熱傷においてはMayes equation，Revised Galveston formulaが使用されています．Harris-Benedict計算式で算出された基礎エネルギー量に活動係数とストレス係数をかけて算出します．この際，ストレス係数は外傷で1.2～1.4，熱傷は1.2～2.0（熱傷範囲10％ごとに0.2ずつ加算）を使用する方法もあります（図4）．

Harris-Benedict の式
〜基礎エネルギー消費量 (kcal/日)
男性 [66.47+13.75W+5.0H-6.76A]
女性 [655.1+9.56W+1.85H-4.68A]
W：体重 (kg), H：身長 (cm), A：年齢 (年)

活動係数
寝たきり：1.0, 歩行可：1.2, 労働：1.4 〜 1.8

ストレス係数
- 外傷
  重度外傷：1.2 〜 1.4
  熱傷：1.2 〜 2.0
       熱傷範囲 10％ ごとに 0.2 ずつ加算（最大値は 2.0) という方法もある
- 敗血症：1.1 〜 1.3
- 術後 3 日間
  軽度：1.2→胆嚢・総胆管切除, 乳房切除
  中等度：1.4→胃亜全摘, 大腸切除
  高度：1.6→胃全摘, 胆管切除
  超高度：1.8→膵頭十二指腸切除, 肝切除, 食道切除
- 多臓器不全：1.2 〜 2.0
       1.2+1 臓器につき 0.2 ずつ加算 (4 臓器以上は 2.0) という方法もある
- 発熱：1.0℃上昇→0.2 ずつ加算（37℃〜 1.2 として 40℃以上〜1.8 とする）

全エネルギー消費量＝基礎エネルギー消費量×活動係数×ストレス係数

図4 必要エネルギーの算出
日本外傷学会. 外傷専門診療ガイドラインJETEC 改訂第2版：へるす出版；2018. p490-499より

▶ たんぱく質・脂質

　熱傷診療ガイドライン改定第2版[10] では, 低脂肪炭水化物栄養が推奨されています. ここで推奨されている低脂肪炭水化物の組成は, 投与エネルギー量の少なくとも55％が炭水化物, 20〜25％がたんぱく質, 25％以下が脂肪とされています. また, 10％ TBSA以上の成人熱傷患者ではカロリー N比150：1のたんぱく質摂取では十分でなく, 100：1の高たんぱく質摂取が推奨されています.

必要栄養量の算出
外傷の範囲や熱傷の重症度によって算出する計算式を検討する. 外傷・熱傷部位の治療経過をベッドサイドで確認しながら栄養プランの再検討を行う.

特殊栄養素やビタミン・微量元素の投与

▶ グルタミン

　グルタミンは体内の主要な窒素運搬体であり，条件付きの必須アミノ酸です．また，リンパ球や腸細胞の燃料として機能し強力な抗酸化物質でありグルタチオンの前駆体です．熱傷に対するグルタミンの投与は腸管透過性改善，エンドトキシン濃度に有意差があるなどの報告もあり，入院日数や死亡率が有意に低いことなどから，熱傷診療ガイドライン改定第2版[10]では，グルタミン経口投与（0.5 g/kg/日，あるいは30〜40 g/日）が推奨されています．

▶ ビタミン・微量元素・その他の特殊栄養素

　ガイドライン上での具体的な効果や投与量の記載はありませんが，熱傷患者においてはビタミンや微量元素が創部より流出することなどから非熱傷患者よりも多く投与することで創傷治癒につながる可能性があります．コラーゲン合成作用のあるビタミンCやビタミンA，蛋白合成に関わる亜鉛や組織への酸素運搬やヘモグロビン合成に関わる鉄，コラーゲン合成や造血に関わる銅などは栄養補助食品などでの付加を検討します．さらに，コラーゲン合成促進作用のあるコラーゲンペプチド，オルニチン，HMB（β-hydroxy-β-methylbutyrate）などの補充も効果的と考えられます．

栄養補助食品の活用
創部の治療過程に合わせて亜鉛，グルタミン，アルギニン，コラーゲンペプチド，オルニチン，ビタミン C，HMB といった栄養素の付加を検討する．

血糖コントロール

　外傷・熱傷においては高度な侵襲や炎症によって高血糖になりやすい状態です．高血糖と高インスリン血症は受傷後7〜14日にピークに達し，熱傷面積に比例して持続すると報告されており[11]，高血糖状態の遷延は創傷治癒の遅延につながるためインスリンを使用した血糖コントロールが必要となります．日本版重症患者の栄養療法ガイドライン[9]では180 mg/dL以上の高血糖を呈した場合，血糖値を低下

させるためにインスリン投与を開始することを記載しており，血糖値のコントロールを行う際には目標血糖値は180 mg/dL以下とし，血糖値を80～110 mg/dLに維持する強化インスリン療法は行わないことを強く推奨しています．

排便管理

　熱傷治療においては創部感染に伴い抗菌薬治療が行われることも少なくありません．特に経腸栄養管理中は下痢に難渋することもあり，臀部周囲の創傷部が便汚染により感染することも考慮する必要があります．創傷・褥瘡・熱傷ガイドライン-6：熱傷診療ガイドライン[12]では排便管理について，肛門周囲創部への便汚染によるガーゼ交換の回数，創部感染や尿路感染の頻度を減らせる可能性があるため，患者の全身状態，創部の状態等を考慮しつつ，排便管理チューブの使用を推奨するとしています．

栄養評価・モニタリング

　熱傷患者の栄養評価には血液検査データとしては，トランスサイレチンや，尿中尿素窒素を計測し算定した窒素バランスなども有効とされていますが，蓄尿などが困難な場合もあります．まずは熱傷創部の状態の確認をすることが重要です．処置の際は創部からの浸出液の量や皮膚の肉芽形成性の状態などを観察し現在の栄養に過不足がないかを検討します．体重は長期的な栄養状態の評価としては有用ですが，急性期においては大量輸液も施行となるため指標になりにくいことも考慮する必要があります．

④ 症例でみる！栄養アクセスの実践例

60歳代・男性
主病名：重症熱傷
既往歴：高血圧，低Na血症（原因不明），脳挫傷
現病歴：20XX年8月，火災現場にて居室内で倒れている本人を発見し救急要請された．消防隊接触時は衣服が燃えた後であった．接触時不穏でバイタルはJCS 3，呼吸数18回/min，脈拍数102回/min，血圧140/80 mmHg，SpO_2 95％（RA）であった．鼻毛に煤付着あり，顔面（頬）～鼠径部にかけてII度～III度熱傷あり．

来院後経過：不穏が強くまた，気道熱傷も疑われたため気管挿管施行．声帯浮腫あったが気管内に煤の付着はなし．胸部はⅢ度熱傷で，胸郭の上がりが悪い印象．血ガスではPaCO2 40.1 mmHg, PaO_2 65.1 mmHg, COHb 5.9%であり人工呼吸器管理となった．熱傷部位は，前胸部・腹部：18%（Ⅱ度2%，Ⅲ度16%），鼠径部：3%（Ⅱ度1%，Ⅲ度2%），右上肢：4〜5%（Ⅱ度1%，Ⅲ度2%），左上肢：4〜5%（Ⅱ度1%，Ⅲ度2%），頸部：2%（Ⅲ度2%），顔面：2%（Ⅱ度1%，Ⅲ度1%），背部：4%（Ⅱ度4%）であり，TBSA 40%（Ⅱ度15%，Ⅲ度25%）の重症熱傷であった．輸液療法開始となり，Ⅲ度熱傷の部分はデブリードマンを行い洗浄処置となった．

栄養評価

　まず栄養評価についてですが，本症例における栄養スクリーニングとしてMNA-SF（Mini Nutritional Assessment Short-Form）では「栄養状態は良好」の評価となりましたが，熱傷深度はⅡ〜Ⅲ度，% TBSAは40%と重症熱傷であり今後低栄養状態に陥ることも予測されました．

　次に必要栄養量は下記のように算出しています．必要エネルギー量はCurreri formulaの計算式を用いて以下のように算出しました．

　必要エネルギー量：REE＝25×60（体重kg）＋40×40（% TBSA）＝3,100 kcal/日
　また，必要たんぱく質は体重当たり2.0〜2.5 g，NPC/N比を100程度と設定し以下のように算出しました．

　必要たんぱく質量：120〜150 g/日
　熱傷診療ガイドライン〔改訂第3版〕[5] では重症熱傷患者の栄養療法において，免疫栄養としてグルタミンの投与を行うことを強く推奨する（エビデンスレベルⅠ，推奨度 A）とされています．本症例においても入室後早期よりグルタミンを投与することとしました．さらに創傷の過程を確認しながら経管栄養または経口摂取にてアルギニンや亜鉛，コラーゲンペプチドやL-カルノシンの投与で創傷治癒の栄養サポートを行うこととしました．

栄養サポート方針

　本症例では，入室時挿管・人工呼吸器管理となっていたため初期の栄養アクセスルートは経腸栄養となります．抜管後は嚥下状態を確認したのち，経口摂取を検討します．熱傷患者では必要栄養量が多く，循環動態が不安定であったり消化器症状に問題があったりする（下痢や多量の胃管排液量，嘔吐など）場合は経腸栄養や経口摂取だけで必要栄養量を充足することができないことも考えられるため経腸栄養の併用やSPN（supplemental parenteral nutrition，補完的中心静脈栄養）の開始を考慮します．

　以上から栄養管理計画は下記のように立案しました．

1. 挿管・人工呼吸器管理中は栄養アクセスの第一選択は経腸栄養とする．
2. 抜管後は嚥下状態の確認を行ったうえで経口摂取開始を検討する．
3. ただし，循環動態や消化器症状の点で経腸栄養を増量しにくい場合や経口摂取開始後に食事摂取が進まない場合は経静脈栄養を併用する．

栄養サポートの経過

▶ 第1病日

　熱傷部のデブリードマン，分層植皮施行．挿管・人工呼吸器管理，循環動態はカテコラミンを高用量使用しており腸蠕動音も微弱であり経腸栄養の開始は見送りとなった．

▶ 第3病日

　消化態栄養剤を少量持続投与（20 mL/h）で開始．さらに免疫栄養としてグルタミンを0.5 g/kg/日付加した．その後循環動態や消化器症状をモニタリングし必要栄養量まで徐々に栄養の増量を検討したが，経腸栄養のみでは早急に必要栄養量へ到達できないため中心静脈栄養（TPN）を併用とした．

▶ 第4病日

　2回目のデブリードマン，分層植皮術施行．

▶ **第6病日**

経腸栄養を増量するとともにビタミン，微量元素，特殊栄養素の付加を検討．必須アミノ酸BCAA，コラーゲンペプチド，亜鉛，L-カルノシンを栄養補助食品として付加開始．また，排便による熱傷創部汚染を防ぐため肛門ドレーン挿入となった．

▶ **第17病日**

3回目のデブリードマン，分層植皮術施行．

▶ **第18病日**

抜管，人工呼吸器離脱となった．抜管後，嚥下状態の確認を行った．反復唾液嚥下テストは6回/30 secと良好であったものの，改訂水飲みテストではむせ込みがあった．もともと嚥下障害はないが長期気管挿管によるものも考えられ経口摂取開始は見送りとなった．その後連日嚥下状態を確認した．

▶ **第20病日**

水やゼリーで，むせ込みがなく経口摂取を開始した．常食に少量高カロリー栄養剤（200 kcal/100 mL）とビタミン・微量元素・コラーゲンペプチド含有の飲料（125 mL）を毎食2本ずつ付加しエネルギー 2,600 kcal/日（44 kcal/kg/日），たんぱく質120 g/日（2.0 g/kg/日）へ調整を行った．本人は食事に対して意欲的であり全量摂取できていた．たんぱく質量を多く摂取するため血液検査値や尿量で腎機能のモニタリングを行った．

▶ **第28病日**

4回目のデブリードマン，分層植皮術施行．

▶ **第42病日**

5回目のデブリードマン，分層植皮術施行．
手術に伴って絶食管理となったが手術翌日に食事再開．

　リハビリテーション目的に転院. 転院時熱傷創部は軟膏処置のみの管理まで改善. 必要エネルギー量, たんぱく質量は概ね摂取できていた（ **図5** , **図6** ）.

　入院時アルブミンは2.0 g/dLであり一時的に1.8 g/dLまで低下したが転院時は3.0 g/dLまで改善（ **表1** ）.

表1 血液検査値と体重の推移

病日	1	3	7	10	30	45	54
アルブミン (g/dL)	2	2.1	1.9	1.8	1.8	2.1	3
CRP (mg/dL)	1.2	6.6	13.4	13.8	17	2.4	<0.3
BUN (mg/dL)	19.4	10.7	15.1	21.4	23.1	11.6	21.5
体重 (kg)	60	-	59.4	-	63.5	59.1	-

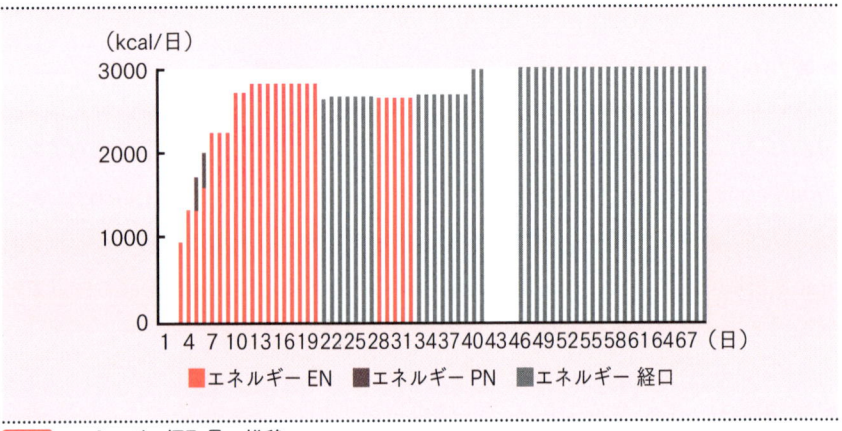

図5 エネルギー摂取量の推移

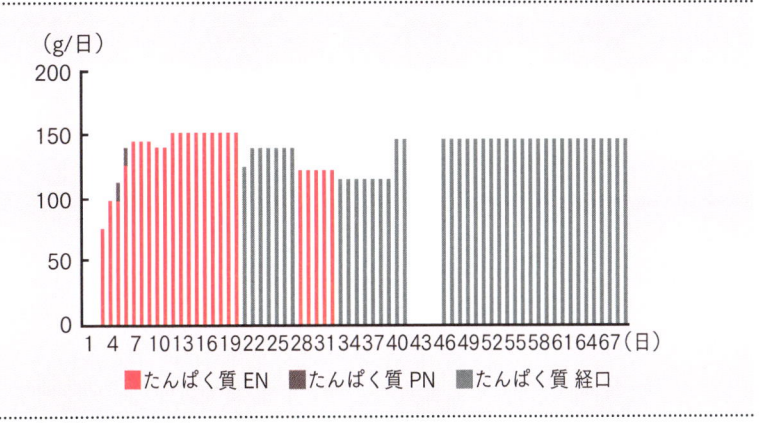

（g/日）

図6 たんぱく質摂取量の推移

ポイント

　本症例は重症熱傷に対して創部の上皮化・肉芽形成の程度や浸出液の量などをモニタリングし必要栄養量の充足や特殊栄養素の付加を実施し創傷治癒に貢献できた症例です．熱傷患者においては必要栄養量が多く経口摂取が可能な場合でも食事のみで必要栄養量を充足させることが不可能であることが多いです．鎮痛薬の使用などで嘔気や嘔吐などの消化器症状が出現することもあり，食事摂取が進まない場面に多く遭遇します．まずは経口摂取での少量高栄養量のサプリメントの使用を検討し，それでも充足が困難な場合は経管栄養や静脈栄養の併用を検討します．経管栄養を併用する際はなるべく投与用量を減らすために1.5〜2.0 kcal/mL程度の高濃度の経腸栄養剤を選択することを考慮します．また，重症熱傷はショックバイタルとなることもあり積極的に腸管を使用した栄養投与が難しい場合もあるためその際は静脈栄養の開始を検討していくことが必要です．

　さらに，熱傷患者は栄養量の充足が極めて重要と言えますが，経口摂取の場合は食事のタイミングを考慮することも栄養充足において大切なポイントです．重症熱傷の場合は連日の創部処置や植皮術が行われるため食事がスキップとなることを多く経験します．熱傷患者においては1食の栄養量の充足が大きな意味を担うためなるべくスキップとならないようあらかじめ医師や看護師と処置時間の共有を行い，食事提供時間の調整の工夫をすることで創傷治癒にもつながると考えます．

参考文献

1) Monk DN, et al. Sequential changes in the metabolic response in critically injured patients during the first 25 days after blunt trauma. Ann Surg 1996; 223: 395-405.
2) Clark A, et al. Nutrition and metabolism in burn patients. Burns Trauma 2017; 5: 11.
3) 日本救急医学会. 多発外傷 (医学用語解説集).
   https://www.jaam.jp/dictionary/dictionary/word/0911.html (2024年3月5日時点)
4) 門脇　孝, ほか. 日常診療に活かす診療ガイドラインUP-TO-DATE 2022-2023：メディカルレビュー社；2022. p724-727.
5) 日本熱傷学会. 熱傷診療ガイドライン〔改訂第3版〕. 2021. S59-S71.
6) Olofsson PH, et al. Gastrointestinal microcirculation and cardiopulmonary function during experimentally increased intra-abdominal pressure. Crit Care Med 2009; 37: 230-239.
7) 日本外傷学会. 外傷専門診療ガイドラインJETEC 改訂第2版：へるす出版；2018. p490-499.
8) Ihalainen T, et al. Traumatic cervical spinal cord injury：a prospective clinical study of laryngeal penetration and aspiration. Spinal Cord 2017; 55: 979-984.
9) 日本集中治療医学会. 日本版重症患者の栄養療法ガイドライン. 2016. 267-268.
10) 日本熱傷学会. 熱傷診療ガイドライン〔改訂第2版〕. 2015. 89-106.
11) Stanojcic M, et al. Pathophysiological Response to Burn Injury in Adults. Ann Surg 2018; 267: 576-584.
12) 日本皮膚科学会. 創傷・褥瘡・熱傷ガイドライン−6：熱傷診療ガイドライン. 日皮会誌 2017；127：2261-2292.

消化管術後（胃切除，胃全摘後・短腸症候群等）

嶋津さゆり

POINT

❶ 手術の侵襲による栄養障害は，創治癒遅延や術後合併症の増加，入院期間の延長およびADL（生活機能）の低下につながる

❷ 胃切除は術式，切除の大きさを考慮して胃切除症候群への対応が重要である

❸ 短腸症候群では，栄養の吸収不良症候群を生じて栄養と水分の摂取が障害され低栄養に陥りやすい．障害の程度は残存小腸の長さと，回盲弁・大腸が残っているかに影響される

はじめに

　消化管術後は，消化管の一部を切除，または損傷を受けた場合に行われる手術です．日本人の場合，胃癌の発症率が世界的にみても高い国の一つであり，患者数は女性より男性のほうが多い傾向にあります．短腸症候群は，小腸の一部が切除されたり，損傷を受けたりした場合に発生する疾患です．胃切除後や短腸症候群は，栄養素の吸収に関する問題を引き起こすことがあります．

❶ 病態と特徴的な栄養障害

　消化器とは，食物が口腔から入り食道→胃→小腸→大腸と進んで肛門より排泄されます．

　その全体を消化管（あるいは管腔臓器），次に消化管に付随した3つの臓器（肝臓，胆嚢，膵臓）があり，それぞれの臓器が消化に関わる内分泌液を分泌してお

り，消化管とそれらの3つの臓器はまとめて消化管と呼ばれています．

消化器の手術を受ける原因

　消化器系の手術には，内視鏡的治療，外科的治療，化学療法，緩和療法，放射線療法等さまざまです．胃切除は多くの場合，胃癌の手術ですが，GIST（ジスト：消化管間質腫瘍）やカルチノイドでも適応になります．良性の場合でも胃十二指腸潰瘍の高度の狭窄や穿孔，内視鏡の止血が困難な場合，切除になる場合もあります．胃癌の原因としては，ピロリ感染症による慢性萎縮性胃炎，喫煙，塩分の多量摂取などが挙られます．胃癌にはBorrmann（ボルマン）分類という肉眼形態に基づく分類があり，1〜4型に分けられます．胃癌の治療には，治療ガイドラインに基づき治療方針決定後 Stage Ⅰ〜Ⅲでは，胃切除＋再建，リンパ切郭清等を行います（図1）．胃切除後，胃のさまざまな機能低下によりおこる症状を胃切除症候群といい，手術直後から現れるものから数ヶ月，数年の期間にて出現することもあります．切除後の再建法により，発症しやすい傾向に違いがあります．

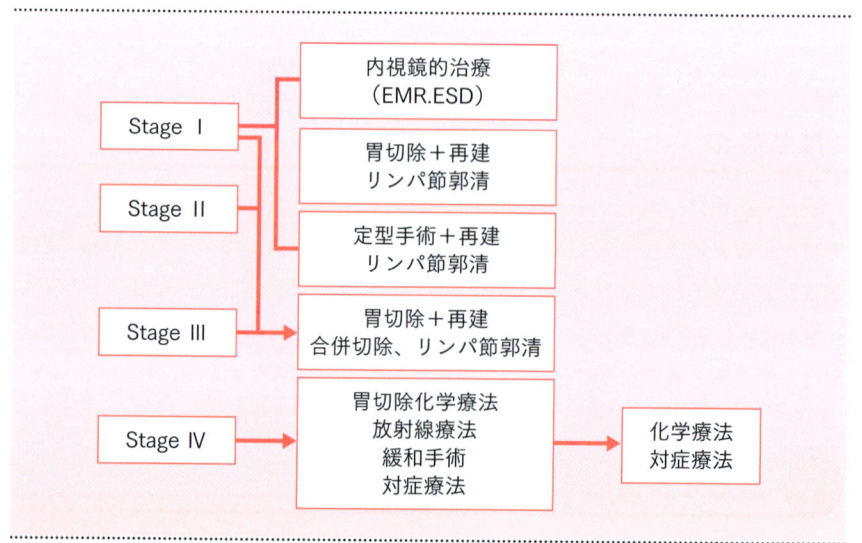

図1 胃癌術後ガイドラインに基づく治療方針決定
宮澤　靖．消化器疾患・病態のしくみと栄養サポート：日総研；2017．p81-84 より

短腸症候群（short bowel syndrome：SBS）は，成人では，消化管に炎症が起こるクローン病をはじめとし上腸間膜動脈塞栓症・絞扼性イレウス，外傷，放射線腸炎，腹部腫瘍などの疾患による小腸の大量切除が原因となります．短腸症候群は，何らかの原因による小腸広範切除のため吸収面積が減少し，水分，電解質，主要栄養素，微量元素，およびビタミンなどの吸収が障害されるために生じた吸収不良症候群と定義されます[1]．SBSの栄養管理では，中心静脈栄養（TPN）から離脱し，経腸栄養（EN）に移行することが目標です．SBSの吸収不良は一次的には小腸表面積減少の結果ですが，小腸通過時間の短縮も影響しており，栄養素および水分の吸収がともに障害されています．吸収障害の程度は残存小腸の長さと，回盲弁・大腸が残っているかに影響されます[2]．

胃切除，胃全摘後でみられる特徴的な栄養障害

　胃切除の術式（ 図2 ）と切除部位，切除範囲および消化管における影響を（ 表1 ）に示します．胃切除後症候群は，大きく機能的障害と器質的障害にわけられ，消化管術後による栄養障害の特徴的な症状としては，次のようなものがあります．症状の種類や強さには個人差があり，特に出現頻度が高く，QOL（生活の質）に大きく影響を及ぼす症状は，食事関連愁訴とダンピング症候群です．胃切除後に身体にみられる特徴は（ 図3 ）のようになります．

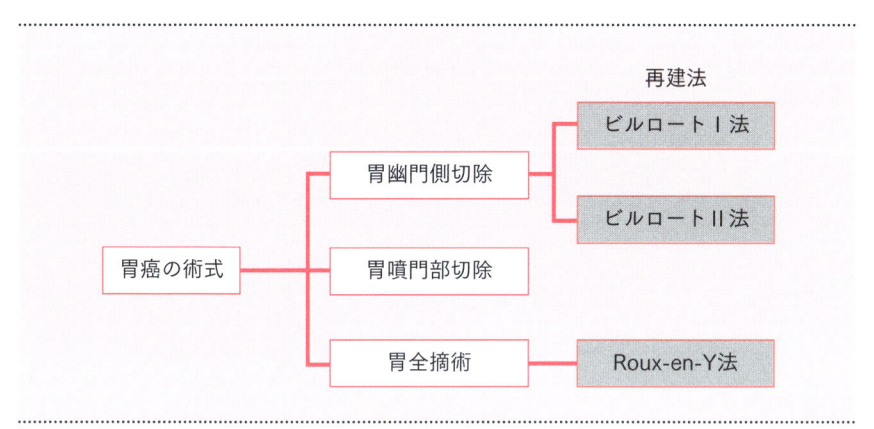

図2 胃切除の術式

切除部位，切除範囲による消化管への影響

切除部位	切除範囲	消化管における影響
胃全摘	胃を全部切除	胃の機能が失われる．食べた物を貯蔵できず小腸へ流れる．
幽門側胃切除	胃の出口（十二指腸）側を2／3〜3／4程度切除	食べた物を貯める入口側の胃が残る．胃の貯めるはたらきの一部が残るが，排泄を緩徐にする幽門が切除されるため食べた物は残った胃から小腸へ早く流れていく．
幽門保存胃切除	胃の中央部分を切除し幽門を保存	食べた物を貯める入口側の胃と胃からの排泄を調節する幽門が残る．幽門を保存することで食べた物は長く胃に留まり，残った胃から食べ物が急速に出ていくことによる症状が緩和される．
噴門側胃切除	胃の入口（食道）側を1／4〜1／2程度切除	食べた物を送り出す出口側の胃が残る．胃の貯めるはたらきは幽門側胃切除と比べて小さくなる．幽門が残るため，残った胃から急速に食べ物が出ていくことによる症状が緩和される．
噴門側胃切除	胃の一部をくり抜く	胃が大きく残るため，胃のはたらきは最もよく保たれる．

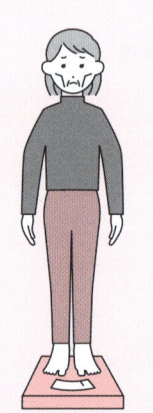

食道逆流
胃酸逆流，苦い逆流
胸焼け・嘔気

腹痛
空腹時胃痛，胃痛
下腹部痛

食事関連愁訴
もたれ感，早期飽満感
つかえ感

消化不良
放屁，腹鳴，胃部膨満感
噯気

低栄養
体重減少・貧血
太りにくい

ダンピング症候群
早期症候群．全身症状
早期ダンピング腹部症状
後期ダンピング症状

下痢
下痢・軟便・急な便意

便秘
便秘・硬便・残便感

胃切除症候群

▶ 早期ダンピング症候群

　食事30分以内に現れる症状であり，眠気，全身倦怠感，冷汗，動悸，全身熱感，めまいなどの全身症状や腹部膨満，腹鳴，下痢，などの腹部症状と多岐にわたります．胃で貯蔵できないことで一気に腸へ流入することによる消化管ホルモンや体液性因子の分泌，神経反射を介して循環虚脱を来たし身体のバランスが崩れます．

▶ 後期ダンピング症候群

　術後急性期後半には食物の急速な小腸の流入から回復期には食後1.5〜3時間後，一時的に高血糖→低血糖症状となり後期ダンピング症候群の恐れがあります．（発生率は7〜8％）（術式B-1）症状の種類や強さには個人差があります．

▶ 貧血

　骨貯留機能の消失あるいは低下，胃酸の減少で鉄吸収が障害され，鉄欠乏性貧血が起こります．胃全摘後は内因子の欠乏によりビタミンB12がほとんど吸収されず放置すると5〜7年後に巨赤芽球性貧血が起こります．胃亜全摘の約35％・胃全摘の約70％に貧血が現れます[3]．

▶ 骨代謝異常

　幽門側胃切除B-Ⅱ法施行例，胃全摘術では空腸間置術によりB-Ⅱ法やRou-en-Y法で見られやすいです．骨代謝ができなくなり，易骨折性になって骨粗鬆症を引き起こすのでカルシウムやビタミンDの積極的な摂取が必要です．カルシウムは主に十二指腸で吸収されるため十二指腸を手術でつないだり切除したりすることでカルシウムの吸収が障害されます．B-Ⅱ法は十二指腸を吊り上げて途中で切って空腸をつなぐので食事によりダンピング症候群を起こさないように2方向に分かれるように作ります．そのためカルシウムも吸収があまりできずに骨粗鬆症が起こります．

▶ 短腸症候群で見られる特徴的な栄養障害下痢

　術後2〜7日間の腸管麻痺に続いて腸蠕動運動の亢進が起こるため頻回の水様下痢を来たします．水様下痢は，長期間続きますので止痢薬や麻薬系の止痢薬の投与の対応を行います．

マグネシウムは仮に血清値が正常であっても欠乏状態に陥っている場合があります．短腸症候群の患者が意識して摂取したい栄養素の一つにカルシウムがあり，骨粗鬆症や尿路結石の予防にも大切な役割があります．結腸が残存している場合，体外にシュウ酸を排泄する役割も果たすため，尿路結石の予防にもなります．

▶ **ビタミンB12**

回腸を切除された方，回腸末端を60 cm以上（成人の場合）切除した場合は，食事やサプリメントに含まれるビタミンB12を十分に吸収することができません[4]．1〜3ヶ月に一度，注射で補う必要があります．

▶ **低栄養，体重減少**

多くの短腸症候群の患者では，水分および栄養を口から摂る以外で補助していく必要があります．また，栄養成分が足りなくなると，さまざまな欠乏症を起こすことが知られています．切除した腸管の場所によって吸収できる栄養成分が違うので，さまざまな欠乏性が現れることがあります．できるだけ少量頻回（6〜8回食）にて食事を摂取することが望ましいとされています[5,6]．

② 栄養アクセスの基本的な考え

胃切除後患者の栄養アクセス

術式によって術後の起こりうる合併症が違うため，術式の特徴を理解したうえで指導することが大切です．胃切術後，全摘5〜7日，部分3〜5日程度は，絶食にて静脈栄養管理，その後術後食が開始され，流動食から徐々に段階アップしていきます．胃切除の方の特徴として食欲に影響するホルモン量が激減し食欲不振に陥ります．その結果，胃全摘にて全体重の15〜20％，幽門側胃切除術でも7〜10％体重減少します．また，退院後の食生活も重要で，食事制限をいつまで行うかの目安としては，幽門側切除6ヶ月，噴門側切除8ヶ月，全摘出1年と言われています[7]．

短腸症候群（SBS）患者の手術後の栄養アクセス （図4）

ガイドラインでは，短腸症候群患者の栄養アクセスは3期に分けられています[8]．

```
                                        腸管大量切除
                                            ↓
                                        短腸症候群
```

	期間		病態と栄養管理	
第1期	術後1ヶ月以内	腸管麻痺期（術後2〜73日）	・多量の下痢に伴う水分と電解質成分が失われる ・中心静脈栄養（TPN）は必須	中心静脈（TPN）栄養管理
		腸管蠕動亢進期（術後3〜4週間）		
第2期	術後数ヶ月〜12ヶ月		・消化や吸収能力が改善する ・下痢が改善する ・経腸栄養を開始する	経腸栄養（EN）併用開始
第3期	第2期以降数年		・腸管の機能が回復する ・経腸栄養への移行，TPNからの離脱	TPN離脱
				TPN続行 ↓ HPN検討

図4 SBSの手術後の腸管の状態と栄養管理
日本臨床栄養代謝学会，編．日本臨床栄養代謝学会 JSPEN テキストブック：南江堂；2021．p440-442 より

　第1期は腸管麻痺と腸蠕動運動亢進期に分けられ，術後〜7日間の腸管麻痺は水分電解質に注意しながら管理をします．術後3〜4週間は，TPNによる栄養管理を行い，薬剤による排便コントロールを行います．

　第2期　回復適応期（数ヶ月〜12ヶ月）では，TPN管理から経腸栄養の併用を行います．残った腸管の機能の改善が促進され，吸収能の改善に伴い，下痢症状が改善されることが多く見られます．残った腸管が短く下痢が持続する場合には，

消化吸収のよい成分栄養剤などを合わせて使用します.

　第3期　安定期（第二期以降～数年経った状態）では，残った腸管が適応する時期です．この時期は，TPNからの離脱を図ります.

❸ 栄養アクセスの進め方とエビデンス（ロジック＆テクニック）

胃切除後

　グレリンは本邦の研究者により新たな成長ホルモン分泌物質としてヒトとラットの胃から発見された28アミノ酸残基によるペプチドです．グレリンは，成長ホルモン分泌作用のほか，摂食促進，消化管運動促進，胃酸分泌，体重増加などの生理作用を有しており，胃切除術によって患者のグレリン値が低下することが報告されています（胃全摘で術前の12%，幽門側胃切除で術前の40%に低下）[9]．胃から分泌されるグレリンの空腹と成長ホルモン分泌調節の中枢である視床下部に働き，作用を促進されるグレリンの効果が胃切により低下することも胃癌術後の食欲不振や体重減少，低栄養状態へ関与していると言われています．このグレリンを補給するためには漢方薬を使用する場合もあります．胃切除後治療の基本は，やはり食事療法が重要であり，低下した消化器の機能に負担をかけない食生活を過ごしながら，食事の質や量に考慮する必要があります.

▶ **食事療法のポイント**

　① 食事回数を1日5～6回と分食にする.

　② 高たんぱく質，高脂質，低炭水化物の食事にする.

　③ 食中，食後の液体成分は控えめにする.

　④ よく咀嚼して唾液と混合する.

　⑤ 時間をかけてゆっくり食べる.

　⑥ 消化の悪いものは細かく切り少量にするなどして徐々に食べられるようにする.

　⑦ 調理は，衛生的に行い，生ものは新鮮なものにする.

　⑧ 冷たいものは急に飲食しない.

▶SBS（短腸症候群）腸管切除後の腸管の変化

　切除した部位や長さによってSBS患者の吸収できる栄養素や量が違ってきます．ビタミンB12と胆汁酸以外の栄養素は空腸で吸収されるため，空腸を切除した後は著しく栄養吸収が低下しますが，回腸の絨毛が伸びてくるので機能が高まり，栄養の吸収は改善します．これを腸管順応と言います[10]．短くなってしまった残りの腸管は，腸管粘膜の肥厚や粘膜絨毛と腸上皮細胞数の増加などの構造的な変化で機能が改善することが知られています．残存小腸の長さによる栄養管理を示します（**表2**）[11]．

表2 小腸切除後の栄養管理の概略

病期	投与熱量 (kg/kcal/日)	残存小腸（cm）			
		0	〜30	30〜70	70 以上
第Ⅰ期	40〜50	TPN	TPN	TPN	TPN
第Ⅱ期	30〜40	TPN （在宅TPN）	TPN ED 在宅TPN 在宅ED	ED LRD 在宅ED 在宅LRD	ED LRD 普通食
第Ⅲ期	30〜50	在宅TPN	普通食 在宅ED 在宅LRD	普通食 在宅ED 在宅LRD	普通食

飯合恒夫，ほか．短腸症候群（小腸広範切除）．救急・集中治療 2004；16：1017-1021より

　基本的に複合炭水化物が多く，脂肪が少ない治療食を用います．中鎖脂肪酸（MCT）は長鎖脂肪酸より吸収されやすいのでエネルギー源として有利ですが1回の使用量は多くならないように注意が必要です．術後半年以上経過した安定期症例では脂肪摂取制限を緩和することができます．食事・経腸栄養で栄養必要量が充足できない場合には在宅静脈栄養が必要と言えます．経口摂取が可能となった場合の食べ方の工夫を示します．

短腸症候群

▶食べ方の工夫

① 一度にたくさん食べるのではなく，少なめの食事で回数を多く（1日に6〜8回）食べましょう．少量の食事を回数多く食べるほうが，腸に与えるストレスが小さいため，下痢などの症状が軽くなり，消化吸収もよくなります．

② よくお腹が空くこともSBSの症状の一つですが，あわてず，ゆっくり，よく

噛んで食べる．よく噛むことは，消化を助けるうえでとても重要です．

③ 食べた直後にトイレに行きたくなったり，ストマからの排液が増えたりすることが多いです．患者によっては，外出前には食事を控えるなど，食事のタイミングを工夫することも必要です．

MEMO：ERAS・ESSENSE・ファストトラック（ERAS/ESSENSE/Fast Track Surgery）

　術後の合併症を防ぎ早期回復を促進するために，さまざまな工夫が実践されてきました．近年，それらの工夫の数々をまとめてとり入れ，バンドルとして運用する患者管理法が推奨されるようになりました．欧州臨床代謝栄養学会が推奨する管理法はERAS（enhanced recovery after surgery）と命名され，同様の管理法を米国ではファストトラックと呼んでいます．本邦でも，日本外科代謝栄養学会がEssential Strategy for Early Normalization after Surgery with patient's Excellent satisfactionの略称をESSENSEと名付け，早期回復を目的としたプロジェクトを立ち上げています．その基本理念は，生体侵襲反応の軽減，身体活動性の早期自立，栄養摂取の早期自立，周術期不安軽減と回復意欲の励起です．

　ERASの栄養に関する項目としては，周術期の経口摂取（絶食期間をできるだけ短くする），術後の腸管運動刺激，悪心・嘔吐の予防，術中に大量のナトリウム・水分を負荷しないことによる腸管浮腫の予防，術前夜・当日朝の炭水化物液の経口摂取があります．

④ 症例でみる！栄養アクセスの実践例

70歳代・女性

主病名：胃癌術後，多発性脳梗塞

既往歴：糖尿病，高血圧，認知症

現病歴：元来ADL自立．A内科にて糖尿病教育入院中，その際胃癌の指摘あり，総合病院へ胃癌手術目的にて転院．ロボット支援下幽門側胃切除術，Ｄ1＋リンパ節郭清BillrothⅠ法再建受けられる．術後の経過良好にてA病院へ転院予定であったが，夜間に失語症症状出現，画像検査にて両大脳皮質および小脳に脳梗塞を認め

た．術後9日目にてt -PAは禁忌であり，主冠動脈閉塞なく血管内治療も適応外にて保存療法となる．ADL全介助，糖尿病に対しては内服薬とインスリン療法リハ目的にて当院入院となる．

来院後経過：脳梗塞による嚥下障害と口腔状態不良，血糖コントロール不良，褥瘡発生，胃切に伴う難治性の下痢（スケール6〜7　1日3回以上）が持続している．

栄養評価

　身長145 cm，体重36.5 kg，BMI 17.4 kg/m^2，標準体重46 kg，病前体重42 kg，AC（上腕周囲長）22 cm，TSF（上腕三頭筋皮下脂肪厚）2 mm，下腿周囲長20 cm，低栄養状態でした．

　顔色不良，皮膚乾燥および掻痒感，骨突出，貧血所見あり，年齢より老けてみえます．栄養開始のエネルギー設定として，BEE 910 kcal×AF 1.3×SF 1.3＝1,538 kcal たんぱく質42 g×1.5＝63 g　栄養改善を目標としました．もともと痩せ型であった体重は，胃癌術後さらに減少し－5.5 kg　体重減少率13％とGLIM基準からみても高度栄養不良の判定でした．

栄養サポート方針

▶ 栄養投与方法

　経管栄養管理から経口摂取への移行を行い，口腔状態不良でしたので食形態は嚥下調整食2ないし3レベルまでの食事の提供で栄養改善を目指します．胃切除症候群の悪化予防のために食事量，回数等のアプローチをします．低栄養，褥瘡あり血糖コントロールを考慮しながらの栄養改善に努めました．脳梗塞発症と胃切24日後の入院であり胃切後症候群を考慮しながら，栄養改善を行う必要があります．本人の意思疎通が難しい状態であるので多職種による観察が重要になります．

▶ 投与水分量

　経口による水分摂取量の評価と検査値の推移，浮腫等を確認し投与水分量を調整します．

▶ 栄養サポートの経過

　入院時状況（主：経管栄養　副：経口摂取＋末梢静脈栄養）前医から経管栄養

と嚥下調整食が開始されていました．入院時，前医より経腸栄養管理でしたが，1日3回以上の下痢だけでなく，経鼻チューブの事故抜去，体動活発により注入時の安静が保てない状況でした．嚥下機能は比較的保たれていましたので，胃切後の誤嚥性肺炎予防からも経管栄養から経口への移行が必要と考え，摂食嚥下評価とカンファレンスを行いました．脳梗塞に伴う嚥下障害と以前から無歯顎で経口摂取をしていたという経緯と今後も義歯作成はしないという家族の方針，胃切を考慮して食形態のゴールは嚥下調整食2または3がゴールと評価しました．

*入院4週後（主：経口摂取　副：末梢静脈栄養）

　経口摂取へ移行しており食事摂取量は増加していますが，胃切後による下痢が入院前から続いています．水分摂取量が不十分であり尿路感染症と誤嚥性肺炎予防のため，しばらくは水分確保の末梢静脈栄養を併用していましたが，時間の経過とともに終了できました．ダンピング症状はみられず，血糖コントロールの悪化なく経過しています．食事介助が必要ですが，介助を行えば全量摂取可能です．リハ時間の確保と仙骨部褥瘡の悪化予防と排便コントロール改善のためONS（経口的栄養補助）としてPHGG〔グアーガム加水分解物（水溶性食物繊維）〕使用と褥瘡用微量元素補給のゼリーを追加しました．

*入院8週後（主：経口摂取）

　止痢薬を併用して下痢の回数は以前よりは減ってきた状態です．経口摂取は1日5回食の分割食にて提供中です．朝昼夕以外の午後の提供にはST訓練にて栄養補給の協力をしてもらい，夕後は20時に看護師による栄養補給を行っています．体重増加はまだみられませんが，褥瘡は縮小傾向にあります．

*入院12週後（主：経口摂取）

　止痢薬併用して排便状態は改善しつつあります．食事は自己摂取訓練を行い，見守りながら時折介助する程度へ改善しています．体力もついてきて，握力もでてきましたが，体重増加は1.5 kgにて施設への入所となりました．上記内容を栄養状況提供書作成して継続管理をお願いしました．

ポイント

　本症例は，胃切してから退院までの4ヶ月間，あらゆる対策を実施してみましたが，結果的には下痢の回数，便性状の変化はありませんでした．以前担当した胃切除後の患者も長期化した記憶があり，外来や訪問等でのフォローアップの必要性を実感しました．

参考文献

1) Scolapio JS, et al. Short bowel syndrome. Gastroenterol Clin North Am 1998; 27: 467-479, viii.
2) American Gastroenterological association. American Gastroenterological Association medical position statement: short bowel syndrome and intestinal transplantation. Gastroenterology 2003; 124: 1105-1110.
3) Pellitero S, et al. Evaluation of Vitamin and Trace Element Requirements after Sleeve Gastrectomy at Long Term. Obes Surg 2017; 27: 1674-1682.
4) Duerksen DR, et al. Vitamin B12 malabsorption in patients with limited ileal resection. Nutrition 2006; 22: 1210-1213.
5) Parrish CR, et al. Managing the adult patient with short bowel syndrome. Gastroenterol Hepatol (N Y) 2017; 13: 600-608.
6) Pironi L, et al. ESPEN guidelines on chronic intestinal failure in adults. Clin Nutr 2016; 35: 247-307.
7) 宮澤　靖．消化器疾患・病態のしくみと栄養サポート：日総研：2017．p81-84.
8) 日本臨床栄養代謝学会，編．日本臨床栄養代謝学会 JSPEN テキストブック：南江堂；2021．p440-442.
9) Doki Y, et al. Ghrelin reduction after esophageal substitution and its correlation to postoperative body weight loss in esophageal cancer patients. Surgery 2006; 139: 797-805.
10) Tappenden KA. Intestinal adaptation following resection. JPEN J Parenter Enteral Nutr 2014; 38 (1 Suppl): 23S–31S.
11) 飯合恒夫，ほか．短腸症候群（小腸広範切除）．救急・集中治療 2004；16：1017-1021.

経腸栄養剤の下痢対策は
どうしたらいいの？

嶋津さゆり

1 下痢の原因を見つけましょう

　経腸栄養剤の下痢対策をどうしたらいいかの一番の解決策は，早期経口摂取へ移行することです．経口摂取へ移行することで多くの患者の下痢が改善しています．しかし，嚥下障害重度，誤嚥性肺炎歴が多い等，簡単に経口へ移行できない場合が多いのも臨床上では頻繁に経験します．経腸栄養の合併症は，腹部症状，栄養チューブに起因する合併症，代謝合併症に大別されます．腹部症状には，腹部膨満感，便秘，下痢がありますが，特に下痢は最も高頻度で症状が認められ，経腸栄養患者の21％から72％に下痢が発生すると言われています．

　下痢とは，「糞便中の含水量が1日200 mL以上，含水率が70～80％を超えた1日3回以上の非有形便が排出された状態」と定義され，経腸栄養において，経腸栄養剤が液体である以上，通常の固形便にはなりづらいことを臨床上観察しています．排便状態が異常なのか正常なのか，色，臭い，不消化物等を含めて十分に評価する必要があります．便の性状については，ブリストルスケールがよく使用されています．

　当院では，スケールと量を数値化してカルテ記載を行っています（ 表1 ）．患者側の下痢に陥りやすい点としては，過敏性腸症候群，胃切除歴あり，本人の体格に対して1回の栄養剤の量や水分量が多すぎる，長期絶食後の開始，高度の低栄養状態などが挙げられます．下痢の原因としては，経腸栄養剤によるもの以外の場合も少なくありませんので，（ 図1 ）の項目順に確認していきます．まず，細菌，ウイルスによるものではないかを判別します．特にノロウイルスによる場合，早急に適切な対応を取らなければ院内の集団感染を招く危険もあるためです．また，チューブの内部に付着した栄養剤を放置すると，その中で細菌が増殖することで下痢の原因になることがあります．チューブの種類によっては長期使用が可能なものもありますので，チューブの使用可能な日数や最終交換日の確認をしましょう．

表1 ブリストルスケールと量

コロコロ便 （Type1）		小さくコロコロの便（うさぎの糞のような便）
硬い便 （Type2）		コロコロの便がつながった状態
やや硬い便 （Type3）		水分が少なくひびの入った便
普通便 （Type4）		適度な柔らかさの便（バナナ，ねり歯磨き粉状）
やや軟らかい便 （Type5）		水分が多く非常に軟らかい便
泥状便 （Type6）		形のない泥のような便
水様便 （Type7）		水のような便

	量の表現
1	極わずか
2	うずらの卵量程度
3	鶏卵大程度
4	普通量（片手量）
5	多量（両手量）
6	あふれるくらいの超多量

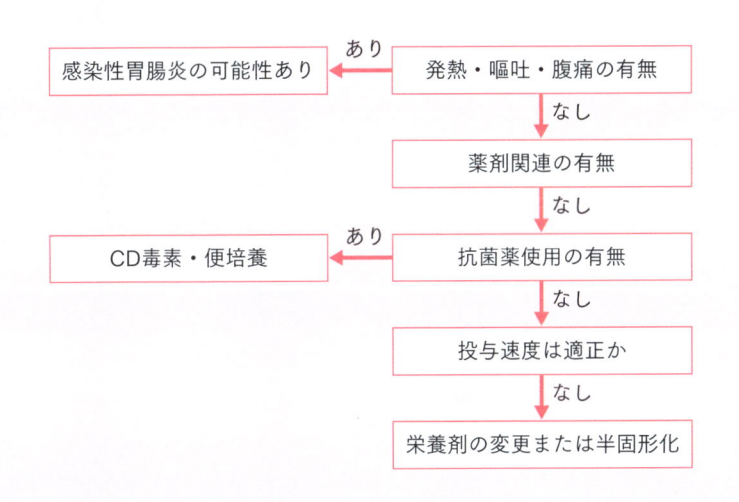

図1 経腸栄養時の下痢対応フローチャート

感染性胃腸炎の可能性を排除できたら，緩下剤や下痢を誘発しやすい副作用を持つ薬剤の確認（抗癌薬，α1遮断薬，プロトンポンプ阻害薬等），抗菌薬の使用の

有無を確認しましょう．抗菌薬を使用したことによって腸内の細菌のバランスが崩れてしまいクロストリジウム・ディフィシル感染症を引き起こす場合もありますので，便検査行い確認します．

2 経腸栄養関連の下痢対処法

　次に投与速度の見直しについて検討する必要があります．腸管の状態により吸収可能な栄養剤の量は限られ，100 mL/hを超えると下痢を起こしやすいと言われています．経腸栄養管理中に重篤な難治性の下痢が発生した場合には，腸管を休ませるべきかの判断や経腸栄養ポンプの使用を考慮し，いったん注入速度を下痢の起こらないところ（場合によっては20 mL/時程度）まで下げ，腹部症状を見ながら再度注入速度を上げていきます．感染性胃腸炎，投与速度でもない場合，栄養剤の変更が必要となります．安易にすぐに栄養剤を理由にしがちですが，疑うべき点を確認して対策を考えていきます．栄養剤による下痢の対処には食物繊維の配合された栄養剤，プロバイオティクス・プレバイオティクス（シンバイオティクス）の使用，半固形化という処置が有効な場合もあります．胃内半固形化の栄養剤使用や栄養剤にとろみをつけて注入する方法が臨床上改善しやすいことを経験しています．使用方法は，当院の場合，経鼻胃管12 Frを用います．とろみ剤を栄養剤に入れて混ぜます．混ぜたら即，とろみがつくのを待たずに30 mLシリンジにて注入します．注入を繰り返す途中でかなり圧がかかってきて注入がしづらくなるので当院では30 mLシリンジを使用しています．（表2）に示すように1人の患者の準備から注入終了までの時間を考えると，人数次第では看護師の業務負担になりますので，必要性について話し合いが必要です．いろいろな方法を用いて下痢症状が改善傾向に向かった場合，今度は便秘になりましたと安易に緩下剤を使用する場面に遭遇します．これでは本末転倒ですので，どのような排便コントロールが患者の生活に即しているかを想定して検討する必要があります．下痢が止まった場合，止まらなかった場合の方法も事前に考えておくことをおすすめします．下痢は栄養の吸収障害だけでなく，患者の不快感，羞恥心，スキントラブル，意欲低下，同室者の不快感，リハ時間の阻害因子にもつながりますので早期改善を目指しましょう．安全に食べてまたは栄養を補給して最後の排便まで良好に保つことが栄養管理と捉えましょう．

表2	下痢対策の場合の半固形使用方法

1. 口腔内の観察と清掃	
2. 水分注入（薬分と最後のフラッシュ分を差し引いた量）	30分以上
3. 20〜30分経過（水分量により適宜調整）	
4. 栄養剤にとろみ剤を混ぜる	
5. 30mシリンジにて7回程度注入	10〜15分
6. 注入終了後，チューブを流すための水分注入	

参考文献

1) 日本静脈経腸栄養学会. 合併症予防のためのモニタリングと対策. In：静脈経腸栄養学会ガイドライン 第3版：照林社；2013. p 153-170.

心臓手術後：GABG，
弁置換術後など

宮島　功

POINT

❶ 心臓手術では，可能な限り術後早期の腸管使用を検討する
❷ 入院前の食事内容や食習慣を聞き取り，他職種で情報を共有する
　ことが術後適切な食事提供につながる
❸ 心臓手術後は，嚥下機能の評価を行い適切なタイミングで，適切
　な食事を提供する

はじめに

　心臓手術は，待機手術と緊急手術により侵襲の大きさが異なります．また，心臓手術でも冠動脈手術や弁膜症手術，大動脈手術があり，手術部位や疾患もさまざまです．また近年では，低侵襲手術の導入，人工心肺管理の進歩など新しい技術が活用されています．栄養管理は重症患者の栄養療法と同様，可能な限り早期の腸管使用が勧められています．

❶ 病態と特徴的な栄養障害

　心臓手術は，狭心症や心筋梗塞などの虚血性心疾患に対する冠動脈バイパス術，弁膜症に対する弁置換術・弁形成術，そして大動脈解離や大動脈瘤に対する人工血管置換術やステントグラフト内挿術など，その疾患や手術方法は多岐にわたります．手術の際に人工心肺を使用する場合は，一時的に酸素灌流が低下するため術後の臓器障害のリスクとなります．冠動脈バイパス術では，人工心肺を使用せずに心拍動下で行う手術（Off-pump CABG）が広まっています．

また，手術中は気管チューブを挿入し人工呼吸器による呼吸管理を行います．術後も気管チューブを挿入したまま集中治療室に入室することがあります．全身状態および，呼吸状態，意識レベルが安定していれば，手術室で気管チューブを抜去し集中治療室に入室します．気管チューブが挿入した状態では，経口摂取が困難となるため，術後の呼吸管理が栄養アクセスの選択に影響します．

さらに，高齢患者では術後せん妄や認知機能の低下のリスクがあります．急性心不全患者を対象とした報告では，入院患者の23％にせん妄が発症し，せん妄を発症した患者は退院後の予後が不良でした（**図1**）[1]．また，脳血管疾患の既往，年齢，Alb，BNP，血糖値などがせん妄の発症リスク因子として報告されました．集中治療室では，モニター音や光，抑制の必要性，ドレーンなど非日常的な環境であり，せん妄の発症リスクにつながります．高齢患者では，せん妄や認知機能の低下により，早期の経口摂取が困難であり，早期離床に支障が出ることがあります．そのため術後せん妄の予防も重要です．

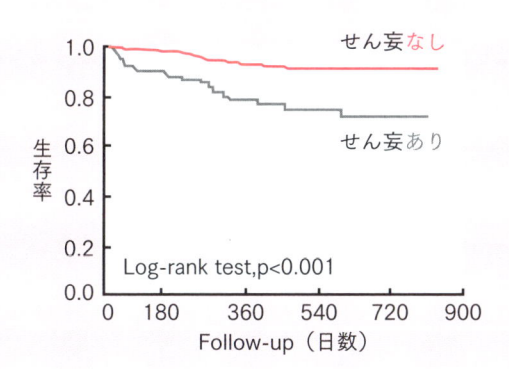

図1 急性心不全患者の入院中せん妄と予後
Honda S, et al. Prevalence, determinants, and prognostic significance of delirium in patients with acute heart failure. Int J Cardiol 2016; 222: 521-527 より

❷ 栄養アクセスの基本的な考え方

経口摂取

心臓手術後の患者では，基本的に可能であれば経口摂取を勧めます．経口摂取

が可能かどうかの判断は，臨床的に「意識レベル」「嚥下機能」「呼吸状態」を評価します（**図2**）．意識レベルの評価には，JCS（Japan Coma Scale）やGCS（Glasgow Coma Scale），鎮静深度評価であるRASS（Richmond Agitation Sedation Scale）などが使用されます．経口摂取が可能な基準はないが，意識レベルが悪い場合では，誤嚥・窒息のリスクとなります．

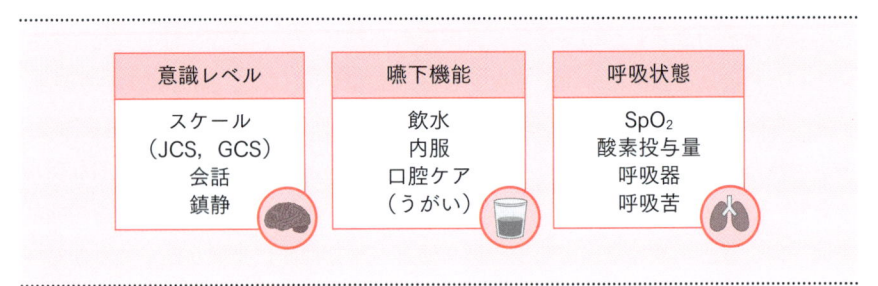

図2 経口摂取開始の評価項目

　嚥下機能が不十分であれば，経口摂取が困難です．また，嚥下障害が疑われる場合は，嚥下機能を評価し適切な食事形態に調整する必要があります．ベッドサイドで簡便かつ迅速に評価できる方法として，反復唾液嚥下テスト（repetitive saliva swallowing test：RSST）があります[2]．水や食べ物を使用せずに，唾液を嚥下するテストのため誤嚥による肺炎や窒息の危険がないのが特徴です．また，冷水を嚥下する様子を点数化して評価する改訂水飲みテスト（modified water swallowing test：MWST）があります[3]．3 mLの水を患者の口腔底に注ぎ，嚥下を促しむせの有無，呼吸状態の変化の有無などを評価します．術中の気管チューブの影響で，嚥下障害を呈する患者もいるため，術後の嚥下機能評価が重要です．また，大動脈の手術後に反回神経麻痺が生じることがあり，嚥下障害や嗄声を生じる場合があります．

　さらに，経口摂取が可能かを評価するうえで，呼吸状態も重要な評価項目です．酸素化不良であれば，咀嚼，嚥下により呼吸状態が悪化するリスクにもなります．酸素投与量，SpO_2，呼吸回数を評価したうえで多角的に経口摂取の開始が可能かを評価します．呼吸状態が不良で気管チューブが挿入中であれば，経鼻胃管による経腸栄養が選択されます．

　その他，口腔内環境や義歯の不適合，口腔内汚染なども評価し，経口摂取が可

能な環境が整っているかも評価します.

経腸栄養

　腸管が使用できる状態であれば，腸管を使用することが大前提となります．腸管が使用可能かは，「消化器に問題がある」か「全身状態に問題がある」の2つに分けると評価がしやすいです（**図3**）．消化管出血や消化管術後，腹膜炎，イレウスなど消化管および消化器の問題がある場合は腸管使用が困難となります．また，循環不全や酸素灌流の低下，重症アシドーシスなどの全身状態の問題がある場合も腸管使用が困難となります．心臓手術後の循環動態や呼吸状態を十分に評価したうえで，腸管使用を検討します.

消化器に問題	全身状態に問題
● 急性胆管炎/胆嚢炎 ● 消化管術後 ● 腹膜炎 ● イレウス ● 難治性下痢/嘔吐 など	● 循環不全 ● 酸素灌流の低下 ● 低体温 ● 重症アシドーシス ● 電解質異常 ● 全身痙攣 など

図3 腸管が使用できない理由

　心臓手術後では，気管チューブが挿入され集中治療室に入室した場合，経口摂取が困難であるため，腸管使用が可能であれば経鼻胃管による経腸栄養を施行します．また，気管チューブを抜去した後も経口で十分なエネルギー量が摂取できない場合は，経口摂取と経腸栄養の併用による栄養投与も検討すべきです.

静脈栄養

　待機手術では，術後腸管使用が困難となるケースが比較的少なく，早期からの静脈栄養が適応となることが少ないです．緊急手術後に循環動態が不安定な場合，腸管が使用できず静脈栄養を選択することがあります．また，経口摂取および経腸栄養のみで十分なエネルギーが確保できない場合は，静脈栄養を併用することも検討します．術後の食事摂取不良が想定されるケースとして，覚醒不良や嚥下

障害，食欲不振などがあります．覚醒不良や嚥下障害では誤嚥や窒息のリスクを伴うため，食事形態を調整し食事摂取を促し，不足するエネルギーを静脈栄養で補充することがあります．また，食欲不振は，創部の疼痛や術後の麻痺性イレウス，便秘などの腹部症状，せん妄，認知機能低下などが原因となります．本人の嗜好に応じた食事調整や栄養補助食品の提供などを実施しながら，静脈栄養を併用しエネルギー確保に努めます．

③ 栄養アクセスの進め方とエビデンス（ロジック＆テクニック）

早期腸管使用について

　重症患者では，治療開始後24時間以内，遅くとも48時間以内に早期栄養を開始することが推奨されています[4]．心臓手術後も集中治療室入室後，48時間以内の腸管使用を検討すべきです．術後の循環動態および呼吸状態を含めた全身状態を評価し，腸管が使用可能であれば，経口摂取あるいは経腸栄養を選択します．術直後は十分なエネルギー確保を目的とせず，少量でも腸管を使用することを優先します．意識レベル，嚥下機能，呼吸状態を評価したうえで，経口摂取が可能であれば優先します．

NPPV中の経口摂取について

　呼吸状態が不良の場合，NPPV（non-invasive positive pressure ventilation，非侵襲的陽圧換気）を実施することがあります．NPPV中であっても早期からの栄養投与が推奨されます[5]．一時的に，NPPVが中断でき短時間でもSpO_2が維持できる場合は，口腔ケアや飲水を実施します．覚醒レベルと嚥下機能に問題がなければ，少量でも経口摂取を検討します．

　マスクを外すことが困難な症例や嚥下機能に問題がある症例では，経鼻胃管による経腸栄養が推奨されます．NPPV中に嘔吐や胃食道逆流症により胃内容物が口腔内に達すると誤嚥を生じる可能性があるため，NPPV中の投与量および投与速度は少量低速度から開始します．また，経腸栄養開始後の消化器症状，嘔吐や逆流の有無をモニタリングすることが必要です．経口摂取および経腸栄養で十分なエネルギーが確保できない場合は，静脈栄養の併用を検討します．

ICU-ASD

集中治療や重症病態により生じる摂食嚥下障害をICU-ASD（ICU-acquired swallowing disorders）を呼びます[6]．気管チューブの挿入，認知機能の障害，呼吸障害，筋力低下などが要因とされています．集中治療室に入室した患者の20%程度が摂食嚥下障害を認めるという報告もあります[7]．さらに，摂食嚥下障害を認めた患者の35%が退院時も摂食嚥下障害が残存していました[8]．心臓手術は，全身麻酔の使用，気管チューブの挿入，ドレーン挿入部や創部の痛みによるせん妄発症，術後の集中治療室での管理など，ICU-ASDを発症するリスクが高いといえます．術後に嚥下評価を実施し，可能な限り早期からの経口摂取を勧め，嚥下機能の維持を図ります．また，十分なエネルギー，たんぱく質の確保，早期離床を促し，栄養とリハビリを進めます．

栄養アクセスの選択と併用

2019年に報告されたEFFORT trialでは，経口摂取にて目標エネルギーおよびたんぱく質が不足する患者に対して，経腸栄養や静脈栄養を併用し目標量を充足させることで死亡率が減少しました[9]（ 図4 ）．経口摂取を開始し，目標エネルギーおよびたんぱく質量に対する充足率を24〜48時間ごとに評価し，75%に満たない期間が5日間続いた場合，経腸栄養を併用します．さらに，5日間目標量の75%未満であれば，静脈栄養を併用するプロトコールを実施しました．プロトコールに準じた栄養サポートを実施した患者は，30日間の死亡率が低下し，栄養サポートによる合併症に差はありませんでした．本研究からは，目標が充足できない期間が5日間経過した際には，積極的に経腸栄養あるいは静脈栄養の併用を検討すべきだと考えられます．

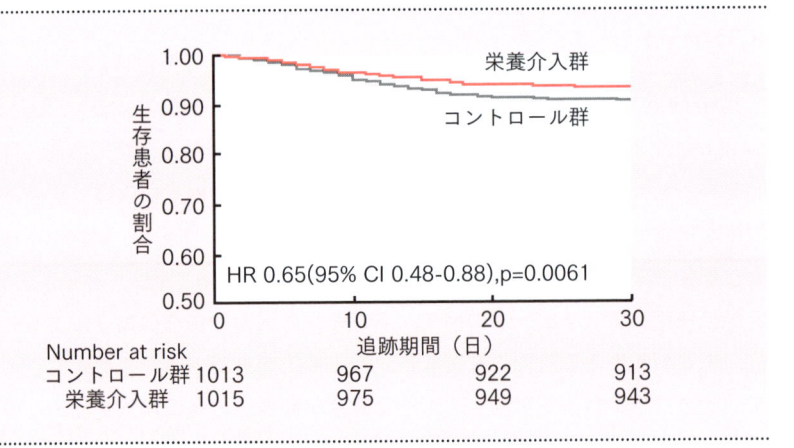

図4 プロトコール使用による栄養介入と予後

Schuetz P, et al. Individualised nutritional support in medical inpatients at nutritional risk: arandomised clinical trial. Lancet 2019; 393: 2312-2321. より

❹ 症例でみる！栄養アクセスの実践例

70歳代・男性

主病名：大動脈弁逆流症

既往歴：慢性心不全，糖尿病，高血圧症

現病歴：もともと，慢性心不全で当院通院中であった．大動脈弁逆流症が進行しており，主治医からの説明後本人より弁膜症に対する手術を希望されたため，今回大動脈弁置換術目的に入院した．

来院後経過：入院3日目に，大動脈弁置換術を行い術後ICUに入室した．ICU入室時は，気管チューブを挿入し，人工呼吸器管理を実施していた．術後1日目に気管内チューブを抜去し，飲水を開始した．術後4日目に一般病棟へ転棟し，術後9日目には自宅へ退院した．

栄養評価

　72歳と高齢であるがADLは自立していました．食欲もあり3食欠かさず食べていました．BMIは21.5 kg/m^{2}と標準体重に近いですが，7年間で7 kgの体重減少があること，この1年間で活動量が低下したことを考慮すると軽度栄養障害が考えられました．また，弁膜症の手術による侵襲により栄養障害のリスクが高いと評価しました．

必要エネルギー量は体重当たり25〜30 kcalを目安とし，1,375〜1,650 kcal/日と算出しました．リハビリによる活動量，術後の状態を評価し適宜調整する方針としました．たんぱく質は1.0〜1.2 g/kgを目安とし，55〜66 g/日に設定しました．

栄養サポート方針

　入院後，手術までの期間に管理栄養士は入院前の生活状況，食生活を詳細に聞き取り，他職種と情報共有を実施します．入院前のADLや食欲の有無，食事摂取量や体重の変動の有無を聞き取り，評価することでより適切な栄養評価が可能となります．また，術後は早期の腸管使用を検討します．また，気管チューブを抜去後は，覚醒レベル，嚥下状態，呼吸状態を評価したうえで，経口摂取が可能かどうかを評価し経口摂取の開始を検討します．

栄養サポートの経過 （図5）

▶ 第1病日

　担当管理栄養士が入院前の食生活の聞き取り，食物アレルギーの確認を実施した．理学療法士が握力，歩行速度，認知機能評価など術前評価を実施した．食事は，減塩食（1,600 kcal）が提供され術前日まで全量摂取できた．

▶ 第3病日（術後当日）

　大動脈弁逆流症に対して大動脈弁置換術を行い，気管チューブを挿入しICUに入室した．

▶ 第4病日（術後1日目）

　朝9時に気管チューブを抜去し，酸素2 L投与へ変更もSpO_2は98％を維持できていた．覚醒レベルJCS I-1，会話も可能であった．2時間後に看護師が嚥下評価を実施した際に，少量の飲水でむせ込みを認めた．薄いとろみをつけた水ではむせなく摂取ができた．昼食より，経口摂取が開始可能と判断されたが嚥下機能障害を認めたため，昼食は言語聴覚士が介入し，ゼリータイプの栄養補助食品（150 kcal/個）を摂取した．ゼリーであれば，むせなく摂取可能と評価があり，栄養補助食品が継続となった．

▶ **第5病日（術後2日目）**

昼食に食事（全粥食，水分薄いとろみ：1,400 kcal）を提供し，むせなく5割程度摂取できた．栄養補助食品は継続した．循環動態は安定していたため，輸液は維持輸液へ変更した．徐々に食事摂取量が増加し，術後3日目より全量摂取が可能となった．

▶ **第7病日（術後4日目）**

食事は全量摂取が可能となり，状態も安定し一般病棟へ転棟した．食事摂取量も維持できており輸液も中止となった．

▶ **第9病日（術後6日目）**

術前と同様の食事へ変更し問題なく全量摂取できた．退院前に家族を含め，減塩について再度栄養指導を実施した．

ポイント

▶ **他職種との連携**

入院時，看護師が患者背景を聴取するため，管理栄養士もその情報をもとに入院前の生活状況を把握しました．また，理学療法士や歯科衛生士，社会福祉士，薬剤師などが手術当日までに介入し各専門職種の視点で患者評価を行い，情報を共有しました．特に，理学療法士とは身体活動や筋力，呼吸機能などの評価を共有し術前の栄養状態の評価に活用します．また，歯科衛生士が口腔環境を評価するため，その情報をもとに入院前の食事形態や術後の食事内容の調整の必要性を検討しました．術後は，看護師が嚥下評価を実施するため，その結果を共有し飲水および食事開始の時期を検討します．言語聴覚士の嚥下評価にて食事形態の調整を行いました．主治医の指示のもと，他職種が介入し各専門職種の視点で評価し，情報を共有し食事の開始のタイミング，食事内容，形態調整を検討しました．

また，本症例は，心臓手術後に気管チューブが抜去された後に，早期に看護師による嚥下評価および飲水が開始されました．嚥下機能に応じてゼリータイプの栄養補助食品を提供することで，少量でも安全に経口摂取を開始することができました．また，言語聴覚士による詳細な嚥下評価により術後2日目のお昼には食事へ移行できています．管理栄養士が他職種と協働し情報共有を行い適切なタイミ

ングで，適切な内容の食事を提供できています．

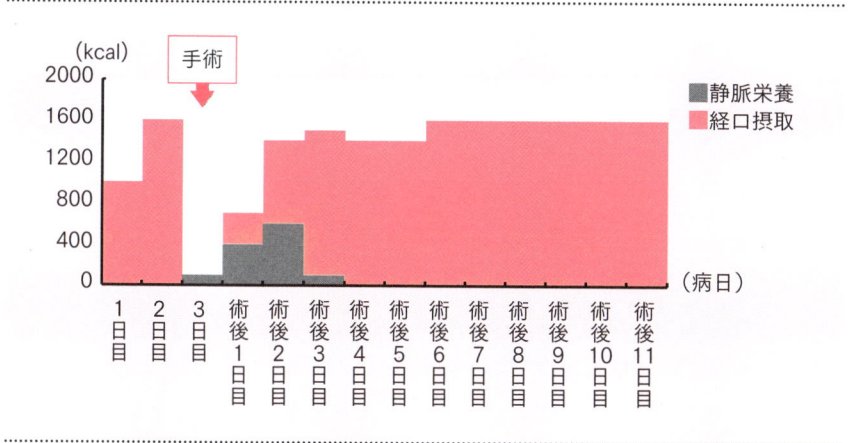

図5 経口摂取と静脈栄養によるエネルギー摂取量の推移

参考文献

1) Honda S, et al. Prevalence, determinants, and prognostic significance of delirium in patients with acute heart failure. Int J Cardiol 2016; 222: 521-527.
2) 小口和代，ほか．機能的嚥下障害スクリーニングテスト「反復唾液嚥下テスト（the Repetitive Salive Swallowing Test: RSST）」の検討（1）正常値の検討．Jpan J Rehabil Med 2000; 37: 375-382.
3) Tohara H, et al. Three tests for predicting aspiration without videofluorography. Dysphagia 2003; 18:126-134.
4) 日本集中治療医学会重症患者の栄養管理ガイドライン作成委員会．日本版重症患者の栄養療法ガイドライン．日集中医誌 2016：23：185-281.
5) 日本呼吸器学会NPPVガイドライン作成委員会．NPPV（非侵襲的陽圧換気療法）ガイドライン　改訂第2版：南江堂；2015．https://www.jrs.or.jp/publication/file/NPPVGL.pdf（2024年3月5日閲覧）
6) Macht M, et al. ICU-acquired swallowing disorders. Crit Care Med 2013; 41: 2396-2405.
7) Skoretz SA, et al. The incidence of dysphagia following endotracheal intubation: a systematic review. Chest 2010; 137: 665-673.
8) Meng NH, et al. Dysphagia in patients with brainstem stroke: incidence and outcome. Am J Phys Med Rehabil 2000; 79: 170-175.
9) Schuetz P, et al. Individualised nutritional support in medical inpatients at nutritional risk: a randomised clinical trial. Lancet 2019; 393: 2312-2321.

カテーテル関連血流感染
（CRBSI を防ぐには？）

藤原絵理

　カテーテル関連血流感染（CRBSI）とは，血管に留置されているカテーテルに関連して発生した血流感染のことを言います．

　栄養管理において，経腸栄養適応外の症例では，静脈栄養の適応となり，その期間が長期に及ぶ場合は中心静脈栄養法（TPN）の適応となります．しかし，感染性合併症の発生頻度では静脈栄養法が高いということが数多く報告されています．

　TPNやPPN（末梢静脈栄養）管理中の患者さんにおいて，カテーテル刺入部の発赤や，突然の発熱などを経験されたことがあると思います．これは，カテーテルが原因で起こる感染の兆候だと言えます．カテーテル挿入時の手技や，挿入部のケア方法によってCRBSIを起こしてしまうのです．

　このように，CRBSIは医原性感染症でもあるといえ，医療者が行った処置によっておこる感染症ととらえ，医療者にはそれを未然に防ぐ義務があると考えます．

　医療者ができるCRBSI予防対策には大きく分けて2つあります．まずは，カテーテル挿入時の無菌的操作．そしてもう1つは，カテーテル留置中の適切な管理です．医療者は適切な操作で挿入し，適切な管理を行うことによって，CRBSIを予防し，安全な栄養管理を提供しなければならないと考えます．

1　CRBSI予防の具体的方法

カテーテル挿入時の無菌的操作　（図1）

① 穿刺部位の決定：穿刺時の安全性としては，大腿静脈穿刺が一番安全で，次が内頸静脈穿刺，一番危険なのが鎖骨下静脈穿刺となる．しかし，留置期間中の感染率は鎖骨下が一番低く[1]，安全性と逆転する．近年では，鎖骨下穿刺よりも安全で感染率も高くならない，末梢挿入型中心静脈カテーテル（PICC）を用いる症例も増えている．

② 事前の手指衛生：カテーテル挿入前には，通常の流水と石鹸，もしくは擦式アルコール製剤を用いて手指衛生を実施する[2]．

③ マキシマルバリアプリコーションの徹底：マキシマルバリアプリコーションとは高度無菌遮断予防策のことであり，帽子，マスク，滅菌ガウン，滅菌手袋，患者の全身を覆うことのできるサイズの滅菌ドレープを用いる．

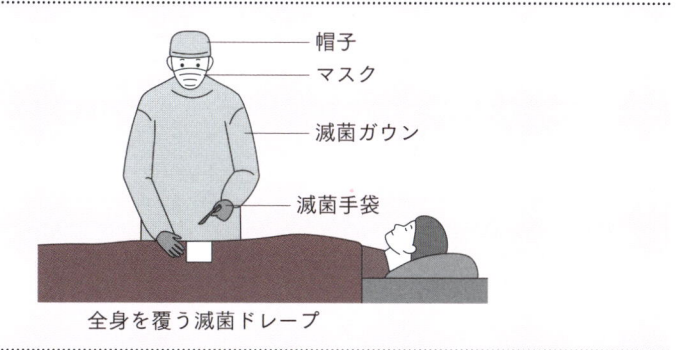

帽子
マスク
滅菌ガウン
滅菌手袋
全身を覆う滅菌ドレープ

図1 マキシマルバリアプリコーション

④ 穿刺部位の消毒：0.5%を超える濃度のクロルヘキシジンを含有したアルコール製剤を用いて穿刺部位の消毒を行う[2]．
⑤ 挿入部位保護ドレッシング材の選択：クロルヘキシジングルコン酸塩（CHG）含有ドレッシングを使用する[2]．

カテーテル留置中の適切な管理（図2）

⑥ カテーテル挿入部位の観察：刺入部の発赤や腫脹，圧痛の有無や，汚染，ドレッシングの剥がれを毎日観察する．
⑦ ドレッシング交換時の皮膚の消毒：挿入時と同様に，0.5%を超える濃度のクロルヘキシジンを含有したアルコール製剤を用いて皮膚の消毒を行う[3]．
⑧ ドレッシング交換：ドレッシングは最低限7日毎に交換[2] するが，汚染や剥がれがある場合は必要に応じて交換する．
⑨ 輸液セット交換：血液，血液製剤または脂肪乳剤を投与されていない患者では，連続的に使用されている輸液セットの交換には，最低96時間の間隔を設け，最低限7日毎に交換[2] する．血液，血液製剤または脂肪乳剤の投与に使用する輸液ラインは，微生物が増殖しやすいため，注入開始から24時間以内に交換[3] する．
⑩ 患者の清拭：2%クロルヘキシジンを含侵した清拭用タオルを使用[2] する．これ

は，原発性血流感染の発生率を低下させるための方法である.

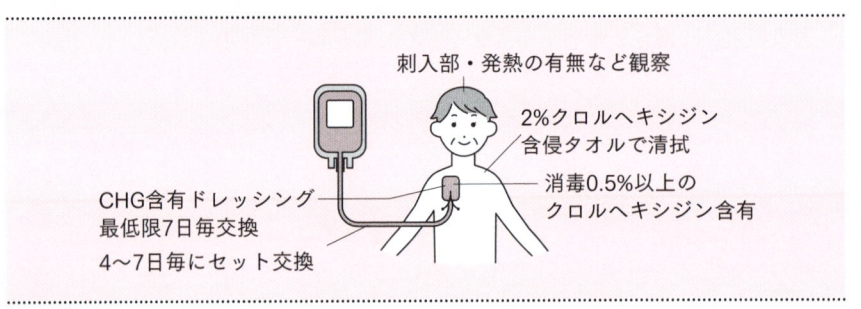

刺入部・発熱の有無など観察

2%クロルヘキシジン
含侵タオルで清拭

消毒0.5%以上の
クロルヘキシジン含有

CHG含有ドレッシング
最低限7日毎交換
4〜7日毎にセット交換

図2 管理

2 起因菌

　CRBSIの原因病原体は，皮膚常在菌であるコアグラーゼ陰性ブドウ球菌，黄色ブドウ球菌，腸球菌，カンジダ属菌になります．中心静脈カテーテルの場合，グラム陰性桿菌が19〜21%を占めています[2]．グラム陰性桿菌はエンドトキシンを産生するため，血流中に侵入すると，発熱などに続いて，エンドトキシンショック，多臓器不全を誘発し，患者が死亡する危険性が高くなります．

3 医療者にできること

　CRBSI予防対策は，適切な栄養管理を実施するため，そして疾患の治療を行う大前提の基本事項になります．一定の手順で繰り返し，パターン化されているカテーテル挿入時の手技や挿入部のケア方法を，もう一度見直して頂きたいと思います．そうすることで，CRBSI発生率が低下し，安全な栄養管理が実施されることを願います．

参考文献
1) 日本静脈経腸栄養学会静脈経腸栄養ハンドブック：南江堂：2011
2) 満田年宏,血管内留置カテーテル関連感染予防のためのCDCガイドライン:ヴァンメディカル：2011
3) 静脈経腸栄養ガイドライン第3版：照林社：2013

04

うっ血性心不全

宮澤　靖，吉村芳弘

POINT

❶ 心不全患者において低栄養は独立した予後不良因子であり，正確な低栄養およびリスクの評価が必要である

❷ 特に意図しない体重減少を認める心臓悪液質は予後が不良であり，体重の推移の評価が重要である

❸ 低栄養患者に対しては病態に即した栄養アクセスの選択と栄養介入が有効であることが報告されており，早期の栄養評価および多職種での栄養介入が推奨されている

はじめに

　日本をはじめ世界各国で，人口の高齢化や高血圧・糖尿病・脂質異常症などの生活習慣病の増加により心不全患者が増加の一途をたどっています．薬物・非薬物療法の進歩により心不全患者の生命予後は着実に改善してきましたが，まだ不十分であり，さらに効果的・効率的な治療・管理の開発・確立が求められています．

　特に，心不全治療の目標としては，疾患予後や生命予後の改善ばかりでなく，症状の軽減や運動耐容能，日常生活動作，生活の質の維持や改善も重要です．これらは心不全の重症度が進行するほど，その重要性が増すと考えられています．心不全患者における身体活動能力の低下には，以前から重症例でのcachexia（悪液質）とよばれる消耗状態が知られていました，近年サルコペニアやフレイルが関与することが注目されています．したがって，心不全治療においては運動療法とともに食事療法，特に栄養療法が重要であると思われます．

病態と特徴的な栄養障害

心不全とは

　心臓はポンプのように血液を全身に送り出しています．この働きが低下して全身に必要な血液を送れなくなってしまった状態が心不全です．心不全自体は疾患の名前ではなく，心筋梗塞・心筋症・弁膜症・不整脈などが原因となって，最終的に至る症候群が心不全であり，全身にさまざまな症状を起こします．学会の定義では「心不全とは，心臓が悪いために，息切れやむくみが起こり，だんだん悪くなり，生命を縮める病気」と説明されています．送り出される血液が不足するため，全身に多彩な症状を起こします．動悸や息切れ，呼吸困難，むくみは特に多い症状で，坂道や階段で動悸や息切れをしやすくなり，進行するとただ歩くだけで動悸や息切れを起こします．また，就寝時の咳や息苦しさで眠れないなどの症状となることもあります．下肢の浮腫も代表的な心不全の症状の1つです．

心不全の原因

　心不全には，急性心筋梗塞や過度なストレスにより，急激に心臓の働きが悪くなる「急性心不全」と心不全の状態が慢性的に続く「慢性心不全」があります．急性心不全は命の危機にさらされることもありますし，慢性心不全が急に悪くなり，しばしば入院治療が必要な急性心不全に移行することもありますが，入院のたびに全身状態が低下していくため，高齢者ではとくに注意が必要です．心不全の症状には，収縮機能，つまりポンプで血液を送り出す機能が低下することに伴って，全身の臓器に十分な血液が行き渡らないことから起こる症状と，拡張機能，つまり全身の血液が心臓に戻る機能が弱くなり，血液がうっ滞することによって起こる症状があります．うっ血性心不全は特にこのような病態が症状を呈する原因となります．ポンプ機能低下による症状としては，疲労感，不眠，冷感などがあり，血液のうっ滞による症状には，息切れ，呼吸困難，浮腫などがあります．最初のうちは，階段や坂道などを登ったときに息切れする程度ですが，進行すると，少し歩いたり，身体を動かしたりするだけでも息苦しくなります．そして，もっと悪化すると，安静にしていても症状が出るようになり，夜中，寝ているときでも咳が出たり，息苦しさで寝られなくなることもあります．こうした症状は，身体

を起こした姿勢だとよくなるのが特徴で，こうした「起座呼吸」まで進んでしまうと入院加療が必要です．また，心不全の進行に伴って，不眠症や疲れやすいといった全身症状にも悩まされるようになります．

心不全で見られる特徴的な栄養障害

心不全による栄養障害の特徴的な症状としては，次のようなものがあります．

1. 食欲不振：心不全による低酸素状態や，腸管浮腫，利尿剤の副作用により，食欲が減退する患者が多いです．
2. 食物摂取量の減少：疲労や息切れが起こると，食事の準備や食事中の嚥下にも苦労することがあり，食物摂取量が減少することがあります．
3. 水分制限による脱水：心不全の治療には，水分制限が必要な場合があります．しかし，脱水が進むと，食欲不振や吐き気，食物摂取量の減少につながることがあります．
4. 体重減少：食欲不振や食物摂取量の減少，脱水により，体重が減少することがあります．
5. 栄養素不足：心不全の患者は，利尿剤や血管拡張薬などを長期間服用するため，栄養素の吸収や代謝に影響を与えることがあります．そのため，ビタミンやミネラルの不足による貧血，筋力低下などが起こることがあります．

以上のように，心不全による栄養障害は，様々な要因により発生するため，定期的な栄養モニタリングが必要です．

❷ 栄養アクセスの基本的な考え方

心不全のステージ分類

- ステージA：器質性心疾患なし，心不全の症状なし
  器質性心疾患（心臓の弁，血管あるいは筋肉に異常がある病気）がないけれど，高血圧，糖尿病，動脈硬化性疾患などを発症している状態であり，心不全の症状はあらわれません．
- ステージB：器質性心疾患あり，心不全の症状なし
  ステージAが進行すると，ステージBに移行します．ステージBは，

心筋梗塞, 高血圧による左室肥大など, 器質性心疾患を伴います. 心不全の症状はあらわれません.

- ステージC：器質性心疾患あり, 症状あり
  心不全に特徴的な症状があらわれます. 急性心不全を発症する, あるいは慢性心不全の急性増悪を繰り返します.
- ステージD：難治性の末期心不全
  難治性の末期心不全です. 心不全のさまざまな症状があらわれます.

心不全のステージ分類による栄養アクセス

▶ テージAおよびステージB

心不全の症状がないので, 心不全に対する栄養サポートは, 経過観察で良いわけですが, 高血圧, 糖尿病, 動脈硬化性疾患の基礎疾患を呈しているため, 基礎疾患の増悪が惹起しないための栄養サポートが必要です.

▶ ステージC

器質性心疾患あり, 症状を有することから心不全に即したアクセスルートが必要です. まずは経口摂取が優先されますが, うっ血性心不全の場合は, 胸水貯留にともなう倦怠感, 呼吸苦から, 経口摂取量の低下が懸念されます. その場合は, 栄養アクセスとして食事強化やONS（経口補助食品：Oral Nutritional Supplement）を処方して, 不足分を補うことになります（図1）. 食事強化やONで十分な栄養が確保できない場合は, 医師, 看護師, 薬剤師ら多職種での協議を十分に行い, 経腸栄養や静脈栄養を検討します. また, 経腸栄養法投与初期には単独で十分な栄養が充足できないことがありますので, その場合は補助的に静脈栄養の併用（補完的静脈栄養法：Supplemental Parenteral Nutrition, SPN）を検討[1] します.

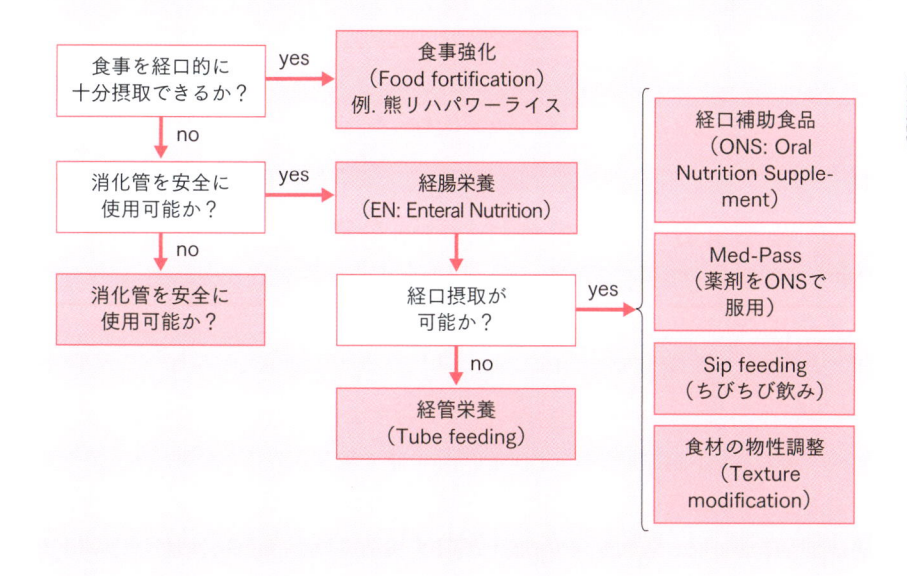

▶ ステージD

　難治性の末期心不全です．病態に伴う食欲不振，悪心・嘔吐，呼吸苦，腹部膨満感などの症状がみられ，食事摂取量は減少します．摂取量が減少している心不全患者では，食事中の塩分濃度が多少高くても過剰な塩分摂取とはならず，また一律な減塩が食欲不振の原因となることもあります．末期心不全では，QOLの向上が治療の目標となるので，症例に応じて減塩の緩和や，食嗜好などを考慮した，個々に合わせた適切な食事の検討を行う必要です．さらに心不全患者の意図しない体重減少を認める状態を「心臓悪液質」と呼び，極めて予後不良であることが知られています．心臓悪液質の定義はいくつか報告がありますが，6 ヶ月で7.5%の意図しない体重減少を認めた場合18 ヶ月の生存率が50%程度であったとする報告[8] があります．心臓悪液質は心不全患者の12〜15% で認められ，その特徴は筋萎縮と脂肪減少[9]とされています．心臓悪液質患者は安静時エネルギー消費量が上昇しますが，10〜20% の患者が食欲不振を呈するためエネルギー消費量に対して摂取エネルギー量が不足することが体重減少の原因の一つと考えられています．

ステージ D で持続的な食事摂取量減少，体重減少，骨格筋萎縮を認め，栄養サポートによる改善が困難と考えられる場合は，今後の治療方針を医師を含めた多職種で十分に議論し，治療方針に沿った栄養サポートを提供する．

③ 心不全および合併症における栄養アクセスの進め方とエビデンス（ロジック＆テクニック）

経口摂取

一般的には，心不全の食事療法では「減塩食（塩分制限食）」がオーダーされます．一方で，心不全症例では「長い期間における高塩分食」の場合が多く，減塩食による食事摂取量低下のリスクが高くなります．特に高齢者の場合は，味覚の閾値が若年層に対し高くなっており，塩味に関しては4〜4.5倍に閾値が上昇して鈍感になっています[2]．その場合は，担当医と相談して一時的に減塩食を解除するか，一般常食のハーフ食（常食の塩分量が10g/日くらいなので半量にすれば6g未満の塩分摂取量になる）を選択して，不足分を食事強化やONSで補い，摂取量を充足する[3]ことが選択肢となります．

経腸栄養法

消化器に異常が認められないが，必要な経口摂取量が期待できない場合には，経腸栄養法を選択します．うっ血性心不全の場合には，特に留意しないといけない観察項目があります．

水分制限

急性のうっ血性心不全の場合は，うっ滞による溢水状態になっているため水分制限が必要[4]です．水分必要量は，症例により決定されなくてはいけませんが，**表1**に示すようにmL/kg/日で体重当たりで換算します．高齢者の場合は，25mL/kg/日が標準必要水分量となりますが，溢水状態の症例の場合は，体重当たりの投与量を少なくする必要性があり，主治医と相談して判断します．なお，経腸栄養法は投与量が水分量とはならないので注意が必要です．1kcal/mLの標準濃度の経

腸栄養剤の場合は, 水分量が約80％となり2kcal /mLの高濃度経腸栄養剤は70％となります. うっ血性心不全の場合は, 水分制限が必要な症例が多いため高濃度経腸栄養剤を選択して, 追加水で不足量を充足することが一般的です.

ファンタスティック・フォーと低栄養リスク

心不全治療では最近, ARNI・β遮断薬・MRA・SGLT2 阻害薬の4剤併用が予後を改善する"ファンタスティック・フォー"と呼ばれ注目されている. 一方, 高齢心不全患者は低栄養リスクが高く, 心不全による食欲不振などから低栄養が助長され, 骨格筋萎縮や ADL 低下に影響する. 例えば, SGLT2 阻害薬の使用により, 1日あたり約75g のグルコースが尿中に排出され, カロリー換算で約 300kcal のエネルギーロスとなる. この作用は体重減少に寄与するが, 低体重の高齢者においては, 低栄養のリスクとなる可能性がある. 薬物療法による心不全の疾患予後の改善（死亡や再入院）は重要であるが, 低栄養リスクの高齢患者における ADL や QOL の低下のリスクを伴う心不全の薬剤選択は課題の1つである.

腎不全管理

うっ血性心不全の場合, 血液循環量が低下し, 腎臓に流入する循環血液量の減少に伴い, 腎臓糸球体の毛細管壊死から急性腎不全を呈することがあります[5]. 低左心機能や静脈還流障害に起因する物理的要因とともに, 交感神経系（sympathetic nervous system：SNS）やレニン・アンジオテンシン・アルドステロン系（renin angiotensin aldosterone system：RAAS）といった神経体液性因子が関与する[6]と考えられています. 腎機能低下に伴い, 乏尿によるうっ滞の増悪やたんぱく質投与量にも注意が必要です.

腸管浮腫の対応

右心不全, 特に三尖弁閉鎖不全症の場合, 腸管浮腫が散見されます. 三尖弁とは, 心臓の4つの部屋のうち, 右心房と右心室の間にある弁です. 血液が全身→右心房→（三尖弁）→右心室→肺→左心房→左心室→全身と循環する中で, 三尖弁は右心室から肺に血液が送り出される際, 右心房に血液が逆流しないようにする役目を持っています. この弁がきちんと閉まらなくなると, 一部の血液が右心房

　心不全患者において，低栄養，体重減少を認める状態は「心臓悪液質（cardiac cachexia）」と呼ばれ，予後不良を示す指標の一つとさえ考えられています[11]．しかし，低栄養の心不全患者に対する栄養管理の必要性を指摘している報告例は少なく，本邦の診療ガイドラインにおいても，塩分制限や水分制限の推奨のみにとどまっており，具体的な栄養管理に関する記載は乏しいのが現状です．心不全では，低拍出とうっ血によってほとんどの病態が説明できますが，低拍出によって生じる腸管虚血は，消化管粘膜の障害，蠕動運動の低下を引き起こし，ここに消化管うっ血による腸管浮腫が加わって栄養の吸収低下をもたらします．また，腹部膨満感，食欲低下によって，経口摂取量が低下してしまいます．さらに肝うっ血は，吸収した栄養素からアルブミンを合成するといった重要な同化作用を低下させ，心不全患者では炎症性サイトカインが増加しており，異化亢進状態にあります．以上のような機序によって心不全患者では同化よりも異化が亢進しやすく低栄養に陥り易くなってしまします．にもかかわらず，実臨床の場では，浮腫による見かけの体重増加があるために，心不全患者の低栄養の発見が遅れてしまうことも少なくありません．

　心不全患者の低栄養が観察された場合は，原因に応じた栄養管理プランニングが必要になり，前述した虚血やうっ血，浮腫以外にも，薬剤や加齢による味覚障害や，嗜好の問題，抑うつや認知機能低下による食事摂取量の低下，サルコペニアによる嚥下障害や消化器疾患の合併など，低栄養の原因は多岐にわたっています．ベッド上の臥床状態などといった運動不足も，消化管蠕動の低下や同化作用の低下をもたらし，食欲不振の原因となり，高齢者の場合はサルコペニアが加速してしまいます．対応方法の検討に当たっては，例えば低拍出とうっ血が原因であれば循環状態の改善薬（強心薬による低拍出の改善や，利尿薬によるうっ血の除去），薬剤による味覚障害が原因であれば原因薬剤の中止や他剤への変更，嗜好の問題であれば食べやすい食事形態への変更……など，原因によって取るべき手段を考えていくことが求められます．以上からもわかるように，心不全患者の栄養サポートには多面的な評価と介入が必要であるため，医師，看護師，管理栄養士，薬剤師，臨床検査技師，リハスタッフなどと多職種連携が必要です．また，全ての心不全患者で栄養サポートが重要ですが，特に入院患者では栄養管理の全てが医療者に委ねられることから，定期的な栄養状態の評価と，栄養管理プランニングおよびプランの見直しが必要となります．

に逆流するため，右心房に負担をかけ，さらには右心室にも負担をかけます．これが三尖弁閉鎖不全症の病態です．原因としては，弁そのものの構造異常による一次的なものと，弁そのものは正常にもかかわらず，機能的とも呼ばれますが，右心室の収縮期圧の上昇によって起こる二次的なものがあり，頻度としては後者が圧倒的に多くみられます．右心室負荷がかかると流入する下大静脈がうっ滞し，次いで肝静脈がうっ滞を起こし，肝内門脈・門脈がうっ滞を起こし，上腸管脈静脈がうっ滞し，そこに接続する中腸管脈静脈や右腸管脈静脈がうっ滞を起こし，結腸がうっ血するために腸管浮腫[7]が惹起してしまいます．腸管浮腫が惹起すると水分吸収率が低下するため便の形成が不利になり，下痢を呈することになります．また，下痢を呈することから「絶食」となるとS状結腸粘膜のバイオフィルムの形成が観察される[7]ようになり益々，治療に難渋してしまいます．筆者らの施設では，右心不全症例の場合，ペプタメン®スタンダードなどの消化態濃厚流動食をfiest lineに検討し，さらにサンファイバー®等の「PHGG：Partially Hydrolyzed Guar Gum：グアーガム加水分解物」を6〜18g添加して，下痢および腸内細菌叢の正常化を図るようにしています．

腸管浮腫の下痢対策

右心不全の場合は，腸管浮腫を来たし，下痢が惹起することがあるため栄養剤の選択や食事の工夫，その他の対策が必要になる．栄養剤は消化態栄養剤や高濃度半松果体栄養剤をまず検討する．これらは消化吸収が良好で，腸管への負担が少ない．食事は通過性の良い食物を選択する．厳格な塩分制限は食欲不振を助長するため，1日7g程度までは許容する．塩分の代わりに香辛料やハーブを用いてもよい．その他，内服薬の副作用に味覚の変調がある場合は，投薬内容を再検討する．口腔内を清潔に保ち，乾燥を防ぐ．電解質バランスに異常があれば是正する．

---

④ 症例でみる！栄養アクセスの実践例

30歳代・男性

主病名：急性心筋梗塞，心原性ショック

既往歴：糖尿病，脂質異常症，腎機能障害

現病歴：20xx年4月，糖尿病にて近医通院中であった．昼食後から自宅近所を散歩しており，16:30頃自宅近所の公園にて倒れているところを発見され救急搬送となった．来院時，血圧60mmHgと低値であり，心電図にてST上昇を認め急性心筋

梗塞の診断にて緊緊急CAG(coronary angiography：冠動脈造影)を行った．血圧低値，循環動態不良にて，IABP挿入，一時的ペースメーカー挿入しCAG施行した．CAGの結果，3VD(LAD#7:100%/CTO，LCX#11：75%，RCA#1:100%)であった．LAD#7は慢性完全閉塞病変であり，RCAからの側副血行路で循環を維持していたが，今回RCA#1の閉塞にて症状が出現した．PCI施行中に，Vfとなり胸部圧迫，気管内挿管，DC施行した．その後Asystoleとなり，CPRを行いながらPCPSを挿入した．RCA#1-2へstentを留置し，PCI終了となった．

ICU入室時 (同日22:00)

ICU入室時，血圧低値(67/53mmHg)，IABP1:1モードでサポートされ，脈拍 120/min(Af)，CAG中にVfあり，アミオダロン塩酸塩(抗不整脈)投与開始．細胞外液補充液をメインに，カテコラミン(ドブタミン，ノルアドレナリン)の投与が開始された．経口挿管，人工呼吸器管理 (FiO2(1.0)，PC-SIMVモード)．胃管挿入後，暗赤色の排液が多量に認められ，入室後無尿とアシドーシス認め，血液透析を開始された．

栄養サポート

　身体測定では，身長172.7cm(予測値)，体重95.1kg(予測値)，BMI31.9 kg/m^2，% IBW145.0%, AC (上腕周囲長) 36.7cm, TSF (上腕三頭筋部皮下脂肪厚) 36mm, % AMC (%上腕筋囲) 105.4%と著明な過体重，肥満であり，% AMCは105%と骨格筋は比較的保たれていました．

　急性呼吸不全による人工呼吸患者の栄養管理ガイドライン[12] では，「適切な呼吸管理が実施され循環状態が安定している症例では，入室時もしくは侵襲後24 ～ 48時間以内の早期に経腸栄養を少量から開始することを考慮すべきである (Grade C)」と推奨されています．また，「循環状態が不安定な症例（ショック状態，高容量カテコラミン投与時や，輸液・輸血にて循環補助を必要としている）では，経腸栄養は循環状態の安定が得られるまで開始を留保することを推奨する (Grade E)」とされています．

　本症例のエネルギー必要量は2500kcal 〔BEE(1680kcal)×AF(1.0) ×SF(1.5)〕，たんぱく質要求量は57g（NPC/N 250)とそれぞれ見積もられました．本症例の入院時血液検査所見を（表1）に示します．

表1 血液検査所見の推移

病日	入院日		病日	入院日	
	17：26	19：39		17：26	19：39
WBC	12400	17300	ALP	361	272
RBC	525	475	y-GTP	20	14
Hb	15.2	13.7	BUN	23.4	22.4
Ht	44.8	41.5	Cre	2.2	2.1
Plt	41.8	13.4	Na	138	135
CRP	0.4	0.3	K	4.3	4.8
CPK	168	2791	Alb	3.0	2.3
LDH	205	545	Glu	291	453
GOT	18	200	eGFR	28.8	30.3
GPT	13	40			

栄養サポートの方針

▶栄養アクセス

　本症例は経口挿管＋人工呼吸器管理中にて，経口摂取が困難でした．経鼻胃管からの排液の量および性状，循環動態等を評価し，腸管使用が可能となり次第，経腸栄養の早期開始を検討しました．一方で，腸管使用が長期困難であれば，遅滞なく中心静脈栄養法を開始することを検討しました．

▶投与水分量

　入院直後より血圧低下，循環動態不良，無尿を認めたため，昇圧剤を使用し，血液透析を施行しました．水分出納，胸部レントゲン画像，検査値の推移を評価し，投与水分量を調整することとしました．

▶栄養サポートの経過

●第1病日から第6病日

　入院後，ショックバイタルのため6日間絶食管理を余儀なくされた．心原性ショックおよび循環虚脱を生じていた．第3病日より中心静脈栄養が開始され，循

環動態改善後早期（第6病日）に，経腸栄養が開始された．腸蠕動音が微弱し，前日まで胃管排液があり入院後，乏尿にてHD施行もされていることから投与水分量は15mL/kg(95kg)=1400mL/日に設定して，経腸栄養として消化態栄養剤をポンプを用いて少量24時間持続投与とした．経腸栄養開始後5日目に栄養剤を半消化態栄養剤へ変更した．

▶ 第14病日

体重99kg（ベッドスケールにて実測値），理想体重 65.6kgであり1日尿量=約900mLで血液透析が継続された．医師からは維持透析に移行する可能性がチームに共有された．

▶ 第25病日

人工呼吸器が離脱（第18病日）され，早期リハビリテーションの効果もあり，CCUから一般病棟へ転棟した．嚥下内視鏡検査での嚥下評価を元に，糖尿病食（主食：全粥，1800kcal たんぱく質70g/日）が開始された．食事摂取量は良好であった．

▶ 第34病日

全身状態が安定化し，後方支援病院へ転院となった．転院時の体重は96kgであった．長期的な体重コントロール（緩徐な減量）と糖尿病や脂質異常症を考慮した食事提供について「栄養管理情報提供書」を作成し転院先へ送付した．

ポイント【静脈栄養法の第一選択症例】

この症例は急性心筋梗塞の超急性期症例であり，ショックバイタルの状態で搬送されてきました．ガイドラインでは48時間以内に少量からの経腸栄養の開始が推奨されていますが，ショックバイタルの症例については「循環動態が安定するまで経腸栄養法は避けるべき」と提案されています．

したがって，この症例は栄養アクセスとして静脈栄養が初期栄養アクセスの第一選択とされました．循環動態が安定した第6病日より経腸栄養が併用され，適切な栄養剤の調整や変更を経て，最終的には十分量の経口摂取が可能になりました．

参考文献

1) 神應知道. 臨床栄養.Vol.126 No.620 p.878-884.2015
2) Cooper RM, Bilashi I, Zubek JP, The effect of age on taste sensitivity.Journal of Gerontology.14 (1), pp. 56-581959
3) Paul E Wischmeyer, Michel Hasselmann, Christine Kummerlen.et al. A randomized trial of supplemental parenteral nutrition in underweight and overweight critically ill patients: the TOP-UP pilot trial. Crit Care;21(1):142. 2017
4) Gaspare Parrinello, Stephen J Greene, Daniele Torres. Water and sodium in heart failure: a spotlight on congestion. Heart Fail Rev.20(1):13-24. 2015
5) 丸山高史, 阿部雅紀. 心不全/糖尿病合併に注視した腎機能・体液・電解質管理. ICUとCCU 45(8): 495-502, 2021
6) Ronco C, Haaplo M, House A A, et al. Cardiorenal syndrome.J Am Coll Cardiol. 52. 1527-1539. 2008
7) Anja Sandek, Juergen Bauditz, Alexander Swidsinski. et al. Altered intestinal function in patients with chronic heart failure. J Am Coll Cardiol.16;50(16):1561-1569. 2007
8) Anker SD, Ponikowski P, Varney S, et al: Wasting as independent risk factor for mortality in chronic heart failure. Lancet 349: 1050-1053, 1997
9) Mathias Rauchhaus, Andrew L Clark, Wolfram Doehner, et al: The relationship between cholesterol and survival in patients with chronic heart failure. J Am Coll Cardiol 42: 1933-1940, 2003
10) Norio Suzuki, Keisuke Kida, Kengo Suzuki. Assessment of transthyretin combined with mini nutritional assessment on admission provides useful prognostic information in patients with acute decompensated heart failure. Int Heart J. 56(2):226-233. 2015
11) Anker SD, et al. Prognostic importance of weight loss in chronic heart failure and the effect of treatment with angiotensin-converting-enzyme inhibitors: an observational study. Lancet. 361 (9363) :1077-1083. 2003
12) 急性呼吸不全による人工呼吸患者の栄養ガイドライン.人工呼吸;1:75-118.2010

腎臓病：
AKI，CKD，維持透析

酒井友紀

POINT

❶ 急性腎障害（AKI）と慢性腎臓病（CKD）の栄養療法は基礎疾患，合併症，腎代替療法により内容は異なる

❷ 腎臓病患者に特有の栄養障害 PEW（protein-energy wasting）があり予防・改善のために，病態に即した栄養介入が必要である

はじめに

　高齢化，生活習慣の変化を背景に慢性腎臓病（chronic kidney disease：CKD）が増加しており，慢性腎臓病が進行すると末期腎不全に至り腎代替療法が必要となります．透析導入患者数も増加の一途をたどっています．また，CKDは心血管疾患の発症に大きく関わっており，腎予後や生命予後不良リスクが高く早期から集学的治療ケアが必要となります．

　急性腎障害（acute kidney injury：AKI），慢性腎臓病（chronic kidney disease：CKD）の保存期・透析期では原疾患，併存疾患，炎症，異化亢進などさまざまな要因により栄養障害が起こりやすいことが知られており，低栄養を早期に発見し，介入することが求められます．

❶ 病態と特徴的な栄養障害

急性腎障害（acute kidney injury：AKI）

　AKIは急激な腎機能低下と腎組織障害が認められる病態です．敗血症・多臓器不

全に急激な腎障害が合併することで生命予後に大きく影響を及ぼすことが広く認識されており，「AKI（急性腎障害）診療ガイドライン2016」においても，臨床診療における重要点として常にAKIの原因の鑑別と可逆性因子を除くことが求められています[1]．AKIは障害の程度や原因などにより，腎機能が回復するものから，CKDへ移行し，さらには末期腎不全へ移行するものなどさまざまですが，長期的にはCKD発症・進展のリスク因子となることが知られています．早期の診断と適切なタイミングでの治療介入を行い腎機能を保持することを目標に，国際的腎臓病ガイドライン機構（Kidney Disease Improving Global Outcomes：KDIGO）の診療ガイドラインに基づく診断基準と病気分類が用いられています（**表1**）[1, 2]．

表1 KDIGO診療ガイドラインによるAKI診断基準と病期分類

定義	1.∆sCr≧0.3 mg/dL（48時間以内） 2.sCrの基礎値から1.5倍上昇（7日以内） 3.尿量0.5 mL/kg/h以下が6時間以上持続	
	sCr基準	尿量基準
ステージ1	∆sCr≧0.3 mg/dL ors Cr 1.5～1.9倍上昇	0.5 mL/kg/h 未満6時間以上
ステージ2	sCr 2.0～2.9倍上昇	0.5 mL/kg/h 未満12時間以上
ステージ3	sCr 3.0倍上昇 or sCr≧4.0 mg/dLまでの上昇 or 腎代替療法開始	0.3 mL/kg/h 未満 24時間以上 or 12時間以上の無尿

sCr：血清クレアチニン
注）定義1～3の一つを満たせばAKIと診断する．sCrと尿量による重症度分類では重症度の高いほうを採用する．
AKI(急性腎障害)診療ガイドライン作成委員会，編．AKI(急性腎障害)診療ガイドライン 2016.日腎会誌 2017；59：419-533，KDIGO Clinical Practice Guideline for Acute Kidney Injury. Kidney Int Suppl 2012; 2: 1-138 より

▶AKIの原因

AKIの原因としてはさまざまな疾患がありますが，大きく腎前性・腎性・腎後性に分類されます．

腎前性急性腎不全は，脱水をはじめ大量出血，心不全，重症感染症などが契機となり循環障害によって腎血流量が減少したことによって起こる腎不全です．

腎性急性腎不全は急性糸球体腎炎，急速進行性糸球体腎炎といった糸球体病変によるもの，ペニシリン，非ステロイド系抗炎症薬などによる急性間質性腎炎，腎虚血や抗菌薬，重金属，造影剤など腎毒物質によって起こる急性尿細管壊死に分

類されます.

　腎後性急性腎障害は尿路系の異常により尿が体外に排泄できないために起こる腎障害で，原因としては前立腺肥大，尿路結石や尿路の腫瘍などが挙げられます.

▶ AKIでみられる特徴的な栄養障害

　炎症，基礎疾患に加え，ショックや敗血症など重篤な合併症を併発していることが多く，高度侵襲に伴う蛋白異化亢進，エネルギー消費の増大，インスリン抵抗性など代謝変化が生じており，栄養障害が起こりやすく，栄養障害は生命予後にも影響します[2]．原疾患の治療と併せて，腎不全の治療として持続的腎代替療法（continuous renal replacement therapy：CRRT）が行われることもあり，CRRTによってたんぱく質，電解質，ビタミンを損失しやすい状態にあります．また，腸管の運動性低下，吸収低下，消化管出血などの栄養投与上のリスクを有します.

慢性腎臓病（chronic kidney disease：CKD）

　CKDは，日本腎臓学会によるCKDガイドライン[3]において①尿異常，画像診断，血液検査，病理診断で腎障害の存在が明らかであり，特に0.15 g/g Cr以上の蛋白尿（30 mg/gCr以上のアルブミン尿）の存在が重要．②GFR＜60 mL/min/1.73 m^2 ①，②のいずれか，または両方が「3ヶ月を超えて」持続することが診断基準となります.

　CKDは約1,300万人（成人の8人に1人）と頻度の高い疾患です．加齢とともに腎機能は低下することが知られており，超高齢社会を迎えた日本ではさらなる患者数の増加が予想されます．CKDは徐々に進行し不可逆的疾患のため，進行すると末期腎不全（end-stage kidney disease：ESKD）に至る場合もあります．末期腎不全では生命の維持，尿毒症症状の改善，日常生活動作の改善のために血液透析・腹膜透析・腎移植といった腎代替療法（renal replacement therapy：RRT）が必要となります．また，CKDの進行により心血管疾患，貧血，CKDに伴う骨ミネラル代謝異常，易感染症などのさまざまな合併症や併発症を生じるため，生命予後だけでなくQOLの低下とも深く関連しています.

▶ CKDの原因

　CKDは慢性的に腎障害がある病態をすべて含んでいるため，原因にはさまざまな疾患があります.

主な原因として慢性糸球体腎炎や腎癌といった腎臓そのものの障害がきっかけとなり発症する場合と，糖尿病，高血圧，肥満，脂質異常症，メタボリックシンドローム，喫煙といった生活習慣がCKDの発症に大きく影響していると言われています．先述のAKIや加齢，そのほかには遺伝や薬剤もCKDの原因となります．CKD診療ガイド2012[4]では分類として一次性（腎臓自体が病態の主体），二次性（腎臓以外の臓器に原因），遺伝性，腎臓の中の構造・部分のどこが障害を受けているかによって，糸球体性，血管性，尿管間質性といった分類がなされています．

▶ CKDで見られる特徴的な栄養障害

　CKDの栄養障害は通常の低栄養と異なり，骨格筋や血液中のたんぱく質の減少，体脂肪の貯蔵量が減少することで起こる低栄養です．このCKD患者に特有の栄養障害を，国際腎疾患栄養代謝学会と国際腎臓学会が共同でPEWと定義しました[5]．CKD特有の栄養障害であるPEWは①血液生化学検査の異常（血清アルブミン・血清トランスサイレチン・血清コレステロール）②体格の評価（BMI，意図しない体重減少，10％未満の体脂肪率）③筋肉量の低下（筋肉量の減少・上腕筋周囲面積の減少・クレアチニン産生速度の低下）④食事摂取量の低下（エネルギー・たんぱく質摂取量）の4つのカテゴリーからなり，それぞれに条件が含まれており，3つ該当するとPEWと診断されます[6]．PEWに関係する因子として，CKD，エネルギーやたんぱく質摂取量の減少，炎症性サイトカイン，尿毒症物質，心血管疾患（CVD）や糖尿病などの合併症，体液過剰，筋肉量と身体機能の低下などが知られており，サルコペニアの原因となるばかりではなく生命予後に関連します．

❷　栄養アクセスの基本的な考え方

CKDの重症度分類（表2）[3]

　原疾患（cause），腎機能（GFR），蛋白尿（アルブミン尿，albuminuria）に基づいて評価されます．腎機能が低下すればするほど，蛋白尿が増加すればするほど死亡，ESKD，心血管死亡発症のリスクが高くなります．

表2 CKD重症度分類

原疾患	蛋白尿区分		A1	A2	A3
糖尿病性腎臓病	尿アルブミン定量 （mg/日） 尿アルブミン/Cr 比 （mg/gCr ）		正常	微量アルブミン尿	顕性アルブミン尿
			30 未満	30 〜 299	300 以上
高血圧性 腎硬化症	尿蛋白定量 （g/日） 尿蛋白/Cr 比 （g/gCr）		正常	軽度蛋白尿	高度蛋白尿
			0.15 未満	0.15〜0.49	0.50 以上
GFR 区分	G1	正常または高値	≧90		
	G2	正常または軽度低下	60 〜 89		
	G3a	軽度〜中等度低下	45 〜 59		
	G3b	中等度〜高度低下	30 〜 44		
	G4	高度低下	15 〜 29		
	G5	高度低下〜末期腎不全	<15		

重症度は原疾患・GFR区分・蛋白尿区分を合わせたステージにより評価する．CKDの重症度は死亡，末期腎不全，CVD死亡発症のリスクを灰■のステージを基準に，薄茶■，茶■，赤■の順にステージが上昇するほどリスクは上昇する．
注：わが国の保険診療では，アルブミン尿の定量測定は，糖尿病または糖尿病性早期腎症であって微量アルブミン尿を疑う患者に対し，3ヶ月に1回に限り認められている．糖尿病において，尿定性で1+以上の明らかな尿蛋白を認める場合は尿アルブミン測定は保険で認められていないため，治療効果を評価するために定量検査を行う場合は尿蛋白定量を検討する．
日本腎臓学会，編．エビデンスに基づくCKD診療ガイドライン2023：東京医学社；2023．p4 表2 より

▶ CKDステージG1腎機能は正常または高値・G2正常または軽度低下（eGFR 60 mL/min/1.73 m^{2}以上）

　自覚症状はありません．もともとの腎疾患や糖尿病・膠原病などで通院している患者については，主治医の方針を確認，共有することが大切です．

▶ CKDステージG3a軽度〜中等度・G3b中等度〜高度低下(eGFR 30〜59 mL/min/1.73 m^2)

　腎臓専門医を中心とした治療へ変化し，食事療法や内服管理など必要な療養生活行動が増してきます．しかしながら自覚症状がほとんどなく再受診やセルフマネジメントの継続が難しい時期です．食事療法や服薬の遵守といったことが重要

となります.

▶ CKDステージG4高度低下(eGFR 15〜29 mL/min/1.73 m²) ·············

　貧血や高カリウム血症，高リン血症などの検査異常が見られ，血圧のマネジメントが困難となることもあります．自覚症状が全くない患者もいれば心不全の合併や浮腫，消化管症状が見られる場合もあり，個人差が大きくなります．今後の腎代替療法の選択に際して患者自身が意思決定できるよう情報を提供するなど多職種の連携が重要になります．

▶ CKDステージG5高度低下〜末期腎不全(eGFR 15〜29 mL/min/1.73 m²) ·········

　腎臓がほぼ機能しなくなり，無症状の場合もありますが，尿毒症に伴う何らかの自覚・他覚症状を認めて，日常生活に影響が出ることも多くなります．

分類による栄養アクセス（AKI）

　栄養投与ルートは，他の重症病態と同じく，腸管が使用できる状態であれば，経口もしくは経腸栄養が第一選択となります．AKI（急性腎障害）診療ガイドライン2016において「エネルギーや蛋白質投与量については重症度および基礎疾患に応じた栄養療法を提案します．重症AKIに対しては，可能であれば消化管経由での栄養投与を行い，高度の電解質異常などを伴わなければ厳しい蛋白質制限は行わない」ことが推奨されています[1]．重症病態下での高度侵襲により栄養障害が進行するだけでなく，CRRTによってたんぱく質，電解質，ビタミンを損失しやすい状態であるため，AKIの栄養管理においては，連日の病態，治療経過を確認しながら，栄養プランの立案とその評価を継続して行うことが重要となります．

分類による栄養アクセス（CKD保存期・透析療法）

　CKDの食事療法については，日本腎臓学会による「慢性腎臓病に対する食事摂取基準2014年度版」[7]においてCKDステージ別にエネルギー，たんぱく質，食塩，カリウムの推奨量が示されています（ 表3 ， 表4 ）．

表3 慢性腎臓病（CKD）ステージにおける食事療法基準[7]

ステージ(GFR)	エネルギー（kcal/kgBW/日）	たんぱく質（g/kgBW/日）	食塩（g/日）	カリウム（mg/日）
ステージ1（GFR≧90）		過剰な摂取をしない		制限なし
ステージ2（GFR60〜89）		過剰な摂取をしない		制限なし
ステージ3a（GFR45〜59）	25〜35	0.8〜1.0	3≦　<6	制限なし
ステージ3b（GFR30〜44）		0.6〜0.8		≦2,000
ステージ4（GFR15〜29）		0.6〜0.8		≦1,500
ステージ5（GFR<15）5D（透析療法中）		0.6〜0.8		≦1,500
	別表			

日本腎臓学会，編．慢性腎臓病に対する食事療法基準 2014 年版：東京医学社；2014．p564 表1より

表4 慢性腎臓病（CKD）ステージにおける食事療法基準（5D）[7]

ステージ5D	エネルギー（kcal/kgBW/日）	たんぱく質（g/kgBW/日）	食塩（g/日）	水分	カリウム（mg/日）	リン（mg/日）
血液透析（週3回）	30〜35[注1,2]	0.9〜1.2[注1]	<6[注3]	できるだけ少なく	≦2,000	≦たんぱく質(g)
腹膜透析	30〜35[注1,2,4]	0.9〜1.2[注1]	PD 除水量(L)×7.5＋尿量(L)×5	PD 除水量＋尿量	制限なし[注5]	×15

注1）体重は基本的に標準体重（BMI=22）を用いる．
注2）性別，年齢，合併症，身体活動度により異なる．
注3）尿量，身体活動度，体格，栄養状態，透析間体重増加を考慮して適宜調整する．
注4）腹膜吸収ブドウ糖からのエネルギー分を差し引く．
注5）高カリウム血症を認める場合には血液透析同様に制限する．
日本腎臓学会，編．慢性腎臓病に対する食事療法基準 2014 年版：東京医学社；2014 より

CKDステージG1 〜 G5（保存期）

　エネルギーは性・年齢・身体所見・栄養状態・身体活動度など考慮し25〜35 kcal/標準体重（BW）/日で調整します．身体所見や検査所見などから適正なエネル

ギー摂取量について評価し，調整を続けることが重要です．たんぱく質制限下では十分なエネルギーの確保が必要となり，体重の減少，サルコペニア・フレイル・PEWなどの発症に十分注意を払う必要があります．継続的に身体所見や検査所見，筋力や筋肉量の推移の観察を行います．

食塩の摂取量は高血圧・尿蛋白の抑制と心血管疾患の予防のためステージにかかわらず3 g/日以上6 g/日未満に設定されています．

カリウムはステージ3bから必要に応じて制限されます．CKD患者の高カリウム血症は腎機能の低下によるカリウム排泄の低下や代謝性アシドーシスの悪化，過剰なカリウム摂取，カリウム上昇薬の使用など複合的な要因により起こることが多いため要因の検討が必要です．

CKDステージG5D（透析期）：血液透析

血液透析では尿素窒素，水分，カリウム，リンの除去ができますが，同時にアミノ酸，ビタミン，ミネラルなども除去されてしまうため食事から補う必要があります．水分の摂取量・塩分の摂取量は尿量，身体活動度，体格，栄養状態，透析間体重増加をモニタリングし適宜調整が必要となります．

CKDステージG5D（透析期）：腹膜透析

腹膜透析では，ブドウ糖を含む透析液を腹腔内に一定時間貯留させ腹膜を利用してさまざまな物質を取り除いています．腹膜から吸収されるエネルギー量を考慮したエネルギー摂取量の調整を行い，食塩の摂取量は除水量や尿量に合わせ個別に算出する必要があります．

❸ 栄養アクセスの進め方とエビデンス（ロジック＆テクニック）

経腸栄養

KDIGOガイドライン[2]ではどの病期のAKI患者に対してもエネルギー摂取量20〜30 kcal/kg/日が推奨されています．原則として重度の電解質異常がなければたんぱく質制限は行わないこととなっています．たんぱく質摂取量は，透析を必要としないAKI患者では0.8〜1.0 g/kg/日，腎代替療法施行中は1.0〜1.5 g/kg/日，

CRRTを行い異化亢進状態にある場合は最高1.7 g/kg/日のたんぱく質量が推奨されています．可能であれば消化管経由での投与が望ましいとされ，栄養剤の選択は重度の電解質異常がなければ，標準組成を選択します．慢性腎臓病を伴うAKI患者や高齢で入院前の腎機能の低下が考えられる患者では，必要に応じて腎不全用の経腸栄養剤を選択することもあります．CKD・維持透析期の投与エネルギー，たんぱく質はCKDステージによる食事療法基準をもとに投与栄養量の設定を行います．ステージG3以降の保存期CKD患者では非蛋白カロリー/窒素比（NPC/N比）を350以上に設定します．

MEMO：腎不全用の栄養剤の特徴

CKDでは水分過剰，高K血症，高リン血症が問題となることが多く，腎不全用経腸栄養剤は，ナトリウム，リン，カリウムの含有量が抑えられていることが特徴です．AKI・CKD・慢性維持透析患者に対して，腎不全用経腸栄養剤を単独使用する場合には，電解質，微量元素が不足するため，電解質のモニタリングは欠かせず，必要に応じて標準組成の栄養剤と組み合わせて使用します．

静脈栄養

経口・経腸栄養からの栄養摂取が不十分，不可能な場合は静脈栄養が検討されます．長期間にわたる場合は中心静脈栄養（TPN）管理が必要となります．エネルギー，たんぱく質（アミノ酸），脂肪などの必要栄養量は経口・経腸栄養と同様です．一般の中心静脈栄養輸液剤はカリウムの含有量が多いため，CKDの場合は50％ブドウ糖液や腎不全用の輸液剤を腎不全用のアミノ酸製剤または一般のアミノ酸製剤，総合ビタミン剤（ビタミンB群），微量元素を組み合わせて投与します．必要に応じてカリウムを補充します．

透析時静脈栄養（intradialytic parenteral nutrition：IDPN）

栄養障害のある血液透析患者に実施可能な静脈栄養法としてIDPNが有用であるとされ，透析回路を利用して高カロリー輸液の投与を行います．KDOQIガイド

ライン[8] では，維持透析患者で低栄養があり，経口摂取が不十分な場合にはIDPNが推奨されています．2020年からの添付文書の改訂に伴い，症例に応じて一般用アミノ酸輸液製剤や，アミノ酸・糖含有キット輸液製剤も利用可能となりました．日本透析医学会の透析患者に対する静脈栄養剤投与ならびに経腸栄養に関する提言検討委員会から，「栄養障害のある血液透析患者に対するIDPNの推進と安全維持に関する提言」が発表されています[9]．IDPNだけでは必要量を充足できないため，栄養療法の評価においては，従来の各種栄養指標や体重に，筋力，身体機能や筋肉量，患者の日常生活動作（ADL）や生活の質（QOL）にも注目する必要があります[10]．

④ 症例でみる！栄養アクセス実践例

80歳代・男性

主病名：慢性腎臓病ステージ5（原疾患：腎硬化症），呼吸不全

既往歴：高血圧，耐糖能異常（HbA1c 6〜7%程度），虚血性心疾患（CABG後），慢性心不全，無症候性ラクナ梗塞

現病歴：CKDG5A3(原疾患：腎硬化症)にて腎臓内科に通院中．腎代替療法選択の意思決定支援を経て今後，血液透析導入の方針となっており，20XX年5月X日に左肘部内シャントの増設を予定されていた．外出から帰宅後，呼吸困難を訴え，家族より救急要請，搬送となった．

来院後経過：10 LリザーバーマスクでSpO_2 80%程度．NPPV（非侵襲的陽圧換気）マスクを装着され，CS1心不全としてニトログリセリンが開始となった．来院時血清K 6.3 mEq/LでGI（グルコース・インスリン）療法開始．フォローのVガスでK 4.3 mEqまで低下．代謝性アシドーシス認める．ラシックス® （フロセミド）投与されたが利尿乏しく，緊急透析の方針となり，右内頸静脈に緊急用ブラッドアクセスカテーテル挿入のうえCHDF（持続的血液濾過透析）を開始した．

入院時所見：体温36.4℃，血圧198/113 mmHg，SpO_2 97%（NPPV FiO_2 60%，PEEP 10），下肢　圧痕性浮腫＋/＋

検査所見：胸部レントゲン　両側野の透過性低下・胸水貯留，胸部CT　右優位の胸水増加・両側肺に気管支透亮像を伴う浸潤影，腹骨盤部CT　両側腎萎縮・既知の腎盂拡張あり．

栄養評価

まず栄養評価についてですが，一般病床転床時では％ IBW 94％，BMI 20.7 kg/m^{2}と比較的体重は維持されていましたが，予後推定アセスメントであるGNRI（Geriatric Nutrition Risk Index），NRI-JHにおいて，それぞれ82点，8点と「中等度の栄養障害リスク」と評価しました．炎症反応が高いことや，透析，薬剤による除水中ですが胸水，下肢の浮腫は残存しており，体液過剰な状態であることも考慮すると，「中等度〜重度の栄養障害」と判断しました．また，この症例ではPEWの診断基準には当てはまりませんでしたが，高齢であること，併存疾患も多く入院前に活動量の低下がありフレイル・サルコペニアのリスクが高いと考えます．

KDIGOガイドライン[2]ではどの病期のAKI患者に対してもエネルギー摂取量20〜30 kcal/kg/日，腎代替療法施行中は1.0〜1.5 g/kg/日のたんぱく質量が推奨されていることから下記のように栄養量を算出しました．この症例では維持透析への移行が決定しており，状態に合わせ維持透析期の食事療法基準をもとに投与栄養量の設定を行うこととしました．

身長145 cm 体重43.6 kg BMI:20.7 kg/m^2.　％ IBW 94％　IBW: 46.3 kg
必要エネルギー量：BE E780 kcal × AF 1.1 × SF 1.5 ＝ 1,300 kcal
必要たんぱく質：46 g（NPC /N 150）
↓
（維持透析期）
必要エネルギー量：1,400〜1,620 kcal（30〜35 kcal/IBW/日）
必要たんぱく質：42〜50 g（0.9〜1.2 g/IBW/日）

栄養サポート方針

本症例では，入院時呼吸状態が悪くNPPVを装着しているため栄養アクセスルートは経腸栄養もしくは経静脈栄養のどちらかとなります．この症例では右内頸静脈に緊急用ブラッドアクセスカテーテル挿入されており，TPNが開始されました．カンファレンスでNPPVの離脱ができれば経口摂取への移行の方針となっており，第2病日にNPPV離脱．長期間目標栄養量への到達が困難である場合は経腸栄養の

併用やIDPNの開始を考慮します．

以上から，栄養管理計画は下記のように立案しました．

1. 経口摂取再開時に嚥下スクリーニングを実施し安全な食事形態での食事提供を行う．NPPV離脱できない場合は経管栄養を提案する
2. 経口摂取状況に合わせTPN漸減
3. 経口摂取のみで十分な栄養量が確保できない場合はIDPN，経腸栄養の併用を考慮する

栄養サポートの経過

▶ 第1病日

CHDF開始（200 mL/h）2日間の除水で5,060 mL除水．TPN開始．

▶ 第2病日

NPPV離脱．リザーバーマスク1 Lまで酸素化改善．下腿浮腫，胸部レントゲンによる肺浸潤影も著明に改善．間欠的HD（血液透析）に移行，透析後一般病床へ転床となった．

嚥下スクリーニングテスト実施し経口摂取開始となったためTPN終了．

▶ 第3病日

担当看護師より経口摂取2割程度と摂取不良との報告あり．食事の味が薄く，尿毒症の影響からか倦怠感が続いていることも摂取不良の要因として考えられ，主治医と協議し食事摂取量が増加するまでは塩分制限解除，食事量調整しONS（oral nutrition supplements，経口的栄養補助）の処方を行った．

腎機能低下による栄養障害

腎機能が高度に低下した状態になると，尿毒症の影響もあり下痢，嘔気などの消化器症状の出現から食事摂取量の低下につながります．入院前から栄養障害のリスクを有していることも多く，入院後も食思不振が持続し，食事摂取量の低下がみられる場合もあります．透析が始まると症状の改善がみられることが多いですが，栄養状態の回復には時間を要します．スクリーニングで低栄養との判定であれば積極的な栄養介入を行う必要があります．エネルギーの不足分は少量高エネルギータイプの ONS をはじめ患者の嗜好にあったものを提供します．ONS を拒否する場合でも粥に MCT オイルやプロテインパウダーを混ぜて提供することで見た目の量は変わらずエネルギーやたんぱく質を補うことができます．

▶ 第7病日

リハビリテーションによる活動量増加.食事摂取量も増加しているため食事の提供量を増量.食事増量に伴い水分量も増加するため透析間体重モニタリング実施.

▶ 第9病日

透析間体重は3%前後で推移.設定した目標栄養量は概ね充足できているが,栄養指標は依然低値であり,栄養アセスメントでも「中等度〜重度の栄養障害」と判断していることから,エネルギー 35 kcal /IBW,たんぱく質1.2 g/IBWを摂取できるよう提供栄養量の見直しを行った.

▶ 第14病日

状態が安定したため自宅退院となった.摂取量から推察される最終的なたんぱく質量は1.4 g/IBW/日であったがBUN/Creの上昇はなかった.退院時Alb 3.1 g/dLと低値を示しているが,Alb,コリンエステラーゼ,TPなどは増加傾向であり,栄養状態は改善傾向と考えられた.退院時家族同伴で栄養指導を実施し,透析クリニックへ「栄養管理情報提供書」を作成した.

血液検査所見（ 表5 ）摂取栄養量の推移（ 図1 ）を提示します.

表5 血液検査所見の推移

生化学	入院時	第3病日	第7病日	第13病日
WBC	16300	12000	11800	13200
Hb	10.3	9.9	9.3	9.5
Ht	30.7	30.7	28.5	29.3
Plt	138	185	173	209
TP	5.8	6	5.9	6.3
Alb	2.9	2.8	2.8	3.1
コリンエステラーゼ	187	186	―	188
T-Cho	136	148	―	149
TG	55	133	―	130
UA	6.3	6.7	6.7	5.4
BUN	77.3	73.8	69.4	46.8
Cre	6.25	8.29	8.86	5.01
eGFR	6.9	5.2	4.9	9.1
Na	138	137	137	136
K	6.3	4	3.9	4.4
無機リン	7.4	6	7.2	5.3
Glu	206	148	149	134
CRP	6.58	1.51	0.62	0.6

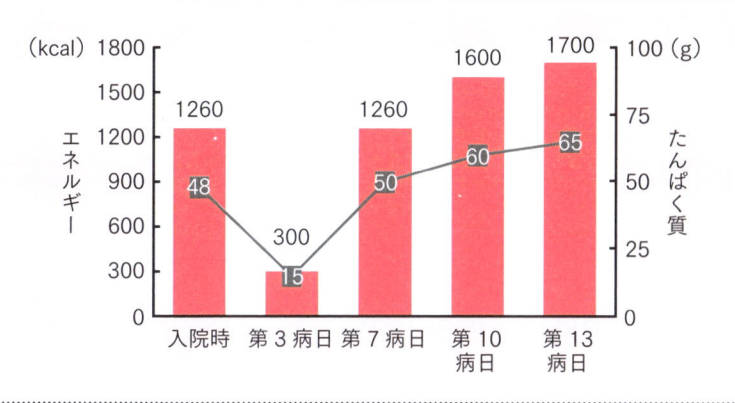

図1 摂取栄養量の推移

ポイント【超高齢患者の透析導入症例】

　保存期から透析期の食事療法は目的や目標が異なり，透析期は低栄養の改善，QOLの改善，入院・死亡の防止が目標となります．高齢での透析導入，高齢透析患者が増加しており，PEWの他にも，生活環境，認知機能，嚥下機能など多くの栄養障害につながる要因を併せ持っています．透析期の食事摂取基準はカリウムを除いて，日本人の食事摂取基準とほぼ同等であることを意識し，十分なエネルギーの確保とたんぱく質の摂取を勧めます．食事の嗜好，食事摂取量は個人差が大きく，画一的な指導は難しく，透析量と食事摂取量のバランスを継続的に評価し，生活に合わせた形での実行可能な指導が必要であり多職種での関わりが重要となります．入院栄養指導を行った患者の退院に際して，他の保険医療機関または老人介護施設福祉施設などの医師または管理栄養士に対して，栄養・食事管理についての情報を提供した場合に「栄養情報提供加算」が算定できます．指導内容や理解度，生活習慣・背景などの指導内容を情報提供することで継続的な栄養・食事管理が可能となります．

参考文献

1)　AKI(急性腎障害)診療ガイドライン作成委員会，編．AKI(急性腎障害)診療ガイドライン 2016.日腎会誌 2017；59：419-533.
2)　KDIGO Clinical Practice Guideline for Acute Kidney Injury. Kidney Int Suppl 2012; 2: 1-138.
3)　日本腎臓学会，編．エビデンスに基づくCKD診療ガイドライン2023：東京医学社；2023.
4)　日本腎臓学会，編．CKD診療ガイド2012：東京医学社；2012.
5)　Hanna RM, et al. A Practical Approach to Nutrition, Protein-Energy Wasting, Sarcopenia, and Cachexia in Patients with Chronic Kidney Disease. Blood Purif 2020; 49: 202-211.
6)　Fouque D, et al. A proposed nomenclature and diagnostic criteria for protein-energy wasting in acute and chronic kidney disease. Kidney Int 2008; 73: 391-398.
7)　日本腎臓学会，編．慢性腎臓病に対する食事療法基準 2014 年版：東京医学社；2014.
8)　Ikizler TA, et al. KDOQI Clinical Practice Guideline for Nutrition in CKD: 2020 Update. Am J Kidney Dis 2020; 76 (3 Suppl 1): S1-S107.
9)　日本透析医学会 透析患者に対する静脈栄養剤投与ならびに経腸栄養に関する提言検討委員会，編．慢性維持透析患者に対する静脈栄養ならびに経腸栄養に関する提言．透析会誌 2020；53：373-391.
10)　日本腎臓学会．サルコペニア・フレイルを合併した保存期CKDの食事療法の提言．日腎会誌 2019；61：525-556.

リフィーディング症候群を
防ぐには？

上野いずみ

1 リフィーディング症候群とは？

　リフィーディング症候群（refeeding syndrome）とは，長期絶食（飢餓）患者や高度栄養不良状態の患者に対して急激な「refeed＝再栄養」により水，電解質分布の異常を引き起こす病態の総称であり，心停止を含む重篤な致命的代謝合併症のことを言います．長く飢餓状態にある患者対して，十分に栄養補給をしたくなるものですが，リフィーディング症候群の可能性を認識しないまま，対策を取らず再栄養を開始することで結果的に命を奪ってしまうという，非情な結末になり兼ねないのです．

2 リフィーディング症候群の歴史

　歴史のリフィーディング症候群と思しき病態の記録に，秀吉の「鳥取の渇え殺し」と呼ばれる兵糧攻めが有名です．竹中重門の『豊鑑』には「糧尽きて馬牛などを殺し食いしかども，それも程なく尽きぬれば人の宍を食合へり…子は親を食し，弟は兄を食し杯しける」と記されるほど飢餓に追い込まれた人々は悲惨な状態であったようです．

　そんな惨状を見かねた吉川経家が自らの命と引き換えに兵や村民の助命を確約し鳥取城攻めは収束しました．秀吉は大釜で粥を炊き，餓えでふらふらになった者たちは粥を貪り食い，せっかく生き残ったのに死んでしまったと伝えられています[1]．

3 リフィーディング症候群のメカニズム

① 人間の本来のエネルギー基質は糖代謝であるが，長期間の飢餓や重度の低栄養になると，細胞内の糖質やATP産生，電解質やビタミンが不足している状態に

なる.

↓

② エネルギーを作り出すため体蛋白質異化や脂肪分解が進みケトン体が主要エネルギー基質になり，飢餓や低栄養の状態に適応している状態となる.

↓

③ この状況下で糖質を主要とした急激な再栄養（refeed）が行われると，インスリンが大量分泌され高インスリン血症となり，ATP産生のため大量のリンが消費され血中リン濃度が急速に低下し，同時に，細胞外から細胞内にK，Mg，ビタミンB1などが急激に移動し血中濃度が低下する.

↓

④ したがって低P血症，低K血症，低Mg血症，ビタミンB1欠乏により心肺機能，神経系異常を引き起こし重篤な状態に陥る（ 表1 ）.

表1 リフィーディング症候群で問題となる臨床症状

低P血症 （正常値： 2.5 ～ 4.0 mg/dL）	呼吸不全，不整脈，心不全，脱力，横紋筋融解，意識障害など
低K血症 （正常値： 3.5 ～ 5.0 mEq/L）	不整脈，筋力低下，麻痺，痙攣，便秘など
低Ca血症 （正常値： 8.8 ～ 10.4 mg/dL）	手指や手足の痺れ，テタニー，痙攣，不整脈，吐き気など
低Mg血症 （正常値： 1.8 ～ 2.6 mg/dL）	嘔気嘔吐，脱力，痙攣，人格変化，不整脈など
ビタミンB1欠乏 （正常値： 28 ～ 56 ng/ m L）	ウェルニッケ脳症，脚気，末梢神経症状，心不全など

　リフィーディング症候群では心不全，不整脈，呼吸不全，意識障害，痙攣発作，四肢麻痺，運動失調，横紋筋融解，管壊死，溶血性貧血，高血糖あるいは低血糖発作，敗血症，肝機能異常，消化管機能異常などの多彩な臨床像を示しますが，心停止を含む致死的合併症による死亡例も報告されています[2]．経腸栄養でも静脈栄養でもリフィーディング症候群になりますので，注意が必要です.

4 リフィーディング症候群の予防および治療

　リフィーディング症候群を予防するためには，まずリスクのある患者を認識することです．英国のNICEガイドラインでは，高リスク症例に次のような症例を上げています（**表2**）．

表2 リフィーディング症候群高リスク患者

✓ 長期の絶食，飢餓，栄養吸収障害
✓ 低栄養（マラスムス，クワシオルコル）
✓ 神経性痩せ症
✓ アルコール依存症
✓ 進行癌患者（治療前）
✓ 術後患者
✓ 低BMI（＜16kg/㎡未満）
✓ 高度肥満者の大量減量後
✓ インスリン，化学療法，制酸薬，利尿薬の長期使用者

鍋谷圭宏．RFSの高リスク症例In：日本臨床栄養代謝学会NST専門療法士更新必須セミナーオンラインテキスト：2023；p66より引用，一部改変

　独居の認知症高齢者など，食事摂取状況が不明な状況にある場合，注意して栄養管理を開始したほうがよいでしょう．

　栄養開始時，心電図モニターを装着し波形異常や不整脈がないかの循環動態チェック，電解質（P，K，Mg，Ca），ビタミンB1，血糖値，肝機能や腎機能などのチェックを行い，ビタミンB1の補給を開始（200〜300 mg/日）します．エネルギー投与は5〜10 kcal/kg/日から開始し，4〜7日間かけて栄養を漸増していきます[3]．

　また，P，K，Mgは主に細胞内に存在するため，血清値だけでの欠乏の判断が難しく，電解質，血糖値のモニタリングを少なくとも2週間ほどは連日行うことが必要です（**図1**）．

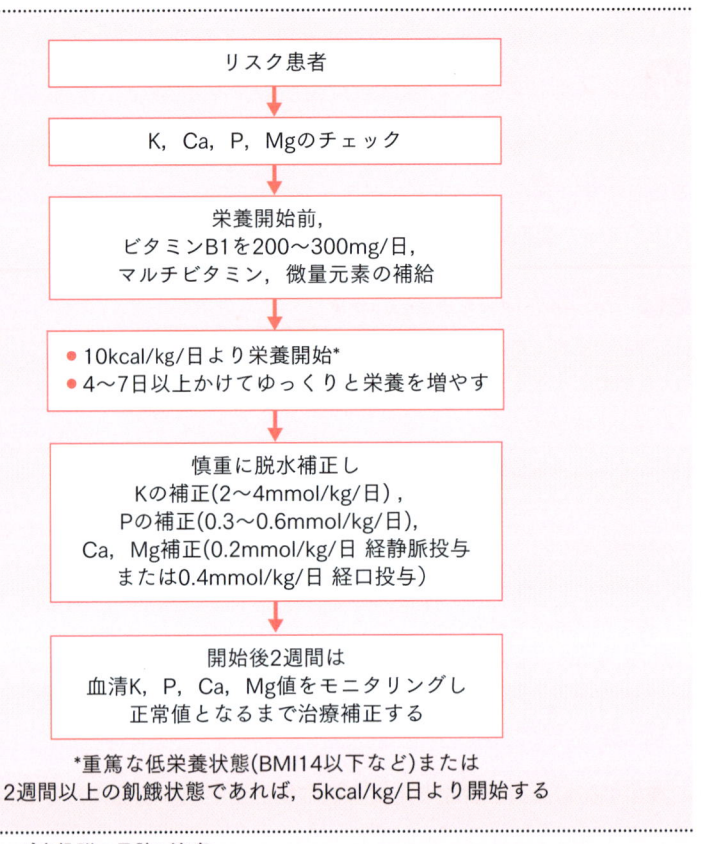

図中:

リスク患者

↓

K，Ca，P，Mgのチェック

↓

栄養開始前，
ビタミンB1を200～300mg/日，
マルチビタミン，微量元素の補給

↓

● 10kcal/kg/日より栄養開始*
● 4～7日以上かけてゆっくりと栄養を増やす

↓

慎重に脱水補正し
Kの補正(2～4mmol/kg/日)，
Pの補正(0.3～0.6mmol/kg/日)，
Ca，Mg補正(0.2mmol/kg/日 経静脈投与
または0.4mmol/kg/日 経口投与)

↓

開始後2週間は
血清K，P，Ca，Mg値をモニタリングし
正常値となるまで治療補正する

*重篤な低栄養状態(BMI14以下など)または
2週間以上の飢餓状態であれば，5kcal/kg/日より開始する

図1 リフィーディング症候群の予防と治療

Mehanna HM, et al. Refeeding Syndrome: what it is, and how to prevent and treat it. BMJ 2008;336: 1495-1498. より

　繰り返しになりますが，リフィーディング症候群を予防するために重要なのはリフィーディング症候群のリスクにさらされている患者を認識することです．日頃の診療で，「これはリスクのある患者かもしれない……」という患者に出会ったら，多職種で情報共有しチームアプローチを行っていきましょう．

参考文献

1) 鳥取の渇え殺しと三木の干し殺しで人肉の恐怖～人は飢えると獣になる．BUSHOO!JAPAN（武将ジャパン）．
https://bushoojapan.com/bushoo/toyotomi/2023/10/22/69392/3 - i-2 (2023年11月22日閲覧)
2) 中屋 豊，ほか．リフィーディング症候群．四国医誌 2012；68：23-28.
3) Mehanna HM, et al. Refeeding Syndrome: what it is, and how to prevent and treat it. BMJ 2008; 336: 1495-1498.

膵疾患：急性膵炎，慢性膵炎

久保麻友子

❶ 膵炎では膵臓の外分泌機能（消化酵素）と内分泌機能（ホルモン）が影響を受けるため，栄養代謝のモニタリングが必須である
❷ 急性膵炎では重症度に応じて適切な栄養療法を選択する
❸ 重症急性膵炎は高度侵襲状態にあり，栄養必要量が増大するため積極的な栄養療法が必要である

はじめに

膵臓は胃の背側に位置し，外分泌と内分泌の機能をもつ臓器です．外分泌は，消化酵素（**表1**）と重炭酸塩を含むアルカリ性（pH7.6～8.7）の膵液を膵管から十二指腸へ排出し，胃酸を中和して小腸内を消化酵素の至適pHに保つ役割です[1]．内分泌は，膵臓の小葉と呼ばれる最小組織の中心にあるランゲルハンス島から，インスリンをはじめとする多種のホルモン（**表2**）を産生して島内の毛細血管へ分泌します[2]．膵疾患では，外分泌と内分泌の機能低下により消化・吸収障害や耐糖能障害を生じます．糖尿病の合併率も高いため，個々の病態や病期に応じた栄養管理が求められます．

表1　膵臓から分泌される消化酵素（外分泌機能）

消化酵素		加水分解する栄養素
糖質分解酵素	α-アミラーゼ	炭水化物
たんぱく質分解酵素	トリプシン	塩基性アミノ酸
	キモトリプシン	芳香族アミノ酸
	エラスターゼ	エラスチン
	カルボキシペプチダーゼ	ペプチド
脂質分解酵素	リパーゼ	トリグリセリド
	ホスホリパーゼ	リン脂質
	コレステロールエステラーゼ	コレステロール（エステル型）

中島　淳．ぜんぶわかる消化器の事辞典：成美堂出版；20201．p54-59 より

表2：膵臓から分泌されるホルモン（内分泌機能）

ランゲルハンス島分泌細胞	分泌ホルモン	役割	
		分泌のタイミング	作用
α（A）細胞	グルカゴン	血糖値低下時	肝臓に作用してグリコーゲンの分解を促し，血糖値を上げる
β（B）細胞	インスリン	食後の血糖上昇時	細胞でのグルコースの取り込みや利用を促進し，血糖値を下げる
δ（D）細胞	ソマトスタチン	血中のグルコース，アミノ酸，脂肪酸増大時	インスリンとグルカゴンの分泌を抑制し，消化吸収速度を下げる
PP（F）細胞	膵ポリペプチド	食後	膵液の過剰な放出を抑え，消化吸収を調整する
ε（Y）細胞	グレリン	空腹時	脳に作用して食欲を亢進させる

中島　淳．ぜんぶわかる消化器の事辞典：成美堂出版；20201．p54-59 より

❶ 急性膵炎

病態と特徴的な栄養障害

▶ 急性膵炎とは

　膵液は多種の消化酵素を含んでいます（表2）．アミラーゼとリパーゼは活性型で分泌されますが，トリプシン，キモトリプシンなどは不活性型（前駆体）で分

泌されます[1]．しかし，何らかの原因で消化酵素が膵臓内で活性化すると自己融解（自己消化）を起こして急性膵炎を発症します（**表3**）[3]．発症は男女比2.1で男性に多く[4]，患者数は近年増加傾向にあります[5]．2016年の全国調査では急性膵炎全体の致命率は1.8％ですが，重症例に限ると6.1％へ上昇します[4]．

表3 : 急性膵炎の臨床診断基準

1.	上腹部に急性腹痛発作と圧痛がある
2.	血中または尿中に膵酵素の上昇がある
3.	画像検査（超音波，CT，MRI）で膵に急性膵炎に伴う異常所見がある

上記3項目中2項目以上を満たし，他の膵疾患および急性腹症を除外したものを急性膵炎と診断する．ただし，慢性膵炎の急性増悪は急性膵炎に含める．
厚生労働省難治性疾患克服研究事業「難治性膵疾患に関する調査研究班」，編．急性膵炎における初期診療のコンセンサス 改訂第3版．膵臓 2011；26：651-683 より

▶ **急性膵炎の原因**

　アルコールや胆石，内視鏡的逆行性胆道膵管造影（ERCP），薬剤，肥満や脂質異常症（中性脂肪高値）などが発症に関与します[6]．日本ではアルコールと胆石が二大成因ですが[5]，性別（**表4**）や年齢で差があります．男性はアルコール性，女性は胆石性が最も多く，アルコール性は40歳代に多く，胆石性は高齢者に多いことが報告されています[4]．

表4 : 急性膵炎の主な成因

成因	全体	男性	女性
アルコール性	32.6%	42.8%	12.0%
胆石性	25.8%	19.8%	37.7%
特発性	19.1%	16.2%	24.8%

※特発性とは成因を特定できないもの
Masamune A, et al. Clinical practice of acute pancreatitis in Japan: An analysis of nationwide epidemiological survey in 2016. Pancreatology 2020; 20: 629-636. より

▶ 急性膵炎で見られる特徴的な栄養障害

表5：急性膵炎の初発症状

腹痛	92.1%
嘔吐	27.0%
発熱	16.9%
背部痛	16.7%
食思不振	15.8%
腹部膨満感	10.4%
全身倦怠感	10.2%
黄疸	6.3%
下痢	4.2%
意識障害	2.2%
ショック	1.1%
その他	1.5%

Masamune A, et al. Clinical practice of acute pancreatitis in Japan: An analysis of nationwide epidemiological survey in 2016. Pancreatology 2020; 20: 629-636 より

　初発症状で最も多いのは腹痛で（**表5**），その他には嘔吐や食欲不振，腹部膨満感や下痢など多くの消化器症状を認めます[4]．重症例では全身性炎症反応症候群（systemic inflammatory response syndrome：SIRS）を来たし，血管透過性の亢進により組織浮腫と血管内脱水が生じます．その結果，肺・肝臓・腎臓などの臓器障害が引き起こされ，免疫系や凝固系の障害や重症感染症，播種性血管内凝固症候群（disseminated intravascular coagulation：DIC）を合併します[1]．さらに，膵臓および膵周囲後腹膜，腸間膜などに壊死が生じると，腸内細菌の移行（bacterial translocation）から感染を引き起こし，敗血症を併発すると予後不良となります[1]．

血管透過性の亢進
血管内に水分を保持することができなくなり，大量の水分（血漿成分）が血管外へ漏出する状態です．血管内脱水や臓器障害を招き，血圧が不安定となり尿量が減少します．これらを回避するために重症例では大量の輸液が必要です．

栄養アクセスの基本的な考え方

　発症成因や重症度に応じて治療や管理が異なります．急性膵炎の診断後は厚生労働省重症度判定基準などを用いて重症度の判定が行われます（ 表6 ）[7]．重症の場合は集中治療室で厳重な管理が必要です．初期治療は絶食による膵臓の安静（膵外分泌刺激の回避）と十分な初期輸液と除痛が基本です[5]．脱水や循環不全を伴うため積極的な輸液療法が行われますが，過剰輸液とならないようモニタリングが必要であり，特に高齢者や心不全，腎不全が併存している場合はより高度なモニタリングが必要です．

表6 ：急性膵炎の重症度判定基準（2008）

A 予後因子（予後因子は各1点とする）

1	Base Excess≦-3 mEq/L または ショック（収縮期血圧≦80 mmHg）
2	PaO_2≦60 mmHg(room air) または 呼吸不全（人工呼吸管理が必要）
3	BUN≧40 mg/dL（または Cr≧2 mg/dL）または 乏尿（輸血後も1日尿量が400 mL 以下）
4	LDH≧基準値上限の2倍
5	血小板数≦10万/mm^3
6	総 Ca 値≦7.5 mg/dL
7	CRP≧15 mg/dL
8	SIRS 診断基準＊における陽性項目数≧3
	＊SIRS の診断基準項目： (1) 体温 >38℃または <36℃, (2) 脈拍数 >90 回/分，(3) 呼吸数 >20 回/分または $PaCO_2$<32 mmHg, (4) 白血球数 >12,000/mm^3 もしくは <4,000/mm^3 または >10％幼若球出現
9	年齢≧70歳

B 造影CT Grade

1	炎症の膵外進展度	
	前腎傍腔	0点
	結腸間膜根部	1点
	腎下極以遠	2点
2	膵の造影不良域	
	膵を便宜的に3つの区域（膵頭部，膵体部，膵尾部）に分け，判定する．	
	各区域に限局している場合，または膵の周辺のみの場合	0点
	2つの区域にかかる場合	1点
	2つの区域全体をしめる，またはそれ以上の場合	2点

1 ＋ 2 スコア合計

1点以下：Grade1
2点　　：Grade2
3点以上：Grade3

重症の判定
A 予後因子が3点以上または
B CT Grade2 以上

武田和憲，ほか．急性膵炎重症度判定基準（2008）の検証．厚生労働科学研究費補助金 難治性疾患克服研究事業 難治性膵疾患に関する調査研究．平成20年度総括・分担研究報告書．2008. p49-51 より

ポイント【予後因子】

　表6 のA予後因子において，1は循環不全，2は呼吸不全，3は腎不全，4は臓器破壊，5は出血や播種性血管内凝固（DIC），6は脂肪壊死，7と8は高度炎症反応を反映しています．

栄養アクセスの進め方とエビデンス（ロジック＆テクニック）

　完全静脈栄養（TPN）と経腸栄養（EN）を比較すると，ENは致命率，膵感染関連合併症の発生率，多臓器不全を低下させることがわかっています[5]．重症例に対して入院24〜48時間以内にENを開始した群と24〜72時間以内にTPNを開始した群との無作為化比較試験（RCT）においては，EN群で血中エンドトキシンが有意に低下し，腸管壁の透過性亢進も有意に抑制されたと報告されています[8]．「急性膵炎診療ガイドライン2021」では，「重症例における栄養は，全身性炎症反応により必要量が増加したエネルギーを補給する意味に加えて，経腸栄養は感染予防策として重要であり，重篤な腸管合併症のない重症例には経腸栄養を行う」と明記されています[5]．禁忌（表7）に該当しない場合は，入院後48時間以内に少量からでも開始することが推奨されています[5]．

　軽症例については，腸蠕動が回復すれば経口摂取を安全に開始することが可能であり，必ずしも低カロリーの流動食から段階的に進める必要はないとされています[5]．

表7 ：早期経腸栄養の禁忌と可能な場合

禁忌条件		実施可能	
1.	高度の腸閉塞	1.	腹痛
2.	消化管閉塞	2.	嘔気
3.	消化管穿孔	3.	血清膵酵素上昇
4.	重篤な下痢	4.	腸管蠕動音消失
5.	難治性嘔吐	5.	胃内容逆流（経鼻胃管からの排出）
6.	活動性消化管出血		
7.	汎発性腹膜炎		
8.	膵性胸腹水		

急性膵炎診療ガイドライン2021改訂出版委員会，編．急性膵炎診療ガイドライン2021 第5版：金原出版；2021 より

感染予防策としての経腸栄養
腸管粘膜は腸内細菌やエンドトキシン（内毒素：グラム陰性桿菌の細胞壁に存在するリポ多糖）に対して物理的かつ免疫学的なバリア機能を有しています．しかし，腸管壁の透過性が亢進しバリア機能が破綻すると，エンドトキシンや腸内細菌が腸管以外へ移行（bacterial translocation）します．重症急性膵炎における感染性合併症の起因菌は主に腸内のグラム陰性桿菌であり，bacterial translocation が感染源と考えられています．感染制御や重症化と敗血症の阻止が治療上の重要課題であり，経腸栄養療法が腸管免疫の改善と bacterial translocation の予防として推奨されています[9]．

2 慢性膵炎

病態と特徴的な栄養障害

▶ 慢性膵炎とは（表8）

「膵臓の内部に不規則な線維化，炎症細胞浸潤，実質の脱落，肉芽組織，膵石の形成，膵管の不規則な拡張などの慢性変化が生じ，進行すると膵外分泌・内分泌機能の低下を伴う病態」と定義される疾患です[10, 11]．膵内部の病理組織学的変化の多くは非可逆性とされ，腹痛や背部痛を伴う頻度が高く，進行すると膵内・膵外分泌機能不全に陥ります[10, 11]．また，慢性膵炎は膵癌のリスク因子として疫学研究にて確立されています[11]．

表8：慢性膵炎臨床診断基準2019

①	特徴的な画像所見
②	特徴的な組織所見
③	反復する上腹部痛または背部痛
④	血中または尿中膵酵素値の異常
⑤	膵外分泌機能障害
⑥	1 日 60 g 以上（純エタノール換算）の持続する飲酒歴または膵炎関連遺伝子異常
⑦	急性膵炎の既往
慢性膵炎	a，b のいずれかが認められる a. ①または②の確診所見 b. ①または②の準確診所見と，③④⑤のうち 2 項目以上
慢性膵炎準確診	①または②の準確診所見が認められる
早期慢性膵炎	③〜⑦のいずれか 3 項目以上と早期慢性膵炎の画像所見が認められる

日本膵臓学会．慢性膵炎臨床診断基準2019．膵臓 2019；34：279-281 より

▶ 慢性膵炎の原因

成因はアルコール性と非アルコール性とに分類されます[10]．全体ではアルコール性が最も多く，突発性，遺伝性・家族性，胆石性と続き，男性はアルコール性，女性は突発性が多いのが特徴です（表9）[12]．新規発症患者の男女比は4.8：1と男性に多く，アルコール性に限定して比較すると男女比は10：1と性差があります[12]．飲酒量に比例して慢性膵炎の発症リスクは高くなり[11]，喫煙も同じく発症および病態進展の独立したリスク因子です[13]．

表9 慢性膵炎の主な成因

成因	全体	男性	女性
アルコール性	72.0%	79.1%	37.6%
突発性	23.7%	17.2%	55.0%
遺伝性/家族性	1.6%	1.3%	3.3%
胆石性	0.9%	0.8%	1.1%

※特発性とは成因を特定できないもの
Masamune A, et al. Nationwide epidemiological survey of chronic pancreatitis in Japan: introduction and validation of the new Japanese diagnostic criteria 2019. J Gastroenterol 2020; 55: 1062-1071 より

▶ 慢性膵炎で見られる特徴的な栄養障害

臨床経過を膵外分泌・内分泌機能の障害の程度により潜伏期（早期），代償期，移行期，非代償期に病期が分類されます（表10）[1, 11]．膵外分泌機能は予備能が大きいため，10%程度まで低下しないと消化吸収不良は顕在化しませんが，膵酵素が欠乏すると三大栄養素（炭水化物，たんぱく質，脂質）の消化吸収障害を生じます．三大栄養素の中でも脂質の吸収障害が最も生じやすく，それは膵酵素の中でリパーゼの分泌量が最も早く低下することと，重炭酸塩の分泌低下により小腸管腔内pHが酸性に傾きリパーゼの活性が低下するためです[1]．脂質の吸収障害は脂肪便や下痢を生じ，非代償期は低栄養状態から体重減少に陥りやすく，脂溶性ビタミン（ビタミンA，D，E，K）や微量元素（亜鉛，銅，マグネシウム，セレンなど）の吸収障害も生じます．これらの背景因子により，近年ではサルコペニアに関連する疾患の1つとして注目されています[14]．また，ビタミンD欠乏から骨密度が低下し，骨粗鬆症や骨減少症などの骨疾患が高い頻度でみられ[15]，骨折リスクが高いことがわかっています[11]．

表10 慢性膵炎の病期

潜在期（早期）	膵実質と膵機能が十分温存されており，病態が可逆的な時期と考えられている
代償期	腹痛，背部痛，食欲不振，悪心・嘔吐などの臨床症状（急性増悪）を繰り返すが，膵機能は保たれている
移行期	膵実質の障害が進み，膵機能が徐々に低下する
非代償期	膵実質の荒廃が進行し，脂肪便，下痢などの消化吸収障害（膵外分泌不全）と膵性糖尿病（膵内分泌不全）が出てくる

下瀬川徹，ほか．専門医のための消化器病学 第3版：医学書院；2021．p617-623（慢性膵炎），日本消化器病学会，編．慢性膵炎診療ガイドライン2021 改定第3版：南江堂；2021．より

脂肪便
1日に 40〜70 g の脂質を含む通常食の摂取で，糞便中に 5 g 以上の脂質排泄量を認めるものを「脂肪便」といいます [2]．原因は膵外分泌機能不全による脂質の消化・吸収障害です．

栄養アクセスの基本的な考え方

　一般的に経口摂取に問題はないため，成因を踏まえた生活指導（禁酒・禁煙）が基本となり，病期・病態に適した食事指導を行います．代償期での急性増悪は，急性膵炎に準じて再燃予防と腹痛コントロールが治療の中心となります [1, 11]．腹痛や背部痛を有する代償期の患者には短期的な脂質制限食（1日30〜35 g）が有効とされますが，非代償期の患者への過度な食事制限は消化吸収障害による低栄養を助長します [11]．非代償期においては十分量の膵消化酵素薬投与と適切なエネルギー投与が基本となるため，膵消化酵素補充療法を行い，脂質を制限しない食事摂取が望ましいとされます [11]．

栄養アクセスの進め方とエビデンス（ロジック＆テクニック）

　慢性膵炎は病期が進むと膵外分泌機能が低下し，消化吸収障害による低栄養状態に陥り体重減少を招きます．前述の通りサルコペニアや骨密度低下，骨粗鬆症を高頻度で併発するため，身体機能の低下やQOLに大きく影響します．特に骨格筋量の減少が問題であり，慢性膵炎患者の栄養評価はBMIだけでの単一評価ではなく多面的な評価が必要です [11, 16]．ESPEN（ヨーロッパ臨床栄養代謝学会）のガイドラインでは，BMIのみでの評価は肥満患者のサルコペニアを見落とすため，栄養

状態は症状，器質的機能，身体計測，生化学的検査値に従って評価することが推奨されています（**表11**）[16]．

表11 慢性膵炎患者における栄養評価（ESPENガイドラインより）

身体計測評価	生化学的検査評価	症状評価	体組成
• 体重変化 • 身体機能評価 　握力 　6分間歩行テスト 　椅子立ち上がりテスト • 皮下脂肪厚 　腹囲，上腕筋囲 • 腹水・浮腫の有無	• 脂溶性ビタミン 　（ビタミンA, E, D, K） • 骨の健康 　（副甲状腺ホルモン） • 微量元素 　（Mg, Se, Zn） • 貧血分類 　（鉄分，ビタミンB12，葉酸，フェリチン，CRP） • 血糖管理 　（HbA1c，随時血糖値）	• 食事摂取量の変化 • 食欲 • 経口摂取に影響する症状の有無 　（嘔気，疼痛，消化不良，食後早期の腹満感） • 外分泌/内分泌機能不全の有無	• 筋肉量 　（CT/超音波画像診断） • 骨密度 　（DXA法）

Arvanitakis M, et al. ESPEN guideline on clinical nutrition in acute and chronic pancreatitis. Clin Nutr 2020; 39: 612-631 より

　同ガイドラインでは，栄養障害のある症例では高たんぱく質・高エネルギーの食事を1日5〜6回に分割して摂取することや，経口摂取では目標栄養量に到達できない場合にのみ経口的栄養補助（oral nutritional supplements：ONS）を処方することが推奨されています[16]．

　非代償期では膵外分泌機能不全とともに内分泌機能不全となるため，栄養障害と膵性糖尿病に対する栄養管理が求められます．摂取エネルギーの目安は体重×30〜35 kcalで設定されることが多いですが，代謝亢進や活動度など個別性に配慮して調整します[11]．膵性糖尿病は β 細胞の減少によるインスリン分泌不全に起因するため，インスリン療法が主体となります．α 細胞からのグルカゴン分泌不全もあるため低血糖を生じやすく遷延しやすいことを念頭に，エネルギー不足を防ぐとともに高血糖と低血糖を回避するため日々の血糖値をモニタリングして適切に摂取量の評価をします．

③ 症例でみる！栄養アクセスの実践例

40歳代・男性

主病名：アルコール性急性膵炎

既往歴：幼少期より気管支喘息（テリルジー，メプチンエアー吸入）

現病歴：20XX年Y月中旬より心窩部痛を自覚し近医を受診し，鎮痛薬の点滴で経過観察となった．10日経過しても症状の改善が乏しいため他院を受診し，当院の総合診療科へ紹介受診となった．前医で心電図や上部消化管内視鏡検査が施行されており，上腹部痛の原因となるような異常は指摘されていない．

来院後経過：血液検査（**表13**）でP型アミラーゼやリパーゼなどの膵酵素が上昇している．腹部単純CT検査の所見では膵臓の軽度腫大があり，膵尾部を中心に膵周囲や後腹膜腔から横行結腸間膜に沿って脂肪織濃度の上昇と少量の液体貯留，前腎筋膜の肥厚を認めた．急性膵炎の臨床診断基準（**表3**）は3項目すべてに該当した．胸部CTでは胸水は認めず，気腫性肺嚢胞は認めるが異常所見はなかった．重症度判定は（**表6**）予後因子が0点，気管支喘息の既往があり造影検査はできていないがCT grade 1点と推定され，軽症急性膵炎の診断で加療のため消化器内科へ緊急入院となった．

栄養評価（**表12**）

　来院時のバイタルサインは，血圧138/93 mmHg，SpO$_2$ 98％（room air），体温36.6℃，脈拍数70回/min，呼吸数16回/min，いずれも異常ありません．しかし，心窩部痛の増強と食欲低下により，入院1週間前より食事摂取量が減少しています．短期間での体重減少を認めており，BMIは17.37とやせであるため，今後炎症が波及して絶食が長期化する場合には低栄養のリスクがあると評価しました．

表12 入院時の身体および栄養の情報

身長	173 cm	体重	52 kg（通常時：55 kg）
BMI	17.37 kg/m^2（やせ）	体重減少率	−5.5％（10日間）
義歯	ない	食欲	ない
アレルギー	食品や薬剤のアレルギーはない		
喫煙習慣	1年前より禁煙中		
飲酒習慣	毎日飲酒　焼酎や泡盛もしくはウイスキーをロックで5〜6杯		
食習慣	普段は1日3食だが，入院直前の1週間は食欲が落ちて1日2食へ減っていた．仕事柄，食事時間は非常に不規則である．外食頻度が高く，ステーキやハンバーグなど肉料理を選ぶことが多い．ラーメンが好物で週に3〜4回は食べる．		
職業	自営業（配送業で生活や食事は不規則）		
ADL	歩行，排泄，食事摂取，すべてにおいて自立		

栄養サポート方針

　初期治療は絶食による膵の安静（膵外分泌刺激の回避）と十分な初期輸液と除痛が基本です[5]．アセリオ（アセトアミノフェン注射液）とロピオン®（フルルビプロフェンアキセチル注射液）を投与して疼痛をコントロールします．呼吸・循環モニタリング，絶飲食とベッド上安静の指示が入り，初期輸液の開始と同時に尿量測定も開始となりました．脱水所見や電解質異常がないか血液検査所見をモニタリングしていきます．多量飲酒があるため，ビタミンB1欠乏の合併がないかも注意が必要です．本症例は軽症急性膵炎であり，疼痛が軽減して腸蠕動音が確認できれば経口摂取の開始を検討します．日頃より外食の頻度が高く，高脂質の料理を好む傾向にあるため，退院時に栄養指導を行う予定です．

栄養サポートの経過

▶ 第1病日

　激しい疼痛が持続しており，除痛が不十分．疼痛は患者を精神的不安定にし，臨床経過に悪影響とされている[5]．診療ガイドラインでは，アセトアミノフェン，NSAIDs，ペンタゾシンなどの非オピオイドの投与を行い，疼痛の程度に応じてオピオイドの併用や変更を考慮することが推奨されているため[5]，レペタン®（ブプレ

ノルフィン塩酸塩注射液）の持続投与とフラッシュ使用へ変更になった．初期輸液療法は緩衝液の使用が推奨されており[5]，この症例でも細胞外液補充液が投与された．肝障害を考慮して乳酸リンゲル液ではなく酢酸リンゲル液を中心に1日3,000 mL強の輸液が投与され，尿量の低下はなく1日1,800 mL程度の尿量が確保できた．

MEMO：緩衝液・細胞外液・リンゲル液

　　リンゲル液は電解質の組成が血漿成分と近く，血漿浸透圧と等張であるのが特徴です．投与すると細胞外に分布するため細胞外液補充液と呼ばれます．また，血液中の重炭酸イオン（アルカリ性成分）を配合する目的で，緩衝材に乳酸や酢酸（それぞれ体内で代謝されて重炭酸イオンになる），重炭酸が用いられ，乳酸リンゲル液，酢酸リンゲル液，重炭酸リンゲル液と呼びます．乳酸は主に肝臓で代謝されるため，肝障害があると乳酸代謝が低下します．乳酸リンゲル液を投与すると乳酸アシドーシスを招くことがあり，肝障害や肝疾患がある場合は酢酸リンゲル液が選択されます．

▶ 第2病日

　疼痛は改善したが，朝に1回嘔吐があった．レペタン®の副作用と考えられたが減量はせず，嘔吐後は嘔気が軽快していることから経過観察となった．血液検査の所見は1病日目と比較して増悪はしていない（**表13**）．軽症膵炎では早期経口摂取再開の安全性と有用性が報告されており，腸蠕動が回復すれば経口摂取を再開することが推奨されている[5]．十分な除痛ができており，悪心はなく腸蠕動が確認できていることから昼よりエレンタール®の経口摂取（300 mL×3回）が開始となった．

▶ 第3病日

　エレンタール®の摂取は良好で，悪心嘔吐はなく腹痛の増強や発熱もなく経過している．入院して2回目の腹部単純CT検査があった．膵臓は全体に腫大し膵周囲の脂肪織濃度の上昇があり，骨盤内に腹水が少量貯留しており，1回目と比較してやや増悪しているとの評価だった．一方，前日より夜間せん妄や不眠が見られてお

り，幻視や手指振戦もある．発汗や多弁も認めており，アルコールの離脱症状と考え，精神科リエゾンチームへ診察と介入が依頼された．アルコール依存症と診断され，ホリゾン®とクエチアピン®の内服が開始となった．週明けにMg，葉酸，ビタミンB1，B12の血液検査を予定している．

▶ 第4病日

エレンタール®を中止して膵炎食（脂質制限食）を開始した．疼痛の増強や嘔吐はなく，食事は全量摂取できている．自営業のため仕事の期日が多数あるとのことで，早期の退院を強く希望．しかし，気管支喘息の既往があり造影CT検査が施行できておらず，膵臓周囲の炎症や壊死性貯留の有無を評価できていない．

▶ 第5病日

食事摂取は良好で疼痛も軽快していることから，輸液を減量してレペタン®を中止し，アセリオ®とロピオン®へ変更となる．第6病日にステロイド前投与を行い，造影CT検査をすることになった．壊死性貯留があれば入院延期という条件の下，7病日目に退院を予定している．

▶ 第6病日

血液検査にてMg，葉酸，ビタミンB12は基準範囲内だった．ビタミンB1は基準範囲内の下限値だったため，ウェルニッケ脳症の予防目的でアリナミン®Fが処方された．造影CT検査の結果，膵臓の腫大は軽減しており，膵尾部には脂肪織濃度の上昇が残存しているが膵周囲の脂肪織濃度は改善していた．また，壊死性貯留は認めなかった．リエゾンチームの面談があり，本人よりアルコール依存の治療希望があったため，専門医療機関への受診勧奨があった．急遽退院が決定となったため，ホリゾン®内服は中止となった．

ポイント【アルコール多飲者の栄養障害】

アルコール離脱症状では低Mg血症を伴うことが多くあります．飲酒に伴い食事の質が低下するためMgの摂取不足を招くことや，飲酒によるMgの腎排泄の亢進が原因と考えられています．

同様に偏食やアルコール分解による消費で生じるビタミンB1欠乏はウェルニッ

ケ脳症を招き，ビタミンB12や葉酸の欠乏症も記憶障害や精神症状を呈します[17].

▶ 第7病日

　腹部症状や血液検査の増悪は認めないため（表13），妻同席で栄養指導を受け退院となった．本人はかねてよりアルコール依存状態に危機感を持っていたとのことで，「断酒します」との発言があった．

表13：入院中の血液検査所見

項目	単位	1 病日目	2 病日目	3 病日目	4 病日目	6 病日目	7 病日目
白血球（WBC）	/μL	9500	7400	8700	7100	9800	8100
血小板（PLT）	10^4/μL	25.1	20.1	17.9	16.7	30.1	32.1
アスパラギン酸アミノトランスフェラーゼ（AST）	U/L	67	45	47	36	47	44
アラニンアミノトランスフェラーゼ（ALT）	U/L	41	27	22	19	38	39
γ-グルタミルトランスフェラーゼ（γ-GT）	U/L	255	205	220	177	219	223
乳酸脱水素酵素（LDH）	U/L	194	171	223	192	187	187
アルカリフォスファターゼ（ALP）	U/L	101	100	129	126	165	164
総ビリルビン（T-Bil）	mg/dL	0.98	1.13	0.67	0.57	0.26	0.31
カルシウム（Ca）	mg/dL	8.8	8.9	8.8	8.8	9.8	9.5
尿素窒素（BUN）	mg/dL	11.4	5.9	4.9	4.7	5.6	6.0
クレアチニン（Cr）	mg/dL	0.59	0.55	0.58	0.54	0.62	0.63
アミラーゼ（Amy）	U/L	104	355	322	116	139	119
P型アミラーゼ（P-Amy）	U/L	65	-	-	-	-	-
リパーゼ（Lip）	U/L	255.1	1330.8	560.8	141.8	143.3	183.0
中性脂肪（TG）	mg/dL	551	254	108	90	125	153
CRP	mg/dL	0.13	3.44	18.01	17.49	2.56	1.98

　この症例では，ガイドラインに準じて診断や重症度判定，疼痛コントロール，輸液，経口摂取が適正に行われました．大酒家で長年アルコールの過飲を続けてきた男性であり，成因には生活習慣が大きく影響しています．リエゾンチームの面談の際には「仕事が終わるとすぐ飲みたくなる」「休日は朝から飲み始めていた」と発言しています．入院時に聴取した飲酒量は，多くの場合において過少申告であることを経験します．急性膵炎は外分泌機能低下や糖尿病の原因となり，アルコール性急性膵炎ではその頻度が上昇するとされています[5]．この症例では，①アルコール依存症の治療，②規則正しい食生活の獲得，③禁煙の継続など膵炎の再発と糖尿病の予防を目的とした生活習慣の改善が退院後の課題です．

参考文献

1) 下瀬川徹，ほか．専門医のための消化器病学 第3版：医学書院；2021．p590-591（膵臓の構造と機能），p605-609（急性膵炎），p617-623（慢性膵炎）．
2) 中島 淳．ぜんぶわかる消化器の事典：成美堂出版；2020．p54-59．
3) 厚生労働省難治性疾患克服研究班「難治性膵疾患に関する調査研究班」，編．急性膵炎における初期診療のコンセンサス 改訂第3版．膵臓 2011；26：651-683．
4) Masamune A, et al. Clinical practice of acute pancreatitis in Japan: An analysis of nationwide epidemiological survey in 2016. Pancreatology 2020; 20: 629-636.
5) 急性膵炎診療ガイドライン2021改訂出版委員会，編．急性膵炎診療ガイドライン2021 第5版：金原出版；2021．
6) 大村谷昌樹，ほか．急性膵炎発症機序．肝胆膵 2021；82：25-31．
7) 武田和憲，ほか．急性膵炎重症度判定基準（2008）の検証．厚生労働科学研究費補助金 難治性疾患克服研究事業 難治性膵疾患に関する調査研究．平成20年度総括・分担研究報告書．2008．p49-51．
8) Shen QX, et al. Effect of early enteral nutrition (EN) on endotoxin in serum and intestinal permeability in patients with severe acute pancreatitis. Eur Rev Med Pharmacol Sci 2017; 21: 2764-2768.
9) 松本逸平，ほか．急性膵炎とbacterial translocation．別冊日本臨牀 領域別症候群シリーズNo.16膵臓症候群 第3版：日本臨牀社；2021．p290-293．
10) 日本膵臓学会．慢性膵炎臨床診断基準2019．膵臓 2019；34：279-281．
11) 日本消化器病学会，編．慢性膵炎診療ガイドライン2021 改定第3版：南江堂；2021．
12) Masamune A, et al. Nationwide epidemiological survey of chronic pancreatitis in Japan: introduction and validation of the new Japanese diagnostic criteria 2019. J Gastroenterol 2020; 55: 1062-1071.
13) 厚生労働省科学研究費補助金難治性疾患克服研究事業 難治性膵疾患に関する調査研究班，編．慢性膵炎の断酒・生活指導指針．膵臓 2010；25：617-681．
14) 菊田和宏，ほか．慢性膵炎とサルコペニア．肝胆膵 2022；85：239-244．
15) 阪上順一，ほか．サルコペニア，オステオパシーのマネジメント．肝胆膵 2022；84：369-374．
16) Arvanitakis M, et al. ESPEN guideline on clinical nutrition in acute and chronic pancreatitis. Clin Nutr 2020; 39: 612-631.
17) 「認知症疾患診療ガイドライン」作成委員会，編．認知症疾患診療ガイドライン2017：医学書院；2017．p340-341．

2 型糖尿病

米田巧基

POINT

❶ 糖尿病治療の基本は，薬物療法・運動療法・食事療法が基本であり，栄養療法を行うには多職種で行う必要がある
❷ 筋肉はグルコースの貯蔵庫であり，インスリン作用不足による骨格筋萎縮で耐糖能が悪化する
❸ 糖尿病自体の治療だけでなく，個々の合併症に応じた柔軟な栄養療法が必要である

はじめに

　本邦の糖尿病患者は生活習慣と社会環境の変化に伴い増加の一途をたどっています．糖尿病有病率は40歳以上で約10％で，患者数は約950万人にもなると言われています．発症すると治癒することはなく，治療を行わなければ合併症を引き起こします．これらの合併症はQOLの低下を招くだけでなく，医療経済にも大きな負担を与えます．人口の高齢化に伴い，今後も増大する可能性が高いと言われています．他にも高齢化などで増加する併存疾患として，サルコペニアやフレイル，認知症などにも予防や管理が必要になります．糖尿病の治療の目的は合併症の発症予防と進展抑制です．これらを行い，糖尿病ではない方と変わらないQOLを最終目標としています．治療では，薬物療法・運動療法・食事療法が主となってきます．そのため，医師・薬剤師・看護師・管理栄養士・セラピストなどの多職種で栄養療法を行うことが重要であると思われます．

① 病態と特徴的な栄養障害

2型糖尿病とは

　糖尿病はインスリン作用不足によりもたらされる慢性高血糖を主徴とする疾患群です．その中でも，2型糖尿病はインスリン作用が不足する状態でインスリン分泌低下を主体とするものと，インスリン抵抗性が主体で，それにインスリンの相対的不足に伴うものがあります．この両因子の割合は症例によって異なります．インスリン分泌低下やインスリン抵抗性を来たす複数の遺伝因子に過食・運動不足・生活習慣，およびその結果としての肥満が環境因子として加わり発症します．また糖尿病の90％以上を占めると言われています．糖尿病初期には自覚症状はあまり見られませんが，多尿・口渇・多飲・体重減少などの自覚症状を認めたときには，合併症が存在していたり重症化している可能性があります．そのため，早期発見・早期治療が重要になってきます．合併症には細小血管障害である糖尿病網膜症・糖尿病腎症・糖尿病神経障害などや動脈硬化，糖尿病足病変などがあります．特に糖尿病腎症の場合には，ステージによってたんぱく制限も加わるため，栄養療法を柔軟に修正していく必要があります．

2型糖尿病の原因

　インスリン分泌低下やインスリン抵抗性を来たす複数の遺伝因子に，加齢・過食・運動不足・生活習慣，およびその結果としての肥満が環境因子として加わり発症します（**図1**）[1]．

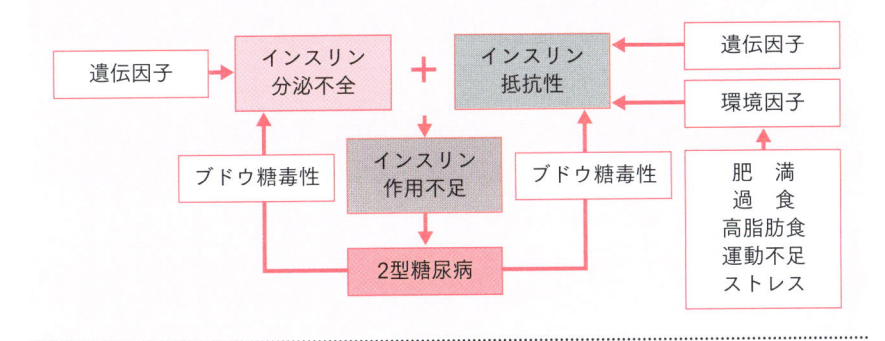

図1：2型糖尿病の原因
日本内分泌学会．2型糖尿病とは．
http://www.j-endo.jp/modules/patient/index.php?content_id=93（2024年3月8日閲覧）より

　インスリン分泌低下ではインスリン追加分泌が低下していることが多く，糖尿病発症の大きな要因になっています．インスリン抵抗性とは，組織におけるインスリン感受性が低下し，インスリンが効きにくくなっている状態をいいます．生じる要因としては内臓脂肪蓄積によるTNF-αの増加やアディポネクチンの低下が関与しているといわれます．インスリン分泌低下とインスリン感受性低下の両者が発病に関わっており，この両因子の関与の割合は症例によって異なります．先天的なインスリン分泌障害がある場合は，軽度の肥満でもインスリン抵抗性が加わると発症し，インスリン分泌障害が軽度でも，高度のインスリン抵抗性が生じると発症してしまいます．また，糖尿病には家族歴を認めることが多く，肥満または過去に肥満歴を有することが多くあります．その背景としては生活環境の急速な欧米化（摂取カロリーの過剰など）があり，人口の高齢化も2型糖尿病の増加に関与しています．

2型糖尿病で見られる特徴的な栄養障害

　糖尿病による栄養障害の特徴的な症状としては，次のようなものがあります．
- 低血糖：薬物療法を行っている場合は，空腹時や運動中に発生する可能性があります．自律神経障害を合併している場合は，低血糖の前兆がない無自覚性低血糖で突然意識障害を起こす場合があるため，注意が必要です．
- 高血糖：空腹時高血糖の場合は，空腹感が得られず食欲不振になる場合があります．

- ケトアシドーシス：インスリン欠乏状態が続くと脂肪が分解され，ケトン体が産生されます．血液中に増加するとケトアシドーシスを起こします．意識障害を起こすため，注意が必要です．
- 脱水：高血糖状態では，血液中の余分な糖が水分とともに尿から排出されるため，脱水になりやすいです．またSGLT2阻害薬を使用している場合も注意が必要です．ケトアシドーシスや高浸透圧高血糖状態を助長するため注意しましょう．脱水が進むと，食欲不振や吐き気，食事摂取量の減少につながることがあります．
- 電解質異常：血清カリウムはインスリン投与によりブドウ糖とともに細胞内に移行するため，治療により急速に低下する場合があります．
- 易感染：免疫機能低下，血流供給障害，神経障害など易感染状態になっています．細菌やウイルスに加え，真菌にも感染しやすくなります．

❷ 栄養アクセスの基本的な考え方

インスリン非依存状態

　2型糖尿病の多くは膵 β 細胞機能がある程度保たれており，生存のためにインスリンが必要となることは比較的少ないです．糖尿病の治療目標は，血糖・血圧・脂質代謝の良好なコントロールと適正体重の維持を行い，合併症の発展と進展を阻止し，健康な人と変わらないQOLを維持することにあります．治療としては，適切な食事療法と運動療法を行います．また，HbA1cが9.0％以上のときは薬物療法も行いながら治療をしていきます．症例によって，年齢や合併症に応じて適切な治療計画を設定する必要があります．コントロール指標として，下記の項目を使用します．

▶ 血糖コントロール

　血糖コントロール指標ではHbA1c値で主要な判定を行っています．ですが，血糖の日内変動など細やかな変化や低血糖の有無が把握できません．また，HbA1c値に影響を及ぼす血糖以外の因子もあるため注意が必要です．そのため，HbA1c値だけでなく，空腹時血糖，食後2時間血糖，随時血糖なども含めて総合的に判断することが重要です．合併症予防のためには，HbA1c 7.0％未満を目指すようにし

ます（**図2**）[2]．ただし，65歳以上の高齢者においては，認知機能，ADL，合併症，重症低血糖を考慮してHbA1cの目標を設定します（**図3**）[2]．

	コントロール目標値[注4]		
目標	血糖正常化を目指す際の目標[注1]	合併症予防のための目標[注2]	治療強化が困難な際の目標[注3]
HbA1c(%)	6.0 未満	7.0 未満	8.0 未満

治療目標は年齢，罹病期間，臓器障害，低血糖の危険性，サポート体制などを考慮して個別に設定する．
注1) 適切な食事療法や運動療法だけで達成可能な場合，または薬物療法中でも低血糖などの副作用なく達成可能な場合の目標とする．
注2) 合併症予防の観点からHbA1cの目標値を7%未満とする．対応する血糖値としては，空腹時血糖値130 mg/dL未満，食後2時間血糖値180 mg/dL未満をおおよその目安とする．
注3) 低血糖などの副作用，その他の理由で治療の強化が難しい場合の目標とする．
注4) いずれも成人に対しての目標値であり，また妊娠例は除くものとする．

図2 ：**血糖コントロール目標**
日本糖尿病学会．糖尿病治療ガイド2020-2021：文光堂；2020．p33 より

患者の特徴・健康状態[注1]		カテゴリー I	カテゴリー II	カテゴリー III
		①認知機能正常 かつ ②ADL 自立	①軽度認知障害～軽度認知症 または ② 手 段 的 ADL 低下，基本的 ADL 自立	①中等度以上の認知症 または ②基本的 ADL 低下 または ③多くの併存疾患や機能障害
重症低血糖が危惧される薬剤(インスリン製剤, SU薬, グリニド薬など)の使用	なし[注2]	7.0% 未満	7.0 % 未満	8.0 % 未満
	あり[注3]	65 歳以上75 歳未満 7.5% 未満 (下限6.5%) ／ 75 歳以上 8.0% 未満 (下限7.0%)	8.0 % 未満 （下限 7.0 %）	8.0 % 未満 （下限 7.5 %）

図3 **高齢者糖尿病の血糖コントロール目標（HbA1c値）**
日本糖尿病学会．糖尿病治療ガイド2020-2021：文光堂；2020．.p104 より

▶ 血圧

　高血圧を合併した場合は，血圧が130/80 mmHg以下を目標に治療を行います．高齢者では，高齢者における降圧目標（前期高齢者：140/90 mmHg，後期高齢者：150/90 mmHg）を指標とします．食事療法や運動療法は降圧にも有効で，肥満がある症例では減量による降圧も期待できます．それでも降圧が得られない場合は，薬物療法を行います．基本的には減塩指導が有用です．また利尿剤を使用する場合には，水分設定量にも注意しましょう．

▶ 脂質代謝

　脂質異常症が合併した場合，心血管疾患のリスクがさらに高まるため治療が必要です．脂質管理目標値を参考に治療を行います（　図4　）[2]．血糖・血圧と同様に食事療法と運動療法が基本になります．それでも改善が得られない場合は，薬物療法を行っていきます．

冠動脈疾患または アテローム血栓 性脳梗塞	脂肪管理目標値（mg/dL）			
	LDL-C	Non-HDL-C	TG	HDL-C
なし	<120 (<100*)	<150 (<130*)	<150 （空腹時） <175（随時）	≦40
あり	<100 (<70 **)	<130 (<100 **)		

LDL-C：LDLコレステロール，Non-HDL-C：Non-HDLコレステロール，TG：中性脂肪，HDL-C：HDLコレステロール
* 末梢動脈疾患，細小血管症（網膜症，腎症，神経障害）合併時，または喫煙ありの場合．
** 家族性高コレステロール血症，急性冠症候群の時に考慮する．
糖尿病でも他の高リスク状態（非心原性脳梗塞，末梢動脈疾患（PAD），慢性腎臓病（CKD），メタボリックシンドローム，主要危険因子の重複，喫煙）を合併する時はこれに準ずる．

図4：糖尿病患者の脂質管理目標値
日本糖尿病学会．糖尿病治療ガイド2020-2021：文光堂；2020. p77 より

▶ 体重

　肥満は，糖尿病発症と病態の進展・悪化を助長する重要な因子であるため減量が必要になります．減量によって，高血糖状態・インスリン抵抗性・高血圧・脂質異常が改善します．目標体重（kg）は身長（m）^{2}×22〜25（目標BMI）で求める

ことができます．BMI（body mass index）は体重（kg）/身長（m）^{2}で求めます．目標BMIは年齢や合併症によって異なります．65歳未満は22 kg/m^2，高齢者は22〜25 kg/m^{2}を目標にします．ですが，この値を下回っていても必ずしも積極的に体重増加は図らなくてよいと言われています．BMI 25 kg/m^{2}以上の肥満の場合は，まずは現体重の3％減量を目指します．

インスリン依存状態

未治療放置や清涼飲料水の多飲などによって極端に悪化したり，感染などを合併しケトアシドーシスをきたした場合，一時的にインスリン依存状態になることがあります．病歴が長く，インスリン分泌が重度に低下した場合もインスリン依存状態になることがあります．まずはインスリン療法により，糖毒症を解除することで非インスリン状態に戻る場合もあります．必要に応じてインスリン療法を継続することもあります．緊急な状態を抜けたあとは，基本的に非インスリン状態と大きく変わらない治療を行っていきます．

合併症を併発している場合（糖尿病性腎症）

合併症を併発した場合には，機能予後や生命予後の決定因子になることから，これらの対策が重要になります．その中でも，糖尿病性腎症は進行とともに栄養療法の内容が異なるため，柔軟に対応していく必要があります．糖尿病性腎症は糸球体濾過量（GFR，推算糸球体濾過量eGFRを代用）と尿中アルブミン排泄量あるいは尿蛋白排出量によって病期分類を行います（**図5**）[3]．そして病期によって，食事療法は異なります．

病　期	食　事			
	総エネルギー kcal /kg 体重/日	たんぱく質 g /kg 体重/日	食塩相当量 g /日	カリウム g/日
第1期 （腎症前期）	25 〜 30	1.0 〜 1.2	高血圧があれ ば6g未満	制限せず
第2期 （早期腎症期）	25 〜 30	1.0 〜 1.2[注1]	高血圧があれ ば6g未満	制限せず
第3期 （顕性腎症期）	25 〜 30	0.8 〜 1.0[注2]	6g未満	制限せず （高カリウム 血症があれば <2.0)
第4期 （腎不全期）	25 〜 35	0.6 〜 0.8	6g未満	<1.5
第5期 （透析療法期）	血液透析 (HD)[注3] : 30 〜 35	0.9 〜 1.2	6g未満	<2.0
	腹膜透析 (PD)[注3] : 30 〜 35	0.9 〜 1.2	PD 除水量 (L) ×7.5＋尿 量 (L) ×5 (g)	原則制限せず

注1：一般的な糖尿病の食事基準に従う
注2：GFR <45では第4期の食事内容への変更も考慮する
注3：血糖および体重コントロール目的として25 〜 30 kcal /kg体重/日までの制限も考慮する

図5：糖尿病性腎症病期別の栄養療法
日本糖尿病療養指導士認定機構．編・著：糖尿病療養指導ガイドブック2015：メディカルレビュー社；
2015．p167 より

　第1〜第2期には，糖尿病と変わらない栄養設定になります．第3期以降は腎症の進展防止のため，たんぱく制限が加わります．第3期では0.8〜1.0 g/kg/日，第4期では0.6〜0.8 g/kg/日で設定します．たんぱく質制限を行う際には，筋肉量減少に注意が必要です．そのため，摂取エネルギー不足に注意し，第4期では25〜35 kcal/kg/日で設定を行います．

❸ 栄養アクセスの進め方とエビデンス（ロジック＆テクニック）

インスリン非依存状態

　一般的には意識障害や消化器症状がなければ，経口摂取が第一選択になります．

体重や血圧を考慮し，栄養内容を決定します．エネルギー摂取量の目安としては目標体重×エネルギー係数で求めます．

初期設定としては，指示エネルギー量の40〜60％を炭水化物・たんぱく質は20％・残りを脂質と設定していきます．糖尿病症例では，特に嗜好による摂取ムラを散見します．まずは，嗜好に配慮し食事内容の調整を行います．必要栄養量が充足できない場合は，食事自体への栄養付加〔例：主食にMCT（中鎖脂肪酸）を混ぜるなど〕を検討します．また，ONS（oral nutritional supplements，経口的栄養補助）を使用し不足分を補うこともあります．ONSは糖質を多く含むものが多いため，血糖コントロール不良の場合は糖尿病病態用食品や脂質含有量の多いものを選択することもあります．糖質制限食を行う場合は，短期的には体重や血糖コントロールが優れているという報告もみられますが，長期的には腎症や動脈硬化の進行が懸念されます．特に，薬物療法の症例やインスリン作用が低下した状態においては体蛋白異化作用の亢進も想定されるため，極端に制限することは推奨されません．まずは必要栄養量を充足することを優先し，主治医や薬剤師に相談し，内服薬の調整などを行い血糖コントロールに注意しましょう．

インスリン依存状態

高血糖性の昏睡や重症感染症などの患者では，インスリン療法が適応になります．状態によっては経口摂取が難しく，摂取量低下が多く見られます．その場合は，消化管に問題がなければ経腸栄養法が第一選択になります．静脈栄養法に比べ，インスリン投与が少量で血糖コントロールが比較的容易です．経腸栄養剤は，炭水化物50〜60％，たんぱく質15〜20％，脂質25％以下の栄養組成が推奨されており，国内の栄養剤はこの組成がほとんどです．耐糖能が正常な場合は問題ありませんが，血糖コントロール不良の場合は糖尿病用栄養剤の使用も検討します．組成としては①低炭水化物，②MUFA（一価不飽和脂肪酸）の強化，③食物繊維の添加，④難消化性の糖質の使用など一般的な栄養剤と異なり，血糖上昇を抑制する工夫がされています．糖尿病用栄養剤と標準栄養剤の比較試験においても，食後高血糖の低下，血糖値のピーク値の低下，血糖曲線下面積の減少や投与インスリンの減量において有用性が示されています[4]．栄養設計を行う際には，なるべく栄養量を3食ほぼ均等に振り分けましょう．そうすることで，食後血糖値の変動を最

小限に抑えることができ，著しい高血糖や低血糖を避けることができます．消化管の使用が困難な場合は，静脈栄養を選択します．静脈栄養時の血糖コントロールにはインスリンが絶対的適応になります．特にTPN（total parenteral nutrition, 中心静脈栄養）においては過剰な糖質投与を避け，血糖コントロール困難時には速効型インスリンの持続的静脈内投与下にグルコースも持続投与します．血糖測定の頻度を増やし，インスリン投与量を調整します．TPNキット製剤は糖質とアミノ酸で構成されており，かつ静脈血に直接流入するため，血糖上昇を招きやすいです．そのため，十分な栄養量を投与する場合には，糖質過多を避けるために脂肪乳剤の併用も検討しましょう．

④ 症例でみる！栄養アクセスの実践例

80歳代・男性

主病名：心原性能塞栓症

既往歴：2型糖尿病，糖尿病性腎症，心房細動，水疱性類天疱瘡

現病歴：20XX年5月，20時頃に家人とテレビを見ており，しばらく一人になった後娘が戻ってくると仰向けに倒れており，救急搬送となった．入院時所見ではJCS 300，頭部MRIの結果で心原性脳塞栓症と診断される．同日t-PA療法を行い，加療を行った．意識障害は遷延しており，経口摂取は難しく経鼻経管栄養開始．糖尿病は入院時よりインスリンにて血糖調整開始した．その後の経過でも開眼はあるが，呼名に応答せず意識障害は遷延している．ADL改善目的で第23病日に回復期リハビリテーション病院へ転院となる．

栄養評価

身長170 cm，体重57.4 kg，BMI 19.9 kg/m²．MNA-SF 7点．受傷前体重は60 kg．−2.6 kg /3週の体重減少あり減量率4.3％．血液検査上では，HbA1c 9.1％で血糖コントロール不良．腎機能ステージ4で糖尿病性腎症の進行も見られる．意識障害に伴う摂食嚥下障害もあり，中等度〜高度の栄養状態不良とアセスメント．NST（栄養サポートチーム）も介入開始とした．

栄養サポートの方針

▶栄養投与方法

　意識障害の遷延と摂食嚥下障害があり，経口摂取は困難である．栄養アクセスは，前医と同様の経鼻経管栄養を使用する．

▶投与栄養量

　前医では糖尿病用栄養剤を使用し，1,400 kcal（400-400-600 kcal）/P 58.6 g/水分1,790 mLで投与していた．インスリン使用中で血糖コントロール不良だったため，近い栄養量で設定し，1,350 kcal（450-450-450 kcal）/P 51.3 g/水分1,780 mLで投与開始した．BMIからみて，体重増加の必要性は乏しいため，体重維持を目標に栄養量を検討した．ADLはベッド上で全介助のため，現体重（kg）×25 kcalで計算した．計算上は不足傾向だが，血糖コントロールもあるため経過観察とした．たんぱく質は現体重（kg）×0.6〜0.8 gで計算した．計算上よりも若干多いため，腎機能モニタリングしながら調整を行う方針とした．

栄養サポートの計画

▶転院後第4病日

　早期にNST介入開始．栄養上の問題点として，①摂食嚥下障害（先行期），②意識障害，③栄養アクセスが挙げられた．まずは看護師・セラピストにて離床を促し，意識障害の改善を目指した．経鼻経管栄養のため，摂食嚥下障害により経口摂取が難しい場合は，栄養アクセスの再検討が必要となる．まずは，経口摂取移行を目標に介入を行った．

▶転院後第7病日

　脱水の可能性で主治医より水分増量を指示される．水分量1,780 mL/日で体重あたり31 mLと標準的な水分量でした．体重あたり35 mL水分量2,080 mL/日へ増量した．水分増加後は，浮腫の出現なく経過した．

▶転院後第31病日

　NST回診2回目．JCS 10〜30と徐々に改善を認めているが，ADLは全介助状態と

変化は見られていない．リハビリでは車椅子離床を行い，離床時間は徐々に延長している．好きなラジオ鑑賞も行い刺激入力も継続している．意識障害遷延しており，嚥下評価は実施できず経過している．

▶ 転院後第43病日

病棟カンファレンス実施し，ベッド上端座位の時間延長・車椅子離床時間延長・立位訓練なども始まっており必要栄養量が増大している可能性が考えられる．主治医へ相談し，1,500 kcalへ栄養増量を行った．栄養増量に伴い，主治医にてインスリン増量を行った．

▶ 転院後第56病日

意識レベルは安定せず，意識障害は遷延している状態であった．経鼻経管栄養が長期化しており，リスクを考慮し胃瘻増設を行った．

▶ 転院後第106病日

徐々に覚醒している時間が延長し，JCS 3まで改善した．VF（嚥下造影検査）が可能となり，結果から，昼食時にゼリー食での摂食訓練が開始された．ゼリー食は少量で栄養量が少ないため（約150 kcal），摂食訓練後に胃瘻から栄養剤投与を行った．その分の栄養量が増えるため，高血糖を懸念し，主治医と相談しインスリンの増量を行った．

▶ その後の経過について

第111病日には，ゼリー食から少量のミキサー食へ食事形態を変更した．全量摂取が続き，食意欲も高いため，第113病日には少量の食事＋栄養剤から食事のみへ変更した．経口移行時は血糖コントロールを考慮し，栄養剤と同栄養量の食事内容で提供した．現在も入院中で，3食経口移行できるように介入を継続している．

ポイント

- 活動量だけではなく，血糖コントロールを考慮した栄養量の設定が必要
- 経管栄養から経口摂取に移行する場合は，摂取栄養量に変動が生じるため血糖値のモニタリングを行い，インスリンや血糖降下薬の調整が必要

- 主治医や薬剤師と相談しながらインスリンや血糖降下薬を調整し，必要栄養量の充足を優先

参考文献

1) 日本内分泌学会．2型糖尿病とは．
   http://www.j-endo.jp/modules/patient/index.php?content_id=93（2024年3月8日閲覧）
2) 日本糖尿病学会．糖尿病治療ガイド2020-2021：文光堂；2020.
3) 日本糖尿病療養指導士認定機構．糖尿病療養指導ガイドブック2015：メディカルレビュー社；2015.
4) Elia M, et al. Enteral nutritional support and use of diabetes-specific formulas for patients with diabetes: a systematic review and meta-analysis. Diabetes Care 2005; 28: 2267-2279.
5) 日本糖尿病学会．糖尿病診療ガイドライン2016：南江堂；2016.
6) 日本臨床栄養代謝学会，編．日本臨床栄養代謝学会JSPENテキストブック：南江堂；2021.

簡易懸濁法とは？

松本彩加

簡易懸濁法とは，錠剤を粉砕したりカプセル剤の中身を出したり（脱カプセル）せずに，そのままお湯（55℃）に崩壊，懸濁させて経鼻胃管，胃瘻，腸瘻より経管投与する方法のことです．従来は薬を経管投与するには，錠剤を粉砕化し，水に溶かしてチューブより投与していました．錠剤を粉砕調剤したり，剤形を細粒製剤に変更したりするなどしても，投与するときにチューブが閉塞するといった問題が生じていました．チューブ閉塞以外にも粉砕法では調剤時にさまざまな問題が生じます（表1）．

表1 粉砕法の問題点

①	光や温度，湿度によって安定性に影響を受ける薬品が存在する
②	調剤時に粉砕，分包によりロスが生じる
③	混合による配合変化
④	粉砕した薬品へ接触，吸入による健康被害
⑤	調剤にかかる時間の増大
⑥	粉砕調剤をするときに賦形剤に用いる乳糖は水に溶けにくく，溶かす際に水が多く必要になる
⑦	チューブの閉塞等のトラブルを回避しようと内径の太いチューブを選択することによる患者への負担の増加

そこで，粉砕調剤に代わる経管投与法として簡易懸濁法が生み出されました．簡易懸濁法では粉砕法で問題となる点がクリアできるようになります（表2）．

表2 粉砕法と比較した簡易懸濁法のメリット

①	処方可能な薬品の選択肢が増える
②	調剤時の粉砕や分包によるロスが減る
③	調剤時間が短縮できる
④	光，温度，湿度などの影響を受けにくく，配合変化のリスクも少ない
⑤	投与直前まで薬剤の確認が可能である
⑥	処方の中止や変更への対応が容易になる
⑦	チューブがつまりにくい

ただし徐放錠，腸溶錠の処方は粉砕法でも簡易懸濁法でも適しません．徐放錠とは薬品の有効成分がゆっくりと溶け出すように加工された製剤です．徐放性を持たせることで，服薬回数の減少や，血中濃度の上昇が緩やかになることで副作用の軽減につながります．

　例としてニフェジピンCR錠，バルプロ酸ナトリウムSR錠などがあります．これらの薬剤は粉砕，または簡易懸濁することで徐放性が失われ，血中濃度が急激に上昇し副作用を生じるリスクが高まります．

　腸溶錠とは，胃では溶けずに小腸のpHで溶解するようにコーティングされた製剤です．胃酸により失活する薬剤が胃酸で溶けずに薬効を十分発揮できるように，または胃腸障害の副作用を軽減できるように設計されています．腸溶剤を簡易懸濁法で投与する際は，チューブの先端の位置を確認することも必要です．チューブの先端が胃の場合，粉砕法と同様に腸溶性が失われますが，腸であれば胃で溶けることで生じる問題をクリアできることができるため投与可能となります．

　腸溶性，徐放性を持っていてもその特色を保ったまま簡易懸濁法で投与可能な製剤も存在します．ランソプラゾールOD錠は腸溶性細粒を含む製剤，エブランチル®カプセルは徐放性顆粒をカプセルに充填した製剤です．懸濁した際に腸溶性顆粒や徐放性顆粒が溶けださずにそのまま残りますが，その顆粒をつぶして注入してしまうと腸溶性が失われ薬効が低下してしまう場合や，徐放性が失われ血中濃度が急激に上昇してしまう可能性があります．そのため粒はそのまま注入する必要があります．簡易懸濁法の懸濁とは液体の中に薬の粒が散らばった状態のことであり，完全に溶解しているわけではありません．溶解していなくても，崩壊し懸濁液となっていれば投与が可能です．

簡易懸濁法の手順（**図1**）.

容器に1回分の薬剤を入れる.
↓
55℃のお湯を用意する.
（作り方）
①熱湯：水道水＝2：1の割合で混ぜる，もしくは②ポットを60℃設定にして使用
↓
薬を入れた容器に55℃のお湯20 mLを入れ，10分間静置し懸濁する.
↓
懸濁液をシリンジで吸い取りチューブへ注入する.
↓
再度10 mL程度のお湯をシリンジに取り，チューブを洗い流す.

図1 簡易懸濁法の手順

　55℃という温度は，カプセル剤が溶ける温度です．カプセルは日本薬局方では水50 mLを加え37℃±2℃に保ちながらしばしば振り動かすとき，10分以内に溶けると規定されています．そこで10分放置しても37℃以下にならない温度として55℃という温度が設定されています．温度が高すぎる場合，添加剤にデンプンやマクロゴール6000などを含有する薬剤（例として，ビオフェルミン配合散やタケプロン®OD錠など）は崩壊時に固まってしまうため，高すぎる水温にも注意が必要です．また表面がコーティングされている薬剤は水が錠剤の中に浸透しにくく，お湯に入れても崩壊しません．その場合，乳棒やペンチなどでコーティングに亀裂を入れることで崩壊するようになります．その他，塩化ナトリウムは他の薬と一緒に懸濁することで塩析を起こし，崩壊しにくくなる場合があります．そのため，塩化ナトリウムは他の薬とは別で懸濁するようにします．一緒に懸濁すると配合変化を起こす薬もあります．例としては，レボドパ製剤と酸化マグネシウム製剤，レボドパ製剤と鉄剤です．レボドパ製剤が酸化されて黒く着色し，力価が低下してしまいます．そのため，レボドパ製剤と酸化マグネシウム製剤，鉄剤は別で懸濁するようにします.

　簡易懸濁法は粉砕法と比較して，処方時，調剤時，安全面，経済面，患者側にもさまざまなメリットがある投与法です．簡易懸濁法のメリットを生かし，簡易懸濁法が普及していくことが望まれます.

参考文献
・倉田なおみ，ほか．簡易懸濁法マニュアル 第2版：じほう；2021.

各論

08

炎症性腸疾患：
クローン病・潰瘍性大腸炎

吉村芳弘

POINT

❶ クローン病や潰瘍性大腸炎は消化管に慢性炎症をきたし，栄養障害や各種栄養素欠乏を効率に合併する疾患群である

❷ 寛解期の経腸栄養の有用性は確立されており，薬物療法と併用あるいは単独で実施する

❸ 経腸栄養剤としては成分栄養剤と消化態栄養剤を選択する

❹ 増悪期や腸管狭窄，瘻孔形成などの消化管合併症を有する場合は静脈栄養が適応となる

はじめに

炎症性腸疾患（Inflammatory bowel disease, 以下IBD）は原因不明で難治性の疾患であり，狭義にはクローン病と潰瘍性大腸炎の総称です．いずれも若年者に好発します．下痢や腹痛などの消化器症状が遷延し，栄養障害のリスクが高い疾患です．近年，炎症性腸疾患の薬物療法として生物学的製剤をはじめとした分子標的薬の有効性が示されていますが，栄養療法の重要性に変わりはありません[1]．

❶ 病態と特徴的な栄養障害

炎症性腸疾患は，英語でIBD（inflammatory bowel disease）と呼ばれ，広義では腸に炎症を起こす全ての病気を指し，狭義では潰瘍性大腸炎（ulcerative colitis：UC）とクローン病を指します．

クローン病も潰瘍性大腸炎も現時点で原因が十分に解明されておらず，発症す

ると長期にわたる治療が必要な慢性疾患です．厚生労働省により特定疾患（難病）に指定されています．IBDは病状が悪い時期（再燃期）と落ち着いている時期（寛解期）を繰り返すのが特徴です．

クローン病

　クローン病は，10〜20代の若年によく見られ，男女比は2：1で男性の方がかかりやすいと言われています．症状としては下痢や腹痛，発熱，体重減少，貧血などの症状が続くのが特徴です．肛門部痔瘻も頻発します．クローン病と潰瘍性大腸炎の栄養障害と栄養素欠乏は多彩でかつ頻度はいずれも高く，いずれの疾患も栄養障害のリスクが非常に高いことがわかります（**表1**）[1]．

表1　炎症性腸疾患における栄養障害・栄養素欠乏の頻度

栄養障害／栄養素欠乏	クローン病	潰瘍性大腸炎
低体重	＋＋＋	＋＋＋
体重減少	＋＋＋	＋＋
サルコペニア	＋＋	＋＋
代謝性骨疾患	＋＋＋	＋
タンパク漏出性胃腸症	＋＋＋	＋＋＋
異化亢進	＋＋＋	＋＋
貧血	＋＋＋	＋＋＋
鉄欠乏症	＋＋	＋＋＋
亜鉛欠乏症	＋＋＋	＋＋＋
銅欠乏症	＋＋＋	＋＋＋
ビタミンB12欠乏症	＋＋＋	＋＋
葉酸欠乏症	＋＋＋	＋＋＋
カルシウム欠乏症	＋＋	＋＋
マグネシウム欠乏症	＋＋	＋＋
各種ビタミン欠乏症	＋〜＋＋＋	＋〜＋＋＋

Bischoff SC, et al. ESPEN guideline on Clinical Nutrition in inflammatory bowel disease. Clin Nutr. 2023 Mar;42(3):352-379. より

　潰瘍性大腸炎との違いは，クローン病は消化管のどの位置にも炎症を起こす可能性があるという点です．一方で，潰瘍性大腸炎は大腸だけに限局して炎症が生

じます.

　血液検査では，貧血，栄養状態の悪化，炎症に関する項目の悪化などがみられます．自覚症状や血液検査の異常が続く場合にクローン病を疑い，消化管内視鏡検査やバリウムを用いたX線検査，バルーン内視鏡検査等を行います．内視鏡検査や手術の際に同時に採取される検体の病理検査の所見や，肛門病変の所見などが診断に有用な場合もあります（表2）.

表2　クローン病の重症度分類

項目	重症度分類		
	重症	中等症	軽症
1. CDAI[※]	450 <	220 〜 450	150 〜 220
2. 合併症	腸閉塞，膿瘍，など	明らかな腸閉塞などなし	なし
3. 炎症（CRP値）	高度上昇	明らかな上昇	わずかな上昇
4. 治療反応	不良	軽症治療に反応しない	―

※ CDAI（Chron's disease activity index）：便性状，複数，一般状態，症状や所見，止痢剤使用の有無，腹部膨隆，Ht，体重の8つの変数のスコアを合計したもの
(Best WR, et al. Gastroenterology 1976; 70: 439-444)
「日本消化器病学会 炎症性腸疾患（IBD）診療ガイドライン2020(改訂第2版),p13-14」より

潰瘍性大腸炎

　潰瘍性大腸炎は，血便や下痢，腹痛などの症状が，慢性的に続くのが特徴です．血液検査では，貧血や炎症反応に関する項目の異常を認めることがあります．自覚症状や血液検査の異常が続く場合に潰瘍性大腸炎を疑います．診断には下部消化管内視鏡検査を行い，炎症の状態や範囲を評価します．排便回数や顕血便，発熱，頻脈，貧血，赤沈などの項目をそれぞれ評価し，臨床的な重症度分類が行われます（表3）[1].

表3　潰瘍性大腸炎の臨床的重症度分類

項目	重症度分類		
	重症	中等症	軽症
1. 排便回数	6 回/日以上	重症と軽症の中間	4 回/日以下
2. 顕血便	(+++)		(+) ～ (-)
3. 発熱	37.5℃以上		(-)
4. 頻脈	90/分以上		(-)
5. 貧血	Hb 10 g/dL 以下		(-)
6. 赤沈	30 mm/時以上		正常

「日本消化器病学会 炎症性腸疾患（IBD）診療ガイドライン2020 2020 (改訂第2版), p11-12」を参考に著者作成

❷ 栄養アクセスの基本的な考え方

　炎症性腸疾患の治療戦略の基本的な考え方は，①早期に寛解に導き，寛解を長期間維持する，②ステロイド等の薬物療法を漫然と継続しない，③必要時には，外科的治療（手術）を速やかに行う，④治療の基盤となる栄養療法をどのステージでも強化する，です（**図1**）.

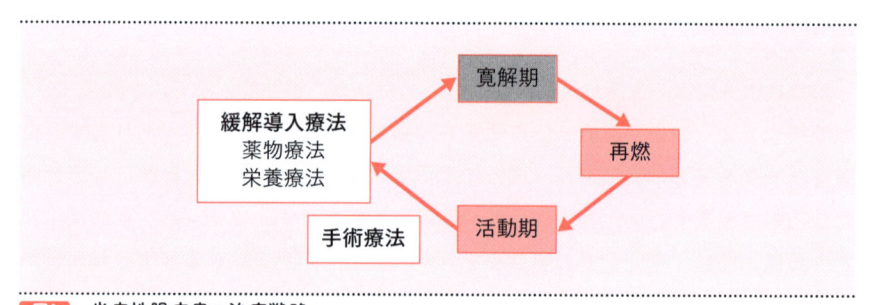

図1　炎症性腸疾患の治療戦略

クローン病

　原則としてクローン病は内科治療が主体となりますが，腸閉塞や穿孔，膿瘍などの合併症には外科治療が必要となります．内科的治療としては，活動期には，主に5-アミノサリチル酸製薬，副腎皮質ステロイドや免疫調節薬などの内服薬が用いられます．5-アミノサリチル酸製薬と免疫調節薬は，症状が改善しても，再燃予

防のために継続して投与が行われます．これらの治療が無効であった場合には，抗TNFα受容体拮抗薬などの分子標的薬が使用されます．血球成分除去療法が行われることもあります．高度の狭窄や穿孔，膿瘍などの合併症に対しては外科治療が行われます．その際には腸管をできるだけ温存するために，できるだけ小範囲の切除や，切除を回避する狭窄形成術などが行われることもあります[1]．

　栄養療法は，クローン病の栄養障害を改善するだけでなく，寛解導入効果や寛解維持効果が期待される重要な治療手段です（**表4**）．

表4　クローン病における栄養療法

	活動期	非活動期
エネルギー	30 kcal/kg/日	
たんぱく質	1.5 g/kg/日	1.0〜1.2 g/kg/日
脂質エネルギー比	10〜30% 脂肪乳剤の静脈投与	15%以下 経口摂取では30 g以下
その他	日本人の食事摂取基準 2020 年度版に準ずる ただし，病変部位による消化吸収能を考慮する	

　経腸栄養や静脈栄養は単独で，あるいは薬物療法と併用して行われることが多いです．活動期における経腸栄養と静脈栄養の有用性はほぼ同等とされているため，可能な場合は経腸栄養を選択します[2,3]．

　経腸栄養では，成分栄養剤（エレンタール®等）か消化態栄養剤（ツインライン®等）を第一選択としますが，小腸に広範な病変を認める場合は脂肪含有の少ないエレンタール®が推奨されます．十分な経腸栄養量が投与できない場合や，経腸栄養のみでは十分な栄養改善が期待できない場合は静脈栄養を併用します．静脈栄養のアクセスは末梢静脈ではなく中心静脈が選択されます．

　病勢が重篤な場合や腸管狭窄，瘻孔形成などの合併症を有する場合は中心静脈栄養の適応となります．

　その他，クローン病では必須脂肪酸やビタミン，微量元素の欠乏に注意します．特に脂溶性ビタミンや亜鉛が欠乏しやすいです．下痢や下血が持続する場合は電解質異常，貧血，脱水に注意します．

潰瘍性大腸炎

　潰瘍性大腸炎では，原則的に薬剤による内科的治療が行われます．しかし，重症の場合や薬物療法の効果が乏しい場合には外科的手術が必要となります．内科的治療には，5-アミノサリチル酸薬（5-ASA）製薬，副腎皮質ステロイド薬，血球成分除去療法，免疫調節薬または抑制薬，抗TNFα受容体拮抗薬などがあります．多くの症例では内科治療で症状が改善しますが，内科的治療の効果が乏しい場合や悪性腫瘍が疑われる場合は外科手術（大腸全摘術）が行われます[1]．

　経腸栄養や静脈栄養による栄養療法は内科的治療の補助的な位置づけであり，栄養療法そのものによる寛解導入効果や寛解維持効果は乏しいとされています（**表5**）．また，経腸栄養で主に用いられる成分栄養剤は浸透圧が高いため，栄養療法そのものが下痢を招く可能性があるため注意が必要です[2,3]．

表5 潰瘍性大腸炎における栄養療法

	活動期	非活動期
エネルギー	30 〜 35 kcal/kg/日	30 kcal/kg/日
たんぱく質	1.5 g/kg/日	1.0 〜 1.2 g/kg/日
脂質エネルギー比	10 〜 30% 脂肪乳剤の静脈投与	20 〜 25%
その他	日本人の食事摂取基準 2020 年度版に準ずる	

　活動期の重症例では腸粘膜に広範なびらんや潰瘍を生じ，頻回の下痢や血便などの消化器症状をきたします．その際は腸管安静の目的のために中心静脈栄養が適応となります．この場合，脂肪乳剤を併用して，十分なエネルギーを確保する必要があります．下痢や下血による電解質異常，貧血，脱水に注意し，これらの所見があれば直ちに補正します．

　活動期には刺激物や乳製品，高脂肪の食事などは控えめにします．消化管狭窄がある場合を除いて，食物繊維の制限は不要です．

　栄養素としては，消化吸収機能が維持されているものの，下血やたんぱく質漏出を考慮し，十分なたんぱく質の摂取が必要です．

❸ 栄養アクセスの進め方とエビデンス（ロジック＆テクニック）

クローン病

　薬物療法と栄養療法をうまく組み合わせて実施するのが基本です．抗TNFα受容体拮抗薬などの分子標的薬はきわめて有用性の高い薬物ですが，二次無効により効果が減弱するという問題点があります．一方で，栄養療法には二次無効はなく，分子標的薬と栄養療法との併用は分子標的薬単独よりも病状の緩解維持異に優れています[4]．

　軽症から中等症で栄養療法を主に行う場合は，成分栄養剤（エレンタール® など）による経腸栄養の適応となります．窒素源がアミノ酸であり免疫抗原性を有しないこと（病状悪化しない），極めて低脂肪であること（下痢などの消化器症状の予防）から有用です．参考までに，通常の栄養剤である半消化態栄養剤および消化態栄養剤，成分栄養剤は窒素源が異なることで消化管への負荷の大きさが異なります．たんぱく質と比較してアミノ酸は消化の必要がないため炎症性腸疾患における腸管への負担が軽減されます（**図2**）．

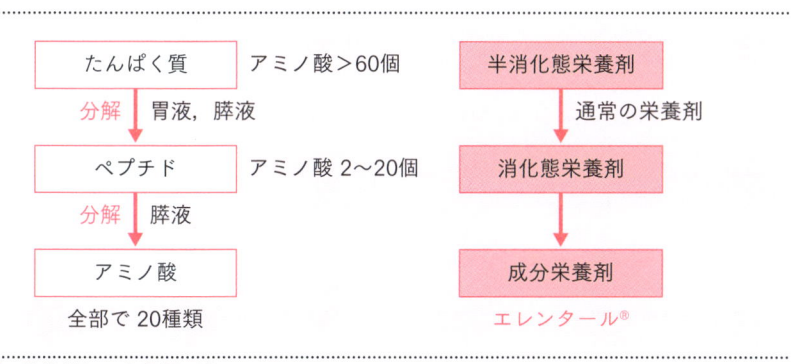

図2　栄養剤毎の窒素源の違い

　中心静脈栄養の適応は臨床症状や画像所見を総合的に評価して決定します．クローン病における中心静脈栄養の適応としては，**表6** の状態が挙げられます．

表6　クローン病における中心静脈栄養の適応

• 重度の低栄養
• 経口摂取や経腸栄養のみでは栄養改善が見込めない低栄養
• 頻回の下痢
• 広範な小腸病変の病勢が著しい場合
• 腸管の高度狭窄，腸閉塞，瘻孔，膿瘍形成
• 大量出血（下血）
• 高度の肛門病変
• 経腸栄養が無効な場合

潰瘍性大腸炎

　治療の中心は薬物療法であり，栄養療法は腸管安静としての支持療法および栄養障害（低栄養）の治療としての意義があります．また，重症例では広範な腸管粘膜障害からたんぱく漏出を生じることにより，急速に栄養障害が進行します．したがって，特に急性期においては炎症の鎮静化を図るとともに中心静脈栄養を主とした栄養療法が重要です．

　潰瘍性大腸炎における栄養アクセスのそれぞれの適応について 表7 に示します．

表7　潰瘍性大腸炎における栄養アクセスの選択

中心静脈の適応
• 頻回の粘血便，下痢，腹痛などの重度の消化器症状 • 発熱，全身倦怠感などの全身症状 • 重度の低栄養，サルコペニア • 経口摂取や経腸栄養のみでは栄養改善が期待できない
末梢静脈栄養の適応
• 粘血便や下痢，腹痛などの消化器症状があり腸管安静を必要とする者の，早期に経口摂取や経腸栄養が開始できると予想される
経腸栄養の適応
• 腸管が使用可能な場合はすべて適応 • 静脈栄養と併用することも選択肢 ※成分栄養剤による下痢誘発に注意

④ 症例でみる！栄養アクセスの実践例

39歳，女性，体重50 kg

主病名：クローン病

現病歴：22歳時にクローン病の診断．肛門部痔瘻および下部腸管狭窄に対して，27歳時に下部結腸切除＋横行結腸人工肛門造設術が施行された．今回，発熱，腹痛，下痢，などの症状を認め，クローン病の活動期の内科的加療目的に入院となった．

治療経過：比較的症状は軽度であったため，薬物療法と栄養療法が実施された．活動期であったが，比較的早期に食事が再開できると予想できたため，少量の成分栄養剤による経腸栄養を継続しつつ，末梢静脈栄養による栄養管理を行った．成分栄養剤による下痢の増悪を予防するために経腸栄養材の注入は50～100 mL/hの低速で試行した．成分栄養剤は脂質が乏しく成分栄養剤単独では必須脂肪酸欠乏のリスクがあったため，静脈栄養でビタミンB1やアミノ酸加糖電解質製剤に脂肪製剤を併用した（合剤を使用した）．栄養処方内容を 表8 に示す．入院当初は少量の経腸栄養と静脈栄養の併用であったが，病状の改善とともに徐々に経口摂取が改善し，1週間後には経口摂取と経腸栄養と静脈栄養の3つの栄養アクセスの併用となり，退院時には経口摂取で十分な栄養確保が可能となった．

表8 症例の栄養処方

	成分栄養剤
主な栄養組成	エレンタール®1包
熱量（kcal）	300
アミノ酸（g）	13.2
脂質（g）	0.51
浸透圧（mOsm）	755
グルタミン（mg）	1,932
アルギニン（g）	1,125

	静脈栄養剤
主な栄養組成	エネフリード®550 mL
熱量（kcal/包）	310
アミノ酸（g/包）（BCAA）	15（4.5）
脂質（g/包）	10
ブドウ糖（g）	37.5
浸透圧（mOsm/L）	755
NPC/N	105
チアミン（mg）	1.5

入院時：エレンタール1包＋エネフリード1,100 mL（総熱量920 kcal）
↓
1週間後：経口摂取400～500 kcal＋エレンタール1包＋エネフリード1,100 mL（総熱量1,320～1,420 kcal）
↓
退院時（21日目）：経口摂取のみ（総熱量1,600 kcal）

参考文献

1）Hodson R. Inflammatory bowel disease. Nature. 2016 Dec 21;540(7634):S97.
2）Bischoff SC, Bager P, Escher J, Forbes A, Hébuterne X, Hvas CL, Joly F, Klek S, Krznaric Z, Ockenga J, Schneider S, Shamir R, Stardelova K, Bender DV, Wierdsma N, Weimann A. ESPEN guideline on Clinical Nutrition in inflammatory bowel disease. Clin Nutr. 2023 Mar;42(3):352-379.
3）Lin A, Micic D. Nutrition Considerations in Inflammatory Bowel Disease. Nutr Clin Pract. 2021 Apr;36(2):298-311.
4）Hirai F, Takeda T, Takada Y, Kishi M, Beppu T, Takatsu N, Miyaoka M, Hisabe T, Yao K, Ueki T. Efficacy of enteral nutrition in patients with Crohn's disease on maintenance anti-TNF-alpha antibody therapy: a meta-analysis. J Gastroenterol. 2020 Feb;55(2):133-141.

脳卒中：急性期

千葉枝里子

POINT

❶ 脳卒中発症急性期の低栄養は独立した予後不良因子[1] であり，急性期における栄養評価，患者の神経症状に合わせた栄養投与ルート，および栄養プランの実践が重要である

❷ 意識障害や嚥下障害により経口摂取が困難である場合には，早期の経腸栄養を検討する．侵襲の程度や頭蓋内圧亢進による嘔吐等の消化器症状を考慮した栄養プランを検討する

❸ リハビリテーションや転院先も見据えて，多職種で情報共有を行いながら，チームによる栄養サポートが重要である

はじめに

　脳卒中は，脳の血管が急に破裂する，もしくは狭窄，閉塞することで脳の血液循環に障害を来たし，さまざまな症状を起こす疾患です．

　2022年の人口動態統計において，脳血管疾患（脳卒中）の死因順位は第4位となっています．一方，介護が必要になった主な原因として，脳血管疾患は第2位であり，認知症に次いで多い原因となっています．

　脳卒中発症後の障害の残存は，ADLおよびQOLの低下に大きな影響を与えます．健康寿命の延伸，および医療・介護に係る負担の軽減を目的として，2020年に「循環器病対策推進基本計画」が策定され，脳卒中は循環器病として国民の生命や健康に重大な影響を及ぼす疾患であるとされています[2]．発症予防のためには脳卒中の危険因子である血圧管理や肥満の是正，禁煙など生活習慣に絡む要因の見直しが重要です．一方，「脳卒中ガイドライン2021」では，脳卒中発症急性期の低栄養は独立した転帰不良因子と言われています[1]．

　これまで脳卒中の栄養サポートは，肥満や生活習慣の是正に対する栄養指導に

重点が置かれていました．しかし，患者の高齢化により，低栄養や複数の基礎疾患を有する患者が増加しています．脳卒中急性期の栄養状態の評価と，治療経過に合わせて静脈栄養や経腸栄養も含めた栄養サポートを多職種で検討していくことが必要です．

❶ 脳卒中の病態と特徴的な栄養障害

脳卒中の病態と原因

脳卒中は虚血性脳卒中と出血性脳卒中に分類されます（図1）．病型の割合としては，脳梗塞が約75％，脳出血が約20％，くも膜下出血が約5％と報告されています[4]．脳卒中発症のリスクファクターとして，高血圧，糖尿病，脂質異常症，肥満，飲酒・喫煙，心疾患，頸動脈狭窄などが挙げられ，生活習慣のコントロールは重要です[5]．

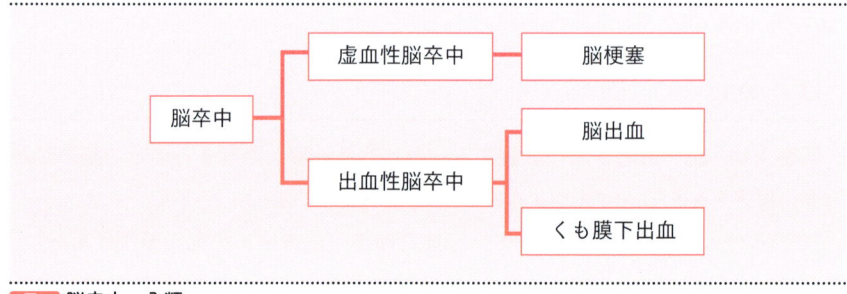

図1 脳卒中の分類

脳梗塞

脳梗塞は，脳動脈の閉塞または狭窄により血流障害が生じ，脳組織への酸素の供給が途絶え，脳細胞が壊死を起こす疾患です．脳梗塞は発症機序や臨床病型等により分類されます（図2）．脳梗塞の程度と大きさは脳血流低下の程度と，持続時間により決まります．主な治療として，rt-PA（遺伝子組み換え組織型プラスミノゲン・アクティベータ）静注療法，血管内治療，抗血栓療法等が挙げられます．脳梗塞発症後の脳浮腫，頭蓋内圧亢進に対しては，脳浮腫治療薬の投与や，開頭

減圧術等が行われる場合もあります[5].

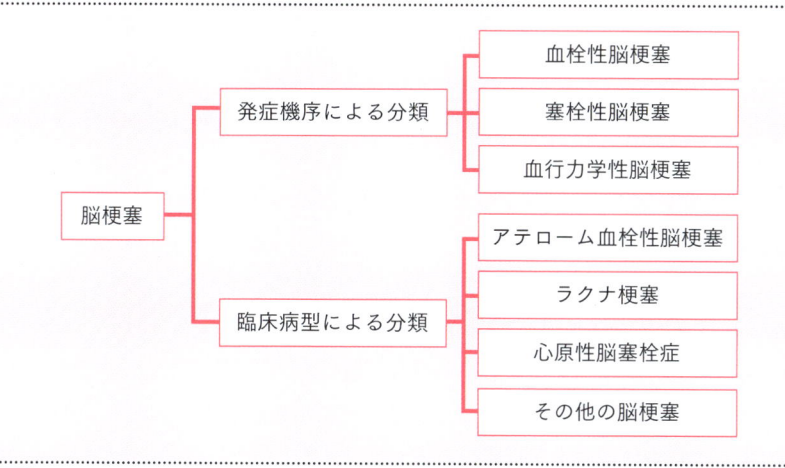

脳出血

　脳実質内の出血であり，出血部位での脳組織の破壊による神経脱落症状，および，出血による血腫形成や水頭症による頭蓋内圧亢進症状が主な病態となります．頭蓋内圧亢進が進行すると脳ヘルニアを引き起こします．

　脳出血は高血圧性と非高血圧性脳出血に分けられます．その多くが前者であり，高血圧が原因です．出血部位により被殻出血，皮質下出血，脳幹出血，視床出血，小脳出血などに分けられ，治療方法は出血部位，血腫量，神経学的重症度等により変わります．手術の場合は開頭血腫除去術，内視鏡下血腫除去術，脳室ドレナージ術等を行います[5].

くも膜下出血

　くも膜下腔に生じる出血であり，脳動脈瘤の破裂によるものが80％と言われています．急激な頭蓋内圧亢進により，死亡率は30％程度，社会復帰できる確率も3分の1前後で，重篤な転帰をたどることが多い疾患です．

　特徴的な症状として，突然生じる激しい頭痛，意識障害，嘔吐などが挙げられ

ます．くも膜下出血の治療は重症度により異なりますが，外科的治療の場合，開頭クリッピング術や血管内コイル塞栓術が行われます．また発症後に出現する遅発性脳血管攣縮の予防も非常に重要であり，血管拡張薬や血小板凝集阻害薬を使用します[5]．

脳卒中に特徴的な栄養障害

　脳卒中の発症急性期の低栄養状態は6～60％に認められ，独立した予後不良因子と言われています[1]．

　脳卒中に特徴的な栄養障害については以下が挙げられます．
1) 意識障害，嚥下障害による経口摂取困難：
　意識障害や嚥下障害の影響で，安全に経口摂取ができない場合，経腸栄養，もしくは静脈栄養を選択する必要があります．
2) 侵襲による異化亢進，高血糖：
　脳卒中，およびそれに伴う合併症による侵襲を考慮した栄養設計を行います．また耐糖能異常を生じやすいため，血糖コントロールにも注意します．
3) 経口移行時の栄養投与量の減少：
　経腸栄養から経口摂取に移行する際は，食事摂取量が不安定なことが多いため，経腸栄養および経静脈栄養の併用を検討します．
4) 神経症状に対する食事調整：
　運動麻痺によりスムーズな食事動作が困難である場合や，高次脳機能障害で十分な食事量が摂取できないことで，低栄養を招きます．
5) 排便コントロール
　神経疾患は便秘の原因となります[8]．また安静度の制限による活動性の低下も加わることで，便秘を生じやすくなるため，排便コントロールが重要です．

② 栄養アクセスの基本的な考え方

脳梗塞・脳出血

障害部位の神経症状に合わせた栄養サポートを行います．広範囲の脳梗塞や，脳出血の出血部位により，意識障害を伴うこともあり，経腸栄養の必要性についても早期に検討します．

脳卒中のリスクファクターとなる高血圧，脂質異常症，糖尿病を有する患者が多く[4]，食事摂取が可能な場合には，適切な治療食を選択します．発症後は再発予防が重要であり，退院後の食生活や生活習慣の改善につながるよう，入院中に病院食を媒体として，栄養相談や生活指導を実施します．

くも膜下出血

重症くも膜下出血では，意識障害を伴うため，腸管の使用が可能であれば経腸栄養を選択します．遅発性脳血管攣縮の予防が重要であり，脳血管攣縮期における，水分・電解質管理，十分なエネルギー・たんぱく質の投与，血糖コントロールなど考慮した栄養管理が重要です．

発症数週〜数ヶ月後の水頭症にも注意が必要です．意識障害や嘔吐等の症状が原因で経口摂取量や，経腸栄養の投与量減少にもつながるため，シャント手術の適応や時期を確認しながら，場合により経腸栄養や静脈栄養の補助的な使用も検討します．

③ 栄養アクセスの進め方とエビデンス

経口摂取が可能な場合

脳卒中発症後，内服，飲水，食事を開始する際には開始前に嚥下スクリーニング検査として水飲みテストを実施することが勧められています．

より精密な検査が必要な場合には，嚥下内視鏡検査や嚥下造影検査を検討します[1]．

不顕性誤嚥の予防のため，口腔ケアは重要です[1]．嚥下リハビリテーションと併せて，歯科医，歯科衛生士による口腔ケアが誤嚥性肺炎の予防につながったこと

が報告されています[9].

　嚥下評価後は，リハビリテーションを進めながら，嚥下機能に応じた食事形態を提供し，食形態の評価および，食上げの可否を検討していきます．嚥下調整食は通常食と比較し，調理工程で加水が必要となるため，水分量が多く，重量当たりのエネルギー濃度が低くなりやすいことに注意します．食事を全量摂取しても必要栄養量が充足でない場合もあるため，ONS（経口的栄養補助）や，油脂類を使用し，必要栄養量を充足するための工夫をします．

経口摂取が不可能な場合の栄養投与ルートの選択と栄養量の設定

　脳卒中ガイドライン2021[1] では，「意識障害のある患者，嚥下障害のある患者，状態の不安定な患者では禁食にする（推奨度A，エビデンスレベル中）」，「脳卒中発症後7日以上にわたって十分な経口摂取が困難な患者では，経腸栄養または中心静脈栄養を行うことが妥当（推奨度B，エビデンスレベル中）」と示されています．

　また静脈経腸栄養ガイドライン[11]，および日本版重症患者の栄養療法ガイドライン[7] では，それぞれ「腸管が機能している場合は，経腸栄養を選択することを基本とする（AII）」，「重症病態に対する治療を開始した後，可及的に24時間以内，遅くとも48時間以内に経腸栄養を開始すること推奨する（1B）」ことが感染性合併症の予防や予後の改善につながると言われています．脳卒中患者の場合，発症直前まで腸管を使用していた患者も多いため，できるだけ絶食期間を短縮し，早期の経腸栄養を検討することが重要です．

　エネルギー投与量については，重症患者の栄養療法ガイドラインでは，初期の1週間はエネルギー消費量よりも少なく投与することが推奨されています．一方，くも膜下出血の患者に間接熱量計を用いてエネルギー消費量を測定した研究では，重症くも膜下出血（Hunt and Kosnik分類gradeIII〜V）の脳血管攣縮期でBEE（基礎エネルギー消費量：basal energy expenditure）の1.7〜1.9倍であったという報告もあります[12]．

脳卒中の神経症状に対する栄養サポート

▶ **嘔気，嘔吐**

　脳卒中患者では頭蓋内圧亢進による嘔吐中枢の刺激から，嘔気・嘔吐を生じる場面が多くみられます．根本的な原因の解決が最優先となりますが，経腸栄養の

場合は，そのリスク考慮しながら，栄養投与時のベッドアップの徹底や投与量・投与速度の調整を行います．リスクの高い患者では，経腸栄養ポンプを使用し，20〜30 mL/hでの持続投与から開始し，胃管排液量や排便状況，腹部レントゲンなどを確認しながら，段階的に増量を行います．薬剤師と連携し，吐き気止めや消化管運動促進薬の投与も検討します．

▶ 便秘

脳卒中などの神経疾患は便秘の原因となることが言われています[8]．脳卒中急性期においては安静度の制限による活動性の低下も加わり，便秘を生じやすくなります．脳卒中と便秘については，NIHSS（National Institutes of Health Stroke Scale）が中等症の患者において，脳卒中発症後の便秘が脳卒中転帰不良と関連していたとの報告があります[14]．プレバイオティクスであるPHGG（グァーガム加水分解物）や，プロバイオティクスとしてビフィズス菌や乳酸菌を使用し，排便コントロールを行います．

▶ 運動麻痺・高次脳機能障害

利き手の麻痺でスムーズな食事動作が行えない場合，食事時の姿勢の調整や，食器の配置，自助具の使用を検討します．

優位側に注意が向かない半側空間無視では，食器の位置を変える，食器を回すなどの対応を行います（左半側空間無視の場合，食器を右側に寄せる）．

注意障害があり，食事中に気が散ってしまう場合には，病室のカーテンを閉めるなど食事に集中できる環境を整える，食事中に視線の先に立たない，話しかけないなどの工夫が必要です[15]．

口腔顔面失行があり嚥下が起こらない場合は，リハビリテーションを継続しながら，必要栄養量の不足がないように経腸栄養を検討します．

患者の症状や食事場面を観察し，看護師，管理栄養士，作業療法士，言語聴覚士等が連携して対策とこまめな情報共有を行うことが重要です．

経腸栄養から経口移行する際の注意点

経腸栄養と併用し経口摂取を検討する場合，細径のフィーディングチューブ（8〜10 Fr）を選択し，チューブの素材も検討しながら患者の違和感が軽減できる

ような工夫をします．

　経口摂取のみで必要栄養量が確保できない場合には，患者の食事量に合わせて，不足分の栄養を経腸栄養で補います（図3）．

　嚥下障害がある患者では，慣れない栄養チューブの留置や経腸栄養剤の投与，食事が摂れないことに対する精神的なストレスを訴えることもあります．また経腸栄養実施中の嘔吐や下痢等，消化器症状に対して迅速，かつ適切な対応を行い，患者の苦痛を増やさない働きかけが必要です．

　経口移行した後も，継続した食事摂取量のモニタリングが必要です．摂取量が十分でない場合には，原因を考え，場合によりONSの付加を検討します．

　また不必要に嚥下調整食を継続することは，患者の食欲低下や摂取栄養量の低下につながる可能性があり，適切な時期に適切な食事形態の評価を行うことが重要です．一職種だけで検討するのではなく，チームでのアプローチが必要です．

例1）食事量が5割（患者により8割）以上摂取できれば，経腸栄養をスキップ
例2）昼食は経口摂取のみ，朝夕に高濃度のアイソカル® 2Kを投与

図3 当院での経口移行時の経腸栄養プラン

退院，転院時の情報共有

　経腸栄養の患者や嚥下障害がある患者では，転院先での対応が可能な経腸栄養剤や食形態の種類について，MSW（医療ソーシャルワーカー）や退院支援看護師を通して，早めに情報収集をしておきます．

　嚥下調整食のまま自宅に退院する場合でも，調理従事者，調理能力，購入先の調整，経済状況などを把握し，場合により既製品や宅配食の利用を検討します．入院中にどの程度までの食上げすることが可能か，食上げができない場合にどうするかを，多職種で検討しておくことでスムーズな退院や転院につなげることができます．

 症例でみる！栄養アクセスの実践例

70歳代・男性

主病名：左視床出血

既往歴：なし．健診で血圧高値を指摘されていた（内服薬なし）

現病歴：20XX年Y月，17時に仕事から帰宅し，足のしびれを訴え，血の気がひくと言ってトイレで嘔吐を繰り返していた．18時に家族が様子をみると，反応が鈍くなっており救急要請した．

来院後経過：救急救命室へ入室時，収縮期血圧232 mmHg/拡張期血圧154 mmHg，GCS E3V1M6，開眼あるも発語はなし．嗚咽あり，嘔吐はなし．経口挿管し人工呼吸器を装着した．頭部CTで左視床出血，脳室内出血あり．左視床出血，脳室内穿破，非交通性水頭症に対して，穿頭ドレナージ術，内視鏡下脳室内血腫除去術を行った．

栄養評価

　本症例において，入院前のADLは自立されており，BMI 20.1 kg/m^2，% IBW 91.2％，% AMC（％上腕筋囲）114％と骨格筋量は比較的保たれていました．MNA®-SF（Mini Nutritional Assessment Short-Form）は10点（低栄養の恐れあり）ではありましたが，血液性化学検査値ではAlb 4.1 g/dL，T-Cho 202 mg/dL，コリンエステラーゼ233 U/Lと低値はみられず，入院時点での栄養状態は良好と考えられました．

　必要栄養量は以下のように設定しています．脳出血と手術による侵襲を考慮し，SF 1.3で設定し，意識障害があり活動性の低下が考えられるためAFは1.0としました．入院時にはBUN 18.5 mg/dL，Cr 0.93 mg/dL，eGFR 62 mL/min/1.73m^{2}と腎機能に問題はなく，たんぱく質必要量は体重当たり1.2 gに設定しました．

必要エネルギー量：1,600 kcal ［BEE（1,241 kcal）×AF（1.0）×SF（1.3）］
必要たんぱく質量：58 kg×1.2 g≒70 g

栄養サポート方針

　循環動態は安定しており，腸管の使用は可能です．術後の意識レベルはJCS II～IIIであり，安全な経口摂取は困難であるため，栄養投与ルートとして経腸栄養を選択します．脳出血による意識障害や安静度の制限で活動性が低下し，腸蠕動運動の低下から便秘を招きやすい状況のため，PHGGを含有する経腸栄養剤を選択し

ます．意識レベルの改善がみられれば嚥下評価を検討し，嚥下機能に問題がなければ，食事への移行を検討していきます．

　以上から，栄養管理計画は下記のように立案しました．
1. 意識障害があり経口摂取が困難であるため，栄養投与ルートは経腸栄養を選択する．
2. 便秘，下痢，嘔吐等の消化器症状に留意した経腸栄養プランとする．
3. 意識障害の改善がみられれば嚥下評価を行い，経口摂取を検討する．

栄養サポートの経過

▶ 第2〜4病日

　術後は嘔吐なく経過しており，第2病日からグルタミンCO®を開始した．第3病日に抜管し，翌日から経腸栄養をアイソカル®サポート600 mL/日（朝昼夕各200 mL）に変更した．嘔吐はないため，自然滴下で投与を行った．

▶ 第12病日

　経腸栄養は段階的に増量できていたが，血清K値が5.7 mEq/Lと高値であった．尿閉による腎後性腎不全の影響を考慮し，バルーンカテーテルを挿入し，ジスチグミン臭化物の内服を開始した．発熱があり，水分損失の影響も考慮して，経静脈的に水分量を増量した．医師と相談のうえ，栄養内容は変更せず，K値のフォローを行った．排便が−4日であり，酸化マグネシウムを開始し排便コントロールを行った．

▶ 第17病日

　意識レベルはJCS1-2まで改善．車椅子乗車が可能となり，リハビリでは歩行器歩行を実施していた．腎後性腎不全は改善傾向であったが，血液生化学検査で血清K値が5.2 mEq/Lと下がりが悪いため，医師と相談し，アイソカル®サポートとリーナレンMPを組み合わせて，K投与量を減量した（アイソカル®サポート667 mL/日，リーナレンMP 375 mL/日：K量25 mEq/日）．

▶ 第18，19病日

　嚥下内視鏡検査を実施した．嚥下機能は良好であったため，経腸栄養と併用して嚥下調整食を開始した．見守り下で自力摂取可能，むせ・口腔内残渣もなく，10割摂取できた．3食とも経口摂取へ移行し，第19病日にリハビリ病院へ転院となった．

ポイント

　早期に経腸栄養を開始し，段階的に増量しながら，経口摂取への移行時期を検討した症例です．高K血症に対して，原因疾患の治療経過と血液生化学検査値の推移をモニタリングしながら，腎不全用の経腸栄養剤を組み合わせ，電解質の調整を行いました．医師，看護師，管理栄養士，薬剤師，セラピスト等の多職種が，それぞれの視点で意識障害や嚥下障害の程度を確認し，嚥下評価を行ったうえで，経腸栄養から経口摂取に移行することができました．転院については事前に医療ソーシャルワーカーと情報共有を密に行い，栄養情報提供書を作成し，リハビリ病院への途切れのない栄養サポートにつなげることができました．

参考文献
1) 日本脳卒中学会．脳卒中治療ガイドライン2021：協和企画；2021.
2) 厚生労働省．循環器病対策推進基本計画（第2期）：2023.
   https://www.mhlw.go.jp/content/10905000/001077712.pdf（2024年3月8日閲覧）
3) 内閣府．令和4年版高齢社会白書（全体版）.
   https://www8.cao.go.jp/kourei/whitepaper/w-2022/html/zenbun/s1_2_2.html（2024年3月8日 閲覧）
4) 日本脳卒中データバンク．「脳卒中レジストリを用いた我が国の脳卒中診療実態の把握」報告書 2021年．2023年2月22日更新．
   https://strokedatabank.ncvc.go.jp/f12kQnRl/wp-content/uploads/%E6%97%A5%E6%9C%AC%E8%84%B3%E5%8D%92%E4%B8%AD%E3%83%87%E3%83%BC%E3%82%BF%E3%83%90%E3%83%B3%E3%82%AF%E5%A0%B1%E5%91%8A%E6%9B%B82021%E5%B9%B4_FIX.pdf（2023年8月23日閲覧）
5) 正門由久，ほか．脳卒中 基礎知識からリハビリテーションまで：医歯薬出版；2019. p19-22，p130-145.
6) 西岡心大，ほか．本邦回復期リハビリテーション病棟入棟患者における栄養障害の実態と高齢脳卒中患者における転帰，ADL帰結との関連．日静脈経腸栄会誌 2015：30：1145-1151.
7) 日本集中治療医学会重症患者の栄養管理ガイドライン作成委員会．日本版重症患者の栄養療法ガイドライン．日集中医誌 2016：23：185-281.
8) 眞部紀明，ほか．慢性便秘症診療ガイドライン2017．日内会誌 2020：109：254-259.
9) 大沢愛子，ほか．脳卒中患者における食物嚥下と液体嚥下−フードテストと改訂水飲みテストを用いた臨床所見と嚥下造影検査の検討−．Jpn J Rehabil Med 2012：49：838-845.
10) 片山正輝，ほか．急性期脳卒中患者に対する口腔ケアと摂食嚥下リハビリテーション介入の効果．脳循環代謝 2016：27：243-247.
11) 日本静脈経腸栄養学会．静脈経腸栄養ガイドライン 第3版：照林社；2013.
12) 川島明次，ほか．くも膜下出血患者の栄養学的検討．脳神外ジャーナル 1997：6:464-470.
13) 中戸川裕一，ほか．エイコサペンタエン酸投与量の差異によるくも膜下出血後の遅発性脳血管攣縮予

防効果について. 脳卒中 2010；32：146-150.
14) Su Y, et al. New-Onset constipation at acute stage after first stroke incidence, risk factors, and impact on the stroke outcome. Stroke 2009; 40: 1304-1309.
15) 山本拓史. 脳卒中の栄養療法 急性期・回復期・維持期がこの一冊で実践できる！：羊土社；2020. p221.

薬剤と栄養の相互作用とは？

竹内裕紀

医薬品と栄養素（食品）の関係は，薬剤が患者の栄養状態に対して影響を与える場合もあれば，栄養素が薬剤の作用に影響を与える場合もありますので，捉え方によっては非常に幅の広いものになります．そのため，ここでは臨床で遭遇する一般的な薬剤と栄養の相互作用について示します．適正な栄養管理および薬物治療，さらには栄養アクセスの選択・併用を実践するには薬剤と栄養素の相互の関係（相互作用）を正しく理解する必要があります．経口および経腸栄養法では，経口薬と栄養素で互いに消化管吸収に影響する場合があり，静脈栄養法では静脈栄養注射薬と薬剤との相互作用による配合変化を起こす可能性があります．

1 経口薬と栄養素の消化管吸収における相互作用

栄養素が互いに消化管吸収に影響したり，反対に経口薬が栄養素の吸収を低下させたりする相互作用があります．これには服用と経口・経腸栄養剤や食事のタイミングが影響するため，タイミングをずらすことで回避できます．

脂肪と薬剤との相互作用

脂肪と薬剤との相互作用では薬物の吸収速度および吸収量に影響する場合があります．

脂溶性が高い薬剤では一般論として消化管粘膜を通過しやすく，吸収がよくなる反面，脂溶性が高すぎると溶解性が低いために消化管液中に分散・溶解ができず吸収が低下する薬剤もあります．例えば，タクロリムスやエベロリムス，脂溶性ビタミンなどは，脂溶性は高いのですが分散性が低く吸収率が低い薬剤で，食後服用で胃内容排泄速度が低下するため吸収が低下，遅延します．そのため，高脂肪食によりさらに薬の吸収が遅延，低下します．反対に難溶性（脂溶性）の薬物の中にはイコサペント酸エチルのように食物（特に脂肪）が存在したほうが胆汁の分泌が亢進し，胆汁の界面活性作用により溶解速度が増し，消化管液中に分散しやすくなり，吸収が高くなる薬剤もあり，そのため食直後に服用します．同

様に高脂肪食により，吸収が上昇するため，副作用が出やすくなるイベルメクチンやシロリムスなどの薬剤では，空腹時など食事と離れたタイミングで服用する必要があります．同じ脂溶性薬剤においてもこのように脂肪により吸収が低下する薬剤もあれば，上昇する薬剤もあり，その対応を含めその薬剤の医薬品情報を確認することが重要です．

金属イオンと薬剤との相互作用

金属イオン（Ca, Mg, Al, Feなど）とキレートを形成する薬剤（ニューキノロン系抗菌薬やテトラサイクリン抗菌薬など）は，食物中や経管栄養中の金属カチオンと結合し，薬剤の吸収が低下するため，時間をずらし服用するなどの対応を行うことで相互作用を抑制することができます．

2 栄養素が薬物代謝や薬力学な作用機序に影響を与える相互作用

ビタミンと薬剤との相互作用

ビタミン類は薬剤が作用する代謝経路や生化学的反応過程に必須のため，ビタミン類により薬剤の作用が減弱します．

- ワルファリンはビタミンKにより作用が減弱するため，ビタミンK製剤や納豆などのビタミンKが多く含まれる食品は避けるようします．これはビタミンKがワルファリンの作用する一連の反応（ビタミンK依存性凝固因子の生合成）中のある反応部分を阻害するために起こる薬力学的な相互作用です．

- フェニトイン投与患者に葉酸を投与するとフェニトインの代謝酵素（CYP）が誘導され，血中フェニトイン濃度が低下し，痙攣を惹起する可能性があるため，葉酸の過剰な投与に注意が必要です．

- レボドパ含有パーキンソン病治療薬はピリドキシン（ビタミンB6）の大量摂取による末梢でのドパミンへの代謝促進により，中枢へのドパミン供給が減少し，薬効が減少します．

3 注射薬と栄養素の配合変化における相互作用

注射薬・輸液同士の混合により，配合変化が起こり，有害事象につながる場合

があるため，注射薬を混合する場合は配合変化が起こりうる医薬品情報に基づいて，配合の適否を判断していかなければなりません．

　配合変化は物理的および化学的変化により有害事象につながったり，薬効が低下したりする場合があります．さまざまな反応機構により配合変化が起こりますが，薬剤と栄養素の相互作用となると，以下のような主に電解質による配合変化が多いです．

　配合変化がある薬剤を投与する場合は別ルートで投与したりすることで対応できますが，濃度，経過時間などにより配合変化は異なっていくため，別ルートにしても最終的に体内に入る前に合流するだけで配合変化を起こす薬剤などもあるため，必ず薬剤師に相談してください．

酸—塩基反応

　陽イオン性化合物（Ca塩，Mg塩）と陰イオン性化合物（リン酸塩，硫酸塩，炭酸塩）で塩形成し，不溶性塩の沈殿物を生成します．

　例）グルコン酸Ca（カルチコール®）+炭酸塩→$CaCO_3$↓（不溶性塩）

　例）炭酸水素ナトリウム（メイロン）＋高カロリー輸液（pH調節剤として酸が添加されている）→CO_2の発生（この場合は気体の発生）

酸化—還元反応

　光，pH，重金属イオン，水酸イオン，温度が触媒作用を示し，配合変化を起こします．

　例）アンピシリンNa（ビクシリン®）は糖液中（還元作用あり）では還元反応を受け，分解することがあるため，還元糖液では溶解は避けてください．

加水分解

　pH，光，還元性物質（亜硫酸塩など），温度，重金属イオン，酸素が促進し，配合変化を起こします．

　例）塩酸チアミンはTPN基本液，アミノ酸製剤に含有されている亜硫酸塩の存在で加水分解しやすいため，使用直前に混注します．

　例）ガベキサートメシル酸（エフオーワイ®）はpH上昇や亜硫酸塩の存在で加水分解します．

光分解

光は酸化―還元反応や加水分解を促進します。光分解は可視光線＜紫外線，また人工光＜直射日光で起こりやすく，紫外線が185〜380 nmの波長のため，光分解しやすい薬では500 nm以下の波長光を通過できない褐色ガラス容器などで製品化されています。

例）ビタミンA，B1，B2，B12，C，D，Kなどは光に不安定なので高カロリー輸液などへの混注は投与直前に行い，原則的に遮光カバーの使用が必要です。

保護コロイド

疎水コロイドはわずかな電解質の添加で凝析するが，疎水コロイドに親水コロイドを加えると安定したコロイドができます。この目的で添加するコロイドが保護コロイドです。

例）エレメンミック®（微量元素剤）は水酸化第二鉄（疎水コロイド）にコンドロイチン硫酸Na（保護コロイド）を入れて安定させて，TPN液中で沈殿するのを防いでおり，その場合は相互作用により，配合変化を防いでいます。

相互作用がある組み合わせで薬剤と栄養素を投与する場合は，薬剤と栄養素の投与タイミングをずらしたり，別ルートにしたり，栄養アクセスを経口と注射に分ける等の対応をすることで相互作用を回避できるため，多職種で検討していくことが重要です。

参考文献

- 竹内裕紀．食事との服用タイミングについて知る―個々の患者の応じた薬学的管理を行うために―．医薬の門 2021；61：2-6.
- 山本勝彦，ほか．食と薬の相互作用 改訂第2版：幸書房；2018.
- 澤田康文．薬と食の相互作用 上巻：医薬ジャーナル社；2005.
- 澤田康文．薬と食の相互作用 下巻：医薬ジャーナル社；2005.
- 松山賢治，ほか．注射薬Q&A 注射・輸液の安全使用と事故防止対策 第2版：じほう；2013.
- 赤瀬朋秀，ほか編．根拠からよくわかる 注射薬・輸液の配合変化 Ver.2：羊土社；2017.
- 深川雅史，編．Jmedmook 71 選択の根拠と処方の実際がわかる 輸液製剤の種類と使い方：日本医事新報社；2020. p171-185.

脳卒中：回復期

嶋津さゆり

POINT

❶ 回復期脳卒中患者に対して ADL を向上させ，在宅復帰率を高めるために多職種連携による包括的なリハビリテーションが重要である

❷ 脳卒中患者の栄養状態を評価して十分なエネルギー，たんぱく質を投与する

❸ 低栄養は，感染症発症，心血管合併症発症，経口摂取能力獲得不能のリスクである．低栄養改善，QOL の向上のためにも経口摂取への支援は重要である

はじめに

　令和4年の人口動態統計の死亡率は，癌，心疾患，老衰の順で脳卒中は4位であり，昭和45年から減少傾向を続けています[1]．介護を必要とする原因疾患では1位と最も多く40歳から64歳までに介護を必要とする方の半数以上は脳卒中が原因です．その麻痺をできるだけ治療し健やかな人生を送るために回復期リハ病棟へ入院して機能訓練，社会復帰のためのリハを行います．しかし，急性期の脳卒中治療後の患者の多くは体重減少やサルコペニアを呈しており，機能改善だけでなく，並行して栄養改善を必要とする患者が多いのが特徴です．また，嚥下障害による経管栄養管理，または摂食嚥下訓練を必要とする患者の多くは低栄養状態です．また，脳卒中は再発することもありますので，高血圧症，糖尿病，脂質異常症などの併存疾患と上手に付き合っていくことも必要となります．いずれの面からみても，運動療法と食事療法を継続する必要性を，入院中から本人だけでなく家族も含めて繰り返し行うことが重要であると思われます．

　脳血管障害の回復期では, 栄養管理とリハの実施が相乗的な効果を生みます. 運動量増加に応じた積極的な栄養療法は, 身体機能回復だけでなく認知レベルの改善や嚥下訓練を含めた積極的なリハの実施が患者の栄養改善にもつながります[8]. 脳卒中回復期の栄養アクセスの基本的な考え方として, 消化管に異常がない場合は, 経腸栄養管理を選択するのが望ましいとされています[9]. 嚥下障害の有無により経口摂取または経管栄養となります. 嚥下障害の評価を行い, できるだけ経口摂取を目指します.

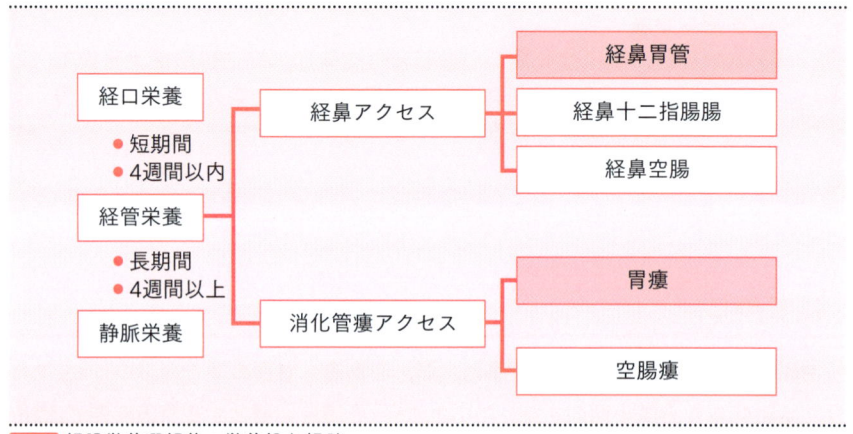

図1 経腸栄養選択後の栄養投与経路

　図2 に回復期リハ病棟協会栄養委員会から示されている回復期脳卒中患者における栄養管理法選択決定フロー例を示します[10]. 経腸栄養により栄養状態の維持・改善を図りながら嚥下リハを行います. 経管栄養を行うにあたり一応の目安として4週間以上必要な場合には胃瘻造設を考慮します. 胃瘻の利点として口腔内の清潔が保たれやすい, 苦痛の軽減, 摂食嚥下訓練の邪魔にならないなどが挙げられます. 医療者側も胃瘻＝経口摂取困難と考えるのではなく, 安全な経口摂取訓練のための栄養アクセスとして捉え, 本人の経口摂取獲得を引き出すアプローチを行います. また, 経口摂取が不十分な場合や嘔吐・下痢・腹痛などの消化器症状にて, 腸管を使用しないほうがいい場合には, 静脈栄養を選択します. 静脈栄養が短期間の場合（2週間以内）は, 末梢静脈栄養, また長期間（2週間以上）に及

ぶと予想される場合には中心静脈栄養を選択して栄養補給を行います．中心静脈の
ルートとしては鎖骨下静脈が第一選択とされてきましたが，近年は末梢挿入式中心
静脈カテーテル（peripherally inserted central catheter：PICC）を用いた静脈栄養
を実施する施設が増加しています．PICCは主に上腕尺側皮静脈よりカテーテルを穿
刺・挿入するため，合併症が少なく長期的に使用できるので患者側の受け入れもよ
いという理由で使用されています．静脈経腸栄養ガイドライン（第3版）では，TPN
（中心静脈栄養）が施行されている場合でも経口摂取や経管栄養を併用することで
TPNによる投与エネルギー量が総投与エネルギー量の60%と設定されている場合に
は，SPN（supplemental parenteral nutrition，補完的中心静脈栄養）を用いての栄
養管理を選択する場合もあります．経口摂取していても発熱，嘔吐などで食事が摂
れていないなど，必要量が充足できていない場合などに併用されます．

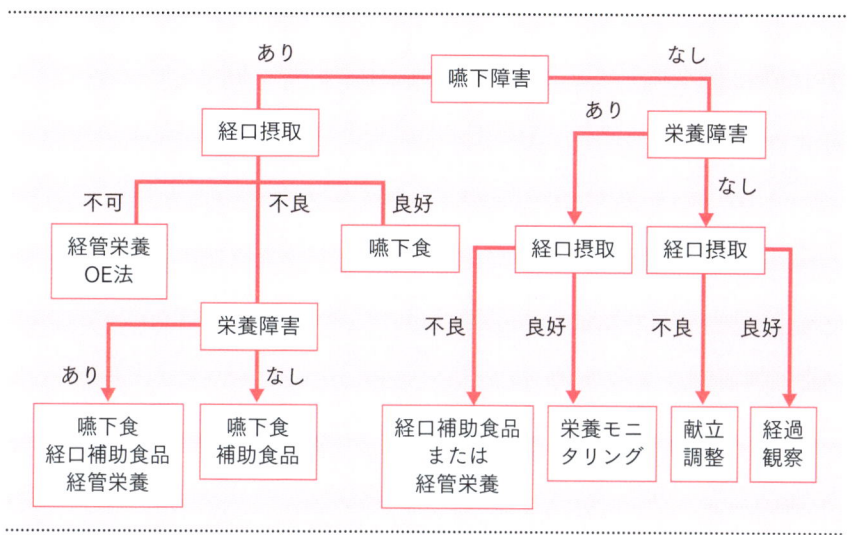

図2 回復期脳卒中患者における栄養管理法選択決定フロー例
西岡心大．栄養ケアプランの立案・実施．In：回復期リハビリテーション病棟協会栄養委員会，編．回復
期リハビリテーション病棟管理栄養士必携 改訂第2版：2020．p85-87 より

❷ 栄養アクセスの進め方とエビデンス

　脳卒中回復期の栄養アクセスを考える場合，嚥下障害の有無が問題となります．
摂食嚥下能力グレードは患者の摂食嚥下の「できる」能力を評価し，摂食嚥下レ

ベルは実際に「している」状況を評価します．摂食嚥下能力と状況が一致していれば，グレードとレベルは同一になるように設定されています．しかし，実際の摂食には患者の要因のみでなく，嚥下食の準備，介助者のマンパワー，経済面，時間的制約も影響するので，通常は状況（レベル）は能力（グレード）と同等かそれ以下となります（ 表1 ， 表2 ）．

表1 摂食嚥下能力グレード

Ⅰ重症 経口不可	1	嚥下困難または不能，嚥下訓練適応なし
	2	基礎的嚥下訓練だけの適応あり
	3	条件が整えば誤嚥は減り，摂食訓練が可能
Ⅱ中等症 経口と補助栄養	4	楽しみとしての摂食は可能
	5	一部（1-2 食）経口摂取
	6	3 食経口摂取プラス補助栄養
Ⅲ軽症 経口のみ	7	嚥下食で，3 食とも経口摂取
	8	特別に嚥下しにくい食品を除き，3 食経口摂取
	9	常食の経口摂食可能，臨床的観察と指導要する
Ⅳ正常	10	正常の摂食嚥下能力

藤島一郎，ほか．脳卒中の摂食嚥下障害：医歯薬出版；2017．p72 より

表2 ：摂食嚥下状況のレベル

摂食嚥下障害を示唆する何らかの問題あり	経口摂取なし	1	嚥下訓練を行っていない
		2	食物を用いない嚥下訓練を行っている
		3	ごく少量の食物を用いた嚥下訓練を行っている
	経口摂取と 代替栄養	4	1 食分未満の（楽しみレベルの）嚥下食を経口摂取しているが，代替栄養が主体
		5	1 〜 2 食の嚥下食を経口摂取しているが，代替栄養も行っている
		6	3 食の嚥下食経口摂取が主体で，不足分の代替栄養を行っている
	経口摂取のみ	7	3 食の嚥下食を経口摂取している．代替栄養は行っていない
		8	特別に食べにくいものを除いて，3 食を経口摂取している
		9	食物の制限はなく，3 食を経口摂取している
		10	摂食嚥下障害に関する問題なし（正常）

藤島一郎，ほか．「摂食 嚥下状況のレベル評価」簡単な摂食 嚥下評価尺度の開発．リハ医学 2006；43：S249 より

摂食嚥下能力グレードと栄養アクセス

▶摂食嚥下能力グレード1〜3（重症）

意識障害等の問題もあり，嚥下障害は重度と評価され，経口摂取はできない状態であり，経腸栄養管理が行われます．グレード2では，基礎的嚥下訓練（間接訓練）が開始されます．

▶摂食嚥下能力グレード4〜6（中等症）

経口と補助栄養または経腸栄養併用．グレード3以上では，食品を用いた直接訓練が開始されます．

▶摂食嚥下能力グレード7〜9（軽症）

グレード7以上では，経口のみでの栄養補給が可能な状態となります．レベル9と10の違いは，摂食嚥下障害を示唆する何らかの問題があるかないかで判断されます．

▶摂食嚥下能力グレード10（正常）

経口摂取へ移行しており摂食嚥下に関する問題はない状態になります．

摂食嚥下レベルからみた予想される栄養アクセスと補給回数の参考例

▶摂食嚥下レベル1〜3

1・2経腸栄養のみ

3では経腸栄養と糖質中心の直接訓練用ゼリーが使用されます．

▶摂食嚥下レベル4〜6

4　1日の占めるエネルギーの割合は，経腸栄養3回　経口摂取訓練1回

5　1日の占めるエネルギーの割合は，経腸栄養2回　経口摂取訓練1回

6　1日の占めるエネルギーの割合は，経腸栄養1回　経口摂取訓練3回

▶摂食嚥下レベル7〜9

7　3食　嚥下食の経口摂取

8 3食 食べにくいものを除いて経口摂取

9 3食 食物の制限なく経口摂取

▶ 摂食嚥下レベル10

問題なく経口摂取

MEMO：リハ栄養とは

　国際生活機能分類（International Classification of Functioning, Disability and Health：ICF）[15]による全人的評価と栄養障害・サルコペニア・栄養素摂取の過不足の有無と原因の評価，診断，ゴール設定を行ったうえで，障害者やフレイル高齢者の栄養状態・サルコペニア・栄養素摂取・フレイルを改善し，機能・活動・参加，QOLを最大限高める「リハからみた栄養管理」や「栄養からみたリハ」です[16]．ICFは，2001年に採択した人間の生活機能と障害に関して，アルファベットと数字を組み合わせた方式の分類法です．生活機能を健康状態，心身機能・身体構造，活動，参加，環境因子，個人因子と6つの概念に分類して全人的に評価します．ICFの心身機能・身体構造の中には栄養関連の項目が含まれています（表3）．回復期リハ病棟では，ICFに基づいて病前の生活歴やADLの状況，摂食嚥下機能，機能予後を把握することが重要となります．

表3 ICFの心身機能・健康状態に含まれる栄養関連項目の例

心身機能・身体構造（ICF）	健康状態（国際疾病分類：ICD）
b510　摂食機能 b515　消化機能 b520　同化機能 b525　排便機能 b530　体重維持機能 b540　全般的代謝機能 b545　水分・ミネラル・電解質バランスの機能	E40　クワシオルコル E41　栄養性消耗症〈マラスムス〉 E42　消耗症（性）クワシオルコル E43　詳細不明の重度たんぱく〈蛋白〉エネルギー性栄養失調（症） E44　中等度及び軽度のたんぱく〈蛋白〉エネルギー性栄養失調（症） E45　たんぱく〈蛋白〉エネルギー性栄養失調（症）に続発する発育遅延 E46　詳細不明のたんぱく〈蛋白〉エネルギー性栄養失調（症） E50-64　その他の栄養欠乏症 E65-68　肥満（症）およびその他の過栄養〈過剰摂食〉 E70-90　代謝障害

西岡心大，栄養ケアプランの立案・実施．In：回復期リハビリテーション病棟協会栄養委員会，編．回復期リハビリテーション病棟管理栄養士必携 改訂第2版：2020．p44-47 より

❸ 症例でみる！栄養アクセスの実践例

70歳代・女性

主病名：胃癌術後，多発性脳梗塞

既往歴：糖尿病，高血圧，認知症

現病歴：元来ADL自立．A内科にて糖尿病教育入院中，その際胃癌の指摘あり，総合病院へ胃癌手術目的にて転院．ロボット支援下幽門側胃切除術，D1＋リンパ節郭清BillrothⅠ法再建受けられる．術後の経過良好にてA病院へ転院予定であったが，夜間に失語症症状出現，画像検査にて両大脳皮質および小脳に脳梗塞を認めた．術後9日目にてt-PAは禁忌であり，主冠動脈閉塞なく血管内治療も適応外にて保存療法となる．ADL全介助，糖尿病に対しては内服薬とインスリン療法リハ目的にて当院入院となる．

来院後経過：脳梗塞による嚥下障害と口腔状態不良，血糖コントロール不良，褥瘡発生，胃切に伴う難治性の下痢（スケール6〜7　1日3回以上）が持続している．

栄養評価

　身長145 cm，体重36.5 kg，BMI 17.4 kg/m^2，標準体重46 kg，病前体重42 kg，AC（上腕周囲長）22 cm，TSF（上腕三頭筋皮下脂肪厚）2 mm，下腿周囲長20 cm，低栄養状態でした．

　顔色不良，皮膚乾燥および掻痒感，骨突出，貧血所見あり，年齢より老けてみえます．栄養開始のエネルギー設定として，BEE 910 kcal×AF 1.3×SF 1.3＝1,538 kcal たんぱく質42 g×1.5＝63 g　栄養改善を目標としました．もともと痩せ型であった体重は，胃癌術後さらに減少し－5.5 kg　体重減少率13％とGLIM基準からみても高度栄養不良の判定でした．

栄養サポート方針

▶栄養投与方法

　経管栄養管理から経口摂取への移行を行い，口腔状態不良でしたので食形態は嚥下調整食2ないし3レベルまでの食事の提供で栄養改善を目指します．胃切除症候群の悪化予防のために食事量，回数等のアプローチをします．低栄養，褥瘡あり血糖コントロールを考慮しながらの栄養改善に努めました．脳梗塞発症と胃切

24日後の入院であり胃切後症候群を考慮しながら，栄養改善を行う必要があります．本人の意思疎通が難しい状態であるので多職種による観察が重要になります．

▶ 投与水分量

　経口からの水分摂取量の評価と検査値の推移，浮腫等を確認し投与水分量を調整します．

▶ 栄養サポートの経過

＊入院時状況（主：経管栄養　副：経口摂取＋末梢静脈栄養）

　前医から経管栄養と嚥下調整食が開始されていました．入院時，前医より経腸栄養管理でしたが，1日3回以上の下痢だけでなく，経鼻チューブの事故抜去，体動活発により注入時の安静が保てない状況でした．嚥下機能は比較的保たれていましたので，胃切後の誤嚥性肺炎予防からも経管栄養から経口への移行が必要と考え，摂食嚥下評価とカンファレンスを行いました．脳梗塞に伴う嚥下障害と以前から無歯顎で経口摂取をしていたという経緯と今後も義歯作成はしないという家族の方針，胃切を考慮して食形態のゴールは嚥下調整食2または3と評価しました．

＊入院4週後（主：経口摂取　副：末梢静脈栄養）

　経口摂取へ移行しており食事摂取量は増加していますが，胃切後による下痢が入院前から続いています．水分摂取量が不十分であり尿路感染症と誤嚥性肺炎予防のため，しばらくは水分確保の末梢静脈栄養を併用していましたが，時間の経過とともに終了できました．ダンピング症状はみられず，血糖コントロールの悪化なく経過しています．食事介助が必要ですが，介助を行えば全量摂取可能です．リハ時間の確保と仙骨部褥瘡の悪化予防と排便コントロール改善のためONS（経口的栄養補助）としてPHGG（グァーガム加水分解物）使用と褥瘡用微量元素補給のゼリーを追加しました．

＊入院8週後（主：経口摂取）

　止痢薬を併用して下痢の回数は以前よりは減ってきた状態です．経口摂取は1日5回食の分割食にて提供中です．朝昼夕以外の午後の提供にはST訓練にて栄養補給の協力をしてもらい，夕食後は20時に看護師による栄養補給を行っています．体

重増加はまだみられませんが，褥瘡は縮小傾向にあります．

＊入院12週後（主：経口摂取）

　止痢薬併用して排便状態は改善しつつあります．食事は自己摂取訓練を行い，見守りながら時折介助する程度へ改善しています．体力もついてきて，握力もでてきましたが，体重増加は1.5 kgにて施設への入所となりました．上記内容を栄養状況提供書作成して継続管理をお願いしました．

ポイント

　本症例は，胃切してから退院までの4ヶ月間，あらゆる対策を実施してみましたが，結果的には下痢の回数，便性状の変化はありませんでした．以前担当した胃切除後の患者も長期化した記憶があり，外来や訪問等でのフォローアップの必要性を実感しました．

参考文献

1) 厚生労働省．令和4年（2022）度人口動態統計月報年計（概数）の概況．
https://www.mhlw.go.jp/toukei/saikin/hw/jinkou/geppo/nengai22/index.html（2024年3月11日閲覧）
2) Fukuhara M, et al. Impact of lower range of prehypertension on cardiovascular events in a general population: the Hisayama study. J Hypertens 2012; 30: 893-900.
3) Takashima N, et al. Long-term risk of BP values above normal for cardiovascular mortality: a 24-year observation of Japanese aged 30 to 92 years. J Hypertens 2012; 30: 2299-2306.
4) Arima H, et al. Impact of blood pressure levels on different types of stroke: the Hisayama study. J Hypertens 2009; 27: 2437-2443.
5) Law MR, et al. Use of blood pressure lowering drugs in the prevention of cardiovascular disease: meta-analysis of 147 randomized trials in the context of expectations from prospective epidemiological studies. BMJ 2009; 338: b1665.
6) Reynolds K, et al. Alcohol consumption and risk of stroke. A meta-analysis. JAMA 2003; 289: 579-588.
7) van Gijn J, et al. Subarachnoid haemorrhage: diagnosis, causes and management. Brain 2001; 124 (Pt 2): 249-278.
8) Rabadi MH, et al. Intensive nutritional supplements can improve outcomes in stroke rehabilitation. Neurology 200; 71: 1856-1861.
9) 日本静脈経腸栄養学会，編．静脈経腸栄養ガイドライン 第3版：照林社；2013．p67-69.
10) 西岡心大．栄養ケアプランの立案・実施．In：回復期リハビリテーション病棟協会栄養委員会，編．回復期リハビリテーション病棟管理栄養士必携 改訂第2版：2020．
11) 藤島一郎，ほか．「摂食嚥下状況のレベル評価」簡単な摂食嚥下評価尺度の開発．リハ医学 2006；43：S249.
12) Maeda K, et al. Reliability and Validity of a Simplified Comprehensive Assessment Tool for Feeding Support: Kuchi-Kara Taberu Index. J Am Geriatr Soc 2016; 64: e248-e252.
13) 小山珠美，編．口から食べる幸せをサポートする包括的スキル—KTバランスチャートの活用と支援—第2版：医学書院；2017．p12.
14) Shimizu A, et al. Texture-modified diets are associated with decreased muscle mass in older adults admitted to a rehabilitation ward. Geriatr Gerontol Int 2018; 18: 698-704.
15) 厚生労働省．国際生活機能分類−国際障害分類改訂版−．2002．
https://www.mhlw.go.jp/topics/index.html#syakai（2024年3月11日閲覧）
16) Nagano A, et al. Rehabilitation Nutrition for Iatrogenic Sarcopenia and Sarcopenic Dysphagia. J Nutr Health Aging 2019; 23: 256-265.

COPD

田部大樹

POINT

❶ COPD はエネルギー消費の増大と食事摂取量の低下を認めやすく，体重減少を高頻度に認める

❷ 低体重や体重減少は QOL の低下や生命予後に影響を及ぼすため，早期の栄養介入が重要となる

❸ サルコペニアやフレイルの有病率が高く，リハビリテーションスタッフと連携して栄養介入を行うことが重要である

はじめに

慢性閉塞性肺疾患（chronic obstructive pulmonary disease：COPD）は，喫煙をはじめとした有害物質への曝露を背景に発症する疾患です．令和2年度の報告では患者数は約22万人[1]，男性における第10位の死因となっています[2]．しかし，2000年に行われた調査では患者数は530万人に上ると報告され[3]，未診断・未治療のCOPD患者の存在が指摘されています．病初期ではほぼ無症状ですが，進行すると労作時の息切れや呼吸困難感を自覚します．加えて高頻度に体重減少やサルコペニアを認め[4,5]，QOLの低下につながります．また，どちらの割合も重症度に比例し予後に関連するため[6,7]，それらに対する栄養介入が治療において重要です．また，COPDの非薬物療法において呼吸リハビリテーションが行われますが，栄養療法は薬物・運動療法とともに重要な要素となります[8]．

① 病態と特徴的な栄養障害

COPDとは

　有害物質への長期的な曝露により，気管支や肺胞に炎症を生じることで気管支内腔の狭小化や，肺胞の弾力性が失われることでうまく空気を吐き出せなくなります．これに伴い，最大肺活量（FVC）に対し，1秒量（FEV1）が70％未満まで低下した状態（FEV_1/FVC：FEV_1%<70%）がCOPDと診断されます[8]．主な症状は咳や痰に加え，気道閉塞による呼吸困難を認めます．特に重症例では労作時の呼吸困難が強くなり，身体活動が低下するため廃用性の骨格筋量の低下を生じます．

COPD患者が栄養障害に陥る原因

　COPDの予後には体重減少やサルコペニアなどの栄養障害が影響を与えますが[6,7]，背景には以下の要因が挙げられます（**図1**）[9]．

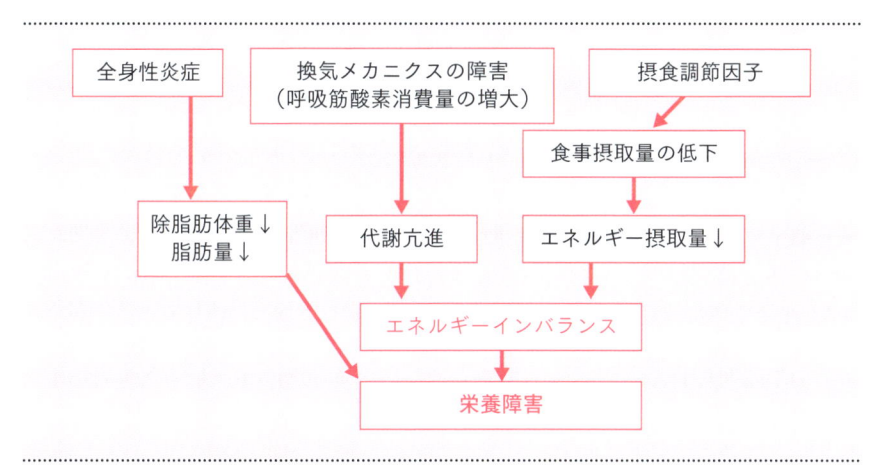

図1 COPDにおける栄養障害のメカニズム

　まずCOPD患者では，安静時エネルギー消費量（resting energy expenditure：REE）が平常時よりも増大していることが知られています[10]．これは気流閉塞や気腫性変化に伴う呼吸筋の酸素消費量増大により生じます．加えてCOPDの重症度やBMI，低栄養の有無にかかわらずCOPD患者では必要栄養量に対して摂取栄養量が不足しており[11-13]，栄養障害の大きな要因となっています．さらに，COPD患者で

は炎症性サイトカインの血中濃度の上昇と体重・除脂肪体重の減少との関連が報告されています[14]．加えて摂食調節ホルモンの変化も生じるとされており[15]，栄養障害が進展する要因となります．

COPD患者に特徴的な栄養障害

▶ 食欲不振

食欲不振の要因はさまざまですが，まず嚥下に伴う無呼吸が要因となる場合があります．嚥下時に呼吸は一時的に無呼吸となりますが，この無呼吸がCOPD患者にとって呼吸困難感の増悪につながるため，食事摂取に負担感が生じます．また，COPDによる気腫性変化で肺の過膨張を生じますが，この変化により横隔膜を圧迫し平坦化することで，胃は圧迫されます．この圧迫感が容易な満腹感につながるため，食事摂取量の低下を呈しやすくなります．加えて炎症性サイトカインの血中濃度上昇は，先述のように体重減少だけではなく食事摂取量の低下と関連することが示され[16]，食欲不振の一因であると考えられています．

▶ 体重減少

上記の食欲不振にREEの増大が加わることがCOPD患者の体重減少に大きく影響を与えます．これはCOPD患者の体重減少に比例してREEの増大が大きくなることからも影響が大きいことがわかります[17]．呼吸筋の酸素消費量増大が一因と考えられていますが，COPD患者では，BMI > 20 kg/m^2の患者は約30％，%IBW $>$ 90％の患者は約70％，> 80％の患者は約40％と多くの患者で体重減少を認めます[4]．加えて，1年以内の体重減少は生存率の低下と関連が報告され[18]，ガイドラインでは%IBWやBMIの評価が必須とされています[8]．

▶ サルコペニア・フレイル

COPD患者では体重減少に加え，呼吸困難感に伴う活動量の低下を生じやすいため，廃用性の筋肉量減少を生じサルコペニアやフレイルに陥る患者が多いです．COPD患者のうちサルコペニアは15％，プレフレイルは26％，フレイルは20％であると報告されています[19]．この有病率は，加齢やCOPDの重症度により増加するため[5]，早期からの呼吸リハビリテーションの実施が推奨されており[8]，適切な栄養療法とともに行うことが重要です．

有症状のCOPD患者に対して特に栄養指導や薬物療法を含む包括的な呼吸リハビリテーションの有用性が報告されています[8]．安定期のCOPD患者に対するONS（oral nutritional supplements，経口的栄養補助）を使用した栄養療法は6分間歩行距離の増加や健康関連QOLの改善に有用で[20]，薬物療法と運動療法を併用することでさらに体重増加[21]や筋力を改善させたと報告されています[22]．そのため，欧州呼吸器学会ではCOPD患者に対する栄養評価と栄養介入におけるステートメントにおいて，栄養療法と運動療法の併用が最も効果的であると示しています[23]．これらの観点から，包括的な呼吸リハビリテーションの実施には，管理栄養士や理学療法士をはじめとした多職種での情報共有が必要です．運動量や身体機能，摂取栄養量，体重，体組成などの情報共有を行いながら包括的な呼吸リハビリテーションを実施することが求められます．

❷ 栄養アクセスの基本的な考え方

COPD患者に対する栄養アクセスは症状の有無や程度によりどの栄養アクセスを選択するか検討を行います．

無症状〜労作時の呼吸困難感のみ（≒軽症〜中等症）

軽症なCOPD患者は無症状，もしくは強い労作時のみに呼吸困難感を生じることが多いです．この場合は，経口栄養が第一選択となり食事のみで管理を行うことが多いです．しかし体重減少の有無や消費エネルギー量の増大を加味して十分な食事量が確保できるよう適宜モニタリングを行いつつ提供内容の妥当性を検討します．

呼吸困難感により日常生活に支障を来たす場合（≒重症）

呼吸困難感が強い場合は，食欲不振も顕著となりやすいです．そのため栄養アクセスは経口栄養を基本としますが，食事摂取による負担を軽減することが必要です．方法として，提供量を減らし頻回食にONSを併用し1回の食事にかかる呼吸

困難感や疲労感を軽減できるよう調節します．ただし，調節後も栄養量の確保が困難であれば，経口摂取の代替方法が必要となります．この際は，経腸栄養への切り替えについて検討が必要です．

呼吸不全を呈する場合

　COPD患者は，有害物質への曝露や呼吸器感染症を契機に，症状が増悪することがあります．特に増悪時に呼吸不全となり，人工呼吸器による管理が必要となる場合があります．この場合，高流量鼻カニュラ（high-flow nasal cannula：HFNC）や非侵襲的陽圧換気療法（non-invasive positive pressure ventilation：NPPV），気管内挿管による人工呼吸が選択されます．HFNCやNPPVによる管理では，経口摂取の選択が可能ですが，食事摂取の際に呼吸困難感が増強することがあります．その際は，経腸栄養を優先的に選択します．また気管内挿管の場合は，経腸栄養が第一選択となります．

❸ 栄養アクセスの進め方とエビデンス（ロジック＆テクニック）

無症状〜労作時の呼吸困難感のみ（≒軽症〜中等症）

　症状がない場合は経口摂取が栄養アクセスの基本となります．しかし，食事摂取量はCOPDの重症度によらず必要量に対して不足しやすいため[12]，無症状や軽度であっても%IBW＞90%の患者や体重減少を認める患者では，提供量の増量を検討します．ただし，提供量の増加が困難である場合は，ONSの併用を検討します[8]．ONSの併用は在院日数の短縮や30日以内の再入院率低下が報告されており[24]，%IBWの低下，体重減少を認める患者には積極的に使用します．

呼吸困難感により日常生活に支障を来たす場合（≒重症）

　症状が強くなり食事摂取の際の呼吸困難感や容易な満腹感などを有する場合は少量頻回食への変更を検討します．ただし，少量頻回食であっても完食できない症例では，食間や眠前にONSを併用します．しかし，食事量・回数の変更やONSの併用を行っても栄養量の確保が困難な場合は，経腸栄養の併用を検討します．経腸栄養剤は，胃の圧迫感が強い場合や経口栄養と併用する場合には，投与に伴う

腹部膨満感の増悪を避けるために高濃度の経腸栄養剤（2 kcal/mL）を選択します。ただし、併存疾患や合併症により下痢を呈することがあります。要因としてはまず、心不全の影響が考えられます。心不全は安定期COPD患者のうち約3割に合併しており[8]、肺高血圧に伴う心不全（右心不全）を有する場合、腸管浮腫による影響が考えられます[25]。腸管浮腫の状態では吸収効率が低下し、下痢を生じやすくなります。また、細菌感染症に対して抗菌薬が投与されている場合には抗菌薬関連下痢症のリスクがあります。これらの下痢には、消化態栄養剤や水溶性食物繊維含有の栄養剤への変更を検討します。ただし、下痢の場合では、目標量までの到達に時間を要する場合が多いため、その際は補完的経静脈栄養法（supplemental parental nutrition：SPN）によって栄養量の確保を検討します。

呼吸不全を呈する場合

　呼吸不全の場合では、まずは経口栄養を安全に行うことが可能かどうかを判断します。HFNCやNPPVを装着している場合は経口栄養を行うことは不可能ではないですが、経口摂取の継続がかえって症状の増悪につながる可能性があります。また、NPPVでは経口栄養を行う際、一時的に鼻カニュラや酸素マスクに切り替えなければなりません。しかし切り替えた際に、SpO_2が低下し症状が増悪することがあります。もし症状の増悪がなく経口栄養の継続が可能であれば、症状に応じて経口栄養の負担を最小限に留めるため、食事の提供を行う場合は半量での提供およびONSを併用します。ただし、数分の間に症状の増悪やSpO_2の低下を生じる症例も多く、この場合はより少量の摂取に留めることも重要です。この場合、高濃度（2 kcal/mL程度）のONSのみに留め、経腸栄養の併用もしくはSPNを行い呼吸状態の安定を待ちます。呼吸状態が安定すれば、食事の提供を再開して量を増量しつつ経腸栄養やSPNを終了して経口栄養のみへ移行します。経口摂取の継続が困難であれば、速やかに経腸栄養への切り替えを検討します。また、気管内挿管による人工呼吸器での呼吸管理では、経腸栄養が第一選択となります。人工呼吸器による呼吸管理中の経腸栄養では、循環動態が安定していれば24〜48時間以内に経腸栄養を開始することが推奨されています[26]。ただし、NPPVでは胃内へのガス貯留を生じやすく逆流や嘔吐のリスクが懸念されます[27]。嘔吐をした際には陽圧換気により吐物を気管内へ押し込んでしまうため、NPPV管理中は逆流や嘔吐のリスクを勘案し原則24時間の持続投与を行います。SPNや中心静脈栄養（total parental nutrition：TPN）は経腸栄養の増量が困難な場合や循環不全を伴う場合，腸管安静が必要な場合に検討します．

MEMO：COPD 患者における栄養設計

　COPD患者の必要エネルギー量は実測されたREEの1.5倍以上[28]，もしくは予測式より求められた基礎エネルギー消費量（basal energy expenditure: BEE）に活動係数（active factor: AF）1.3とストレス係数（stress factor: SF）1.3を乗じて求められます[9]．また炭水化物は，脂質と比較し呼吸商が高く，換気への負担が懸念されるため[29]，脂質の投与比率を総エネルギー量の35〜50％程度とすることが好ましいとされています[9]．しかし安定期では，高脂質低炭水化物の栄養剤が通常の栄養剤よりも有用とする根拠がなく[30]，胃内での停滞時間も長いため横隔膜の運動を低下させ腹部の膨満感や労作時の呼吸困難感が悪化する可能性があることから[9]，高CO_2血症がない場合は組成にかかわらず十分なエネルギー量の投与が推奨されています[8]．またたんぱく質は，1.2〜1.5 g/kg程度が推奨されており[8]，サルコペニアやフレイルの合併が多いため，分岐鎖アミノ酸（branched chain amino acids: BCAA）の摂取が勧められています．BCAAによる栄養管理に関する報告では，COPD患者において血漿中のBCAA濃度が低下しており，BCAAを強化した成分栄養剤を用いることで上腕筋囲や握力，QOLが改善したことが報告されています[28]．

④ 症例でみる！栄養アクセスの実践例

60歳代・男性

主病名：細菌性肺炎によるCOPDの急性増悪，II型呼吸不全

既往歴：COPD（FEV1%:53% %FEV1:33%，病期III期），高血圧症

現病歴：X-1週間より咳嗽と食欲低下（平常時の2割）があり，X-1日に38.6℃の発熱と呼吸困難感が増悪し救急要請．来院時バイタルサインは，血圧152/92 mmHg，脈拍数98回/min，JCS1-3，呼吸数35回/minであった．

来院後経過：動脈血液ガス分析（arterial blood gas: ABG）にて，$PaCO_2$：77.9 mmHg，pH：7.298と呼吸性アシドーシスを呈しておりNPPVを装着してICUへ入

室となった.

入院時栄養評価

身体計測および血液生化学検査，ABGは以下に示します.

身長：158.0 cm 体重：44.2 kg %IBW：80.5% BMI：17.7 kg/m^2

上腕周囲長（AC）：19.5 cm 上腕三頭筋部皮下脂肪厚（TSF）：5 mm

上腕筋囲（AMC）：20.53 cm %AMC：77.2% 下腿周囲長（CC）：26.7 cm

血液生化学検査：WBC 11300/μL，CRP 5.67 mg/dL，Na 132 mEq/L，K 3.4
mEq/L，Alb 3.2 g/dL

ABG（NPPV装着時）：pH 7.292，$PaCO_2$ 77.0 mmHg，PaO2 134.0 mmHg，Lac
2.0 mmol/L

本症例はるい痩かつ筋量低下を有しGLIM基準（Global Leadership Initiative on Malnutrition）[31] における低栄養の現症に合致しました．また血清NaやK値が低値であり摂取量低下の影響が考えられました．合わせてCOPDによる慢性疾患や呼吸不全の程度を鑑みて，「重度の低栄養」と評価しました．

栄養サポート方針

まず，必要栄養量は以下のように算出しました.

エネルギー：BEE 1，075 kcal × AF 1.3 × SF 1.3 = 1，817 kcal

たんぱく質：1.2〜1.5 g/kg = 53〜66 g 脂質：20〜35% = 360〜630 kcal

ただし，本症例は人工呼吸管理中であり，ICU入室1週間以内はESPENのガイドライン[32] に準じ70%程度（≒1,280 kcal）に留め徐々に増量する方針としました．また高CO_2血症を認めましたが，呼吸不全期における値であり，まずはエネルギーおよびたんぱく質の確保を優先しました．

栄養アクセスは，SpO_2低下や呼吸困難感によりNPPVマスクを外せるか否かにより経口栄養と経腸栄養の選択を行う方針としました（ 図2 ）.

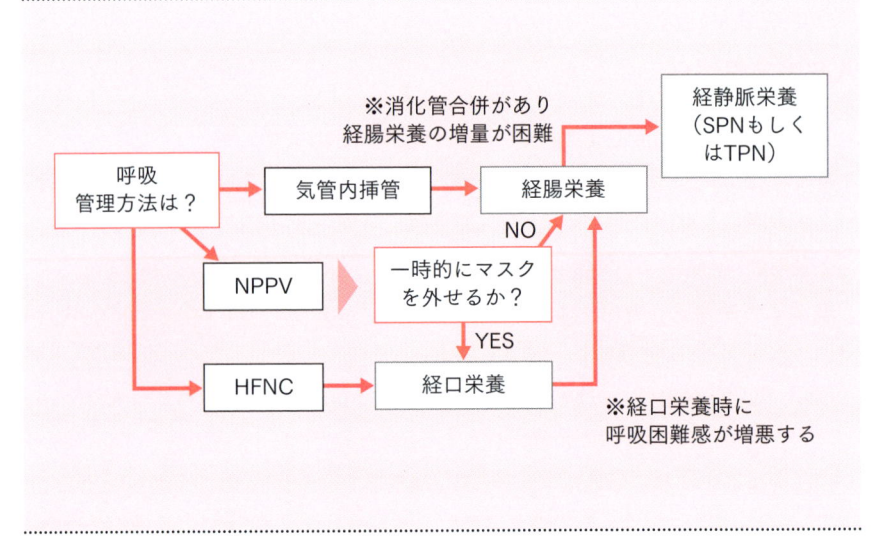

図2：本症例における栄養アクセスの考え方

　また，QOL改善に体重や筋量の増加が必要な症例と考え，病状が安定した際にリハビリテーションスタッフと相談のうえ栄養量の強化を検討する方針としました．

栄養サポートの経過

▶第1病日

　NPPVマスクを外すと1分程度でSpO_2が70％台まで低下し，呼吸困難感が増強したため，食事摂取困難であった．

▶第2病日

　NPPVマスクを外した際のSpO_2低下はあるものの，自覚症状は軽減しており高濃度（2 kcal/mL）のONSを1本/食のみの提供を開始した．

▶第3病日

　ONSは摂取できたが$PaCO_2$の上昇と呼吸困難感が増強したため，経口栄養の継続は困難と判断し経腸栄養へ移行．NPPV装着中のため，2 kcal/mLの半消化態栄養剤を24時間持続投与にて投与した．

▶ 第4〜7病日

経腸栄養開始後よりブリストルスケール7の排便が4回あり．抗菌薬投与中であったため整腸剤の内服および水溶性食物繊維含有の経腸栄養剤へ変更．第7病日には下痢は改善し投与量を増量した．

▶ 第8病日

$PaCO_2$が69.2 mmHgまで低下しNPPVマスクの離脱時間が10分程度確保できたため，ハーフ食（700 kcal，たんぱく質30 g）を提供開始し経口栄養のみへ移行した．しかし，10分以上のマスク離脱では呼吸困難感の増強があり，ハーフ食に毎食ONSを併用した．

▶ 第14病日

理学療法士より握力19.0 kg，歩行速度0.7 m/secであったと情報共有あり．生体インピーダンス法にて骨格筋量を測定したところ骨格筋指数（SMI）は5.9 kg/m^2であった．サルコペニアを有すると判断したためリハビリテーションと栄養量の強化を行う方針となった（ハーフ食＋ONS：1,800 kcal，たんぱく質66 g → 常食＋BCAA含有ONS：1,900 kcal，たんぱく質80 g）．

▶ 第28病日

体重43.5 kg，SMI 6.2 kg/m^2と増加，歩行速度も0.9 m/secと改善傾向であった．自宅での分割食，ONS継続について指導し自宅退院となった．

ポイント

呼吸不全期は，経口栄養による呼吸状態への影響を確認することが重要です．飲水や内服ができてもSpO_2低下や呼吸困難感の増悪が強い場合は，経腸栄養へ切り替え呼吸状態の安定を待つことが有用と思われます．

経口摂取が可能となれば，摂取量や症状に合わせ提供量の調節やONS併用を行い栄養量の確保を図ります．この際，筋肉量や身体機能の改善を目指した栄養療法が必要です．そのためリハビリテーションスタッフと連携しつつ栄養サポートを行うことが不可欠です．

参考文献

1) 厚生労働省.令和2年(2020)人口動態統計（確定数）の概況.
   https://www.mhlw.go.jp/toukei/saikin/hw/jinkou/kakutei20/index.html（2024年3月11日閲覧）
2) 厚生労働省.令和2年(2020)患者調査の概況.
   https://www.mhlw.go.jp/toukei/saikin/hw/kanja/20/index.html（2024年3月11日閲覧）
3) Fukuchi Y, et al. COPD in Japan: the Nippon COPD Epidemiology study. Respirology 2004; 9: 458-465.
4) 吉川雅則, ほか. 慢性閉塞性肺疾患(COPD)の栄養状態および併存症の実態調査. 厚生労働省呼吸不全調査研究班平成20年度研究報告書 2009；247-251.
5) Jones SE, et al. Sarcopenia in COPD: Prevalence, Clinical correlates and response to pulmonary rehabilitation. Thorax 2015; 70: 213-218.
6) Guo Y, et al. Body mass index and mortality in chronic obstructive pulmonary disease: A dose-response meta-analysis. Medicine(Baltimore) 2016; 95: e4225.
7) Read S, et al. Nutrition Status and Chronic Obstructive Pulmonary Disease: Can We Move Beyond the Body Mass Index? Nutr Clin Pract 2019; 34: 330-339.
8) 日本呼吸器学会COPDガイドライン第6版作成委員会. COPD(慢性閉塞性肺疾患)診断と治療のためのガイドライン2022 第6版：メディカルレビュー社；2022.
9) 吉川雅則. 慢性閉塞性肺疾患における栄養障害の病態と対策. 日呼ケアリハ学誌 2012；22：258-263.
10) Yoneda T, et al. Plasma levels of amino acids and hypermetabolism in patients with chronic obstructive pulmonary disease. Nutrition 2001; 17: 95-99.
11) Hallin R, et al. Nutritional status, dietary energy intake and the risk of exacerbations in patients with chronic obstructive pulmonary disease (COPD). Respir Med 2006; 100: 561-567.
12) Yazdanpanah L, et al. Energy and protein intake and its relationship with pulmonary function in chronic obstructive pulmonary disease (COPD) patients. Acta Med Iran 2010; 48: 374-379.
13) Nguyen HT, et al. Nutritional status, dietary intake, and health-related quality of life in outpatients with COPD. Int J Chron Obstruct Pulmon Dis 2019; 14: 215-226.
14) Itoh T, et al. Elevated plasma ghrelin level in underweight patients with chronic obstructive pulmonary disease. Am J Respir 2004; 170: 879-882.
15) Sugawara K, et al. Effect of anti-inflammatory supplementation with whey peptide and exercise therapy in patients with COPD. Respir Med 2012; 106: 1526-1534.
16) Langhans W, et al. Interleukins and tumor necrosis factor as inhibitors of food intake. Neuropeptides 1999; 33: 415-424.
17) 夫 彰啓, ほか. 慢性肺気腫患者のエネルギー代謝. 日呼吸会誌 1998；36：10-17.
18) Abe Y, et al. Annual Body Weight Change and Prognosis in Chronic Obstructive Pulmonary Disease. Int J Chron Obstruct Pulmon Dis 2021; 16: 3243-3253.
19) Marengoni A, et al. The Relationship Between COPD and Frailty: A Systematic Review and Meta-Analysis of Observational Studies. Chest 2018; 154: 21-40.
20) Ferreira IM, et al. Nutritional supplementation for stable chronic obstructive pulmonary disease. Cochrane Database Syst Rev 2012; 12: CD000998.
21) Schols AM, et al. Physiologic effects of nutritional support and anabolic steroids in patients with chronic obstructive pulmonary disease. A placebo-controlled randomized trial. Am J Respir Crit Care Med 1995; 152: 1268-1274.
22) Sugawara K, et al. Effects of nutritional supplementation combined with low-intensity exercise in malnourished patients with COPD. Respir Med 2010; 104: 1883-1889.
23) Schols AM, et al. Nutritional assessment and therapy in COPD: A European respiratory society statement. Eur Respir J 2014; 44: 1504-1520.
24) Snider JT, et al. Effect of hospital use of oral nutritional supplementation on length of stay, hospital cost, and 30-day readmissions among medicare patients with COPD. Chest 2015; 147: 1477-1484.
25) Sandek A, et al. Altered intestinal function in patients with chronic heart failure. J Am Coll Cardiol 2007; 50: 1561-1569.
26) 急性呼吸不全による人工呼吸患者の栄養管理ガイドライン. 人工呼吸 2012；29：75-120.
27) Singer P, et al. To eat or to breathe? The answer is both! Nutritional management during

noninvasive ventilation. Crit Care 2018; 22: 27.

28) 吉川雅則. 全身性疾患としてのCOPDにおける栄養評価・対策の臨床的意義. 呼吸 2004；23：67-75.

29) Angelillo VA, et al. Effects of low and high carbohydrate feedings in ambulatory patients with chronic obstructive pulmonary disease and chronic hypercapnia. Ann Intern Med 1985; 103: 883-885.

30) Anker SD, et al. ESPEN Guidelines on enteral nutrition: cardiology and pulmonology. Clin Nutr 2006; 25: 311-318.

31) Cederholm T, et al. GLIM criteria for the diagnosis of malnutrition – A consensus report from the global clinical nutrition community. Clin Nutr 2019; 38: 1-9.

32) Singer P, et al. ESPEN practical and partially revised guideline: Clinical nutrition in the intensive care unit. Clin Nutr 2023; 42: 1671-1689.

静脈栄養と脂肪肝の関係って？

吉村芳弘

　静脈栄養を行う際は脂肪を投与することが重要です．特に脂肪投与を控えるべき理由がなければ，脂肪の連日投与は必須であるとも言えます．これまでは（10年以上前のことですが），血栓症の患者や重篤な肝障害がある患者などへの脂肪投与は禁忌とされてきました．しかし，重症患者にも脂肪投与は必須であり，0.1 g/kg/h以下の速度で投与すれば合併症は発生しないというのが，今の基本的な考え方です．静脈栄養に脂肪投与が必要な主な理由3点を以下に述べます．

　まず，無脂肪の静脈栄養では，非たんぱくカロリーが糖質のみとなります．過剰な糖質投与では肝臓での脂肪合成亢進と高インスリン血症がトリガーとなり，脂肪肝や肝機能障害のリスクが高くなります．「点滴で脂肪入れると脂肪肝になるから……」という医療者は勉強不足です．絶食で点滴のみで栄養管理されている患者は，適切なエネルギーと水分が投与されていることに加えて，アミノ酸や脂質がしっかり投与されているか確認するクセをつけましょう．もちろん，アミノ酸も脂質も投与されていない加糖電解質のみの点滴を続けると，急速に栄養状態が悪化します．そもそも，そのような点滴は「静脈栄養」とは言えません．ガイドラインにも以下のように明記されています[1]．

　　静脈栄養施行時には，肝機能障害ならびに脂肪肝発生予防のために脂肪乳剤投与は有用である．

　次に，必須脂肪酸の補給です．必須脂肪酸とは人間の体内で合成できない脂肪酸のことを指します．必須脂肪酸は細胞膜やホルモンの構成要素として機能し，生命活動に不可欠です．特に，オメガ-3およびオメガ-6脂肪酸は，心臓健康，脳機能，網膜の視覚伝達系のサポートなど，さまざまな生理的機能に関与しています．これらの脂肪酸は，バランスの取れた食事を通じて適切に摂取されるべきです．静脈栄養による栄養管理の際も全く同様です．無脂肪の静脈栄養管理では約2週間で必須脂肪酸欠乏症が発生するとされています．この状態では，皮膚の乾燥，急激な脱毛，血小板の減少，免疫機能の低下，知的障害などの症状が現れることがあります．乳児期にこの脂肪酸が不足すると，知的障害が生じることが報告されて

います．通常の食事では無脂肪になることはまずありませんので，無脂肪の静脈栄養で必須脂肪酸欠乏に陥ることは医原性の栄養素欠乏症であるとも言えますね．ガイドラインにも以下のように明記されています[1]．

　静脈栄養施行時には，必須脂肪酸欠乏症予防のため，脂肪乳剤は投与しなければならない．

　最後に，十分なエネルギーを供給できることです．脂肪投与は，1グラムあたり9キロカロリーのエネルギーを提供します．グルコースの2倍超です．これにより，患者が必要なエネルギーを静脈経路から効率的に摂取できます．そもそも，静脈栄養単独で栄養管理される患者は栄養状態に何らかのリスクを抱えていることが少なくありません．病気で弱っているときこそ，必要十分なエネルギーを確保する必要性があります．これは，栄養アクセスとは無関係ですよね．静脈栄養管理されている患者こそ，脂肪製剤をしっかり投与して十分なエネルギーを確保する必要があるのです．中心静脈栄養製剤でも末梢静脈栄養製剤でも，脂肪乳剤がワンパックとなった製剤がすでに発売されて広く使われ始めています．このようなキット製剤を積極的に採用するのも無脂肪点滴を避ける一つの方法かもしれません．

参考文献

・　日本静脈経腸栄養学会．静脈経腸栄養ガイドライン　第3版：照林社：2013.

ARDS

福勢麻結子

POINT

❶ ARDS は先行する原因疾患から引き起こされるため，それを考慮した栄養管理が必要である

❷ 呼吸状態，循環動態を確認し経腸栄養を第一選択として検討する．経腸栄養開始時期は侵襲後 24 〜 48 時間以内の早期経腸栄養を考慮する

❸ 栄養投与量や内容については原疾患の治療経過を考慮しながら栄養量を検討するとともに，脂質投与量や免疫調整栄養剤も考慮する

はじめに

　急性呼吸不全の原因はさまざまですが，そのうちの一つであるARDSは先行する原因疾患から引き起こされます[1]．急性呼吸不全による人工呼吸器患者の栄養管理ガイドライン2011年版においては，ARDSの管理について，疾患に対する根本的な治療を行い，患者が回復するまでの間適切な栄養管理をすることが重要であるとされています[2]．

　慢性呼吸不全に対する栄養管理については，COPD患者においてREE（resting energy expenditure，基礎エネルギー消費量）が有意に亢進している[3,4]ことや，人工呼吸器管理を考慮するような高炭酸ガス血症を伴う換気不全の状態では高脂質含有栄養剤が有益であるとする報告がありますが[3,5]，ARDSはこのような呼吸不全に対する栄養管理だけではなく，原因疾患も考慮する必要があると考えられます．また，ARDSの病態は複雑であり，急速に悪化する可能性もあります．適切な栄養管理を行うためには栄養に対する共通認識を有した多職種チームで検討することが望ましいと考えます．

病態と特徴的な栄養障害

病態

　呼吸とは，空気中の酸素を血液に取り込み，体内で産生された二酸化炭素を血液から呼気に排出することです[6]．空気中の酸素を血液に取り込むことを「酸素化」，二酸化炭素を排出することを「換気」と呼びます．呼吸不全では酸素が十分に体内に取り込めず，血液中の酸素が減少し低酸素血症となります[1]．血液ガス分析の結果，室内気吸入時$PaO_2 < 60\ torr\ (mmHg)$あるいは$PaCO_2 > 45\ torr\ (mmHg)$の値を示せば呼吸不全の診断となります[1]．急性呼吸不全の原因は，本稿のテーマであるARDSのほか，肺炎，急性肺血栓塞栓症，自然気胸などです[6]．また，慢性閉塞性肺疾患や間質性肺炎が感染や心不全などを契機に急性増悪することによっても引き起こされます[6]．

　ARDSは，「先行する基礎疾患・外傷をもち，急性に発症した低酸素血症で，胸部X線写真上では両側性の肺浸潤影を認め，かつその原因が心不全，腎不全，血管内水分過剰のみでは説明できない病態の総称」とされています[7]．原因により直接肺障害（頻度の高いもの；肺炎，胃内容吸引）と間接肺障害（全身炎症の波及：頻度の高いものは敗血症，外傷，重症熱傷）に分かれます[1]．ARDSの重症度分類を **表1** に示します[7]．

表1 ARDSの診断基準と重症度分類

重症度分類	Mild 軽症	Moderate 中等度	Severe 重症
PaO_2/FiO_2 （酸素化能，mmHg）	$200 < PaO_2/FiO_2 \leqq$ 300（PEEP，CPAP $\geqq 5\ cmH_2O$）	$100 < PaO_2/FiO_2 \leqq$ 200 （PEEP$\geqq 5\ cmH_2O$）	$PaO_2/FiO_2 < 100$ （PEEP$\geqq 5\ cmH_2O$）
発症時期	侵襲や呼吸器症状（急性/増悪）から1週間以内		
胸部画像	胸水，肺虚脱（肺葉/肺全体），結節では全てを説明できない両側性陰影		
肺水腫の原因 （心不全，溢水の除外）	心不全，輸液過剰ではすべて説明できない呼吸不全：危険因子がない場合，静水圧性肺水腫除外のため心エコーによる客観的評価が必要		

日本呼吸器学会/日本呼吸療法医学会/日本集中治療医学会，編．ARDS診療ガイドライン2016：総合医学社；2016．p28より

ARDSでみられる特徴的な栄養障害

ARDSでは重症になるほど栄養管理が複雑となります．病態の進行や治療経過によっては，十分に栄養量を増量することが難しい場合もあり，低栄養が進行する可能性があります．ARDSにおける栄養障害の進行リスクと考えられるものを提示します．

▶ 血糖管理

敗血症などの重症病態下では「重症関連コルチコステロイド障害」という概念があり，コルチゾール分泌不全（相対的副腎不全）や，糖質コルチコイド受容体の減少および組織反応性の低下により糖質コルチコイド活性が低下するとされており[8, 9]，低血糖が引き起こされる可能性があるため，血糖値の観察が必要となります．このような重症病態やそれに伴うARDSの患者においてはステロイドの投与が開始となることがあります．ステロイド開始後は高血糖にも配慮します．「日本版重症患者の栄養療法ガイドライン」においては，目標血糖値は180 mg/gL以下とするよう推奨されていますが，重症化以前に血糖コントロールが不良な患者で低血糖のリスクが高いと判断した場合は，198 mg/dL未満を目標としても良いとされており[10]，個々の病態に応じて検討します．栄養療法が開始できる場合は，低血糖に対して持続的に栄養投与を開始することや，高血糖に対して栄養剤を変更するなど治療経過に応じて検討します．

ステロイドによる異化亢進に注意しましょう

ステロイドの副作用として高血糖のほかに，異化亢進があります．筋力低下から低栄養進行のリスクとなります．BUN が上昇することがあるため，血液検査も観察しましょう．

▶ 腹臥位における栄養管理

ARDSガイドラインにおいて，中等症または重症の成人ARDS患者に対して，酸素化改善や人工呼吸器関連肺傷害（ventilator-associated lung injury：VALI）発生・予防の観点から，腹臥位が有効であると考えられています[11]．腹臥位の施行時間は長時間（12時間以上）を考慮すべき[11]とされており，栄養投与中も腹臥位の状態となります．腹臥位が必要となるような症例は経口摂取が難しい状態であり，

栄養投与ルートは経腸栄養または経静脈栄養となります．経腸栄養の場合は，腹臥位による胃管排液量の増加や嘔吐の有無を確認することが必要です．特に，腹臥位を通常のベッドで行う場合は，腹圧がかかることから胃管排液や嘔吐のリスクが上がると考えられます．経腸栄養中は，仰臥位時よりも低速で投与することや少量高栄養の栄養剤へ変更するなど工夫が必要になることがあります．熱傷患者などで使用されるベッドは，腹臥位中も腹圧がかかりにくいため，胃管排液の増加や嘔吐のリスクは軽減できると考えます．

▶ 人工呼吸器管理下における栄養管理

酸素化不良に対しては酸素投与が行われますが，換気補助や呼吸仕事量の軽減が必要な場合は非侵襲的陽圧換気療法（non-invasive positive pressure ventilation：NPPV）や挿管による陽圧呼吸管理が選択されます[1]．NPPV管理中は経口摂取や経腸栄養が推奨されており，嚥下機能に問題が無く，短期間のNPPV中断に耐えうる症例においては十分な経口摂取が推奨されています[12]．急性呼吸不全で重症度が高く，マスクを外すことが困難な症例や，安定していても嚥下機能に問題がある症例は胃管による経腸栄養が推奨されます[12]．一方で嘔吐や胃食道逆流による誤嚥のリスクもあることから[12]，経口摂取や経腸栄養の開始については医師や他職種と十分協議をすることが必要です．挿管人工呼吸器となる可能性が高い場合は，治療の優先を考慮します．

▶ ECMO管理下の排便コントロール

重症ARDS患者にECMO（extracorporeal membrane oxygenation，体外式膜型人工肺）が導入されることがあります．ECMOの脱血管は大腿静脈に留置をするため，経腸栄養中の排便コントロールは感染予防のために重要です．また，ECMO留置中は臥床時間が長くなり褥瘡のリスクもあるため，肛門周囲の便汚染による皮膚トラブルも懸念されます．必要に応じて排便を閉鎖的に回収できる便失禁管理システム[13]を検討します．

抗菌薬の投与により腸内細菌叢が乱れ，下痢をしている場合があります．便培養でクロストリジウムディフィシルの有無を確認するとともに[3]，食物繊維に代表されるプレバイオティクス，乳酸菌やビフィズス菌などのプロバイオティクスによる整腸も検討しましょう[14]．

▶ PICS・ICUAW と ARDS

集中治療後症候群（post intensive care syndrome：PICS）とは，ICU在室中あるいは退室後，さらには退院後に生じる身体障害・認知機能・精神の障害で，ICU患者の長期予後のみならず患者家族の精神にも影響を及ぼすとされています[15]．PICSの運動機能障害の一つとして，ICU-AW（ICU-acquired weakness）があります[15]．ICU-AWとは，重症疾患の罹患後に左右対称の四肢のびまん性の筋力低下を呈する症候群とされています[15]．ARDSでの合併率は約60%とされています[16,17]．ARDSから回復した患者では，特に運動能力の障害は深刻であり，1年後の6分間歩行距離や，退院後の就労，5年後の身体機能にも影響するとされています[17,18]．その対策として，早期からの離床や，呼吸機能およびADL改善を見据えたリハビリテーションとともに栄養投与量も検討する必要があります．ARDSに対する治療は栄養とリハビリの両輪で取り組むことが重要であると考えます．

❷ 栄養アクセスの基本的な考え方

「急性呼吸不全における人工呼吸器患者の栄養管理ガイドライン2011年版」によると，**表2** のように記載されています．経腸栄養に関する事項を抜粋していますが，表に示した以外の内容（免疫学的栄養管理や静脈栄養など）についてはガイドラインをご参照ください．

表2 急性呼吸不全栄養ガイドライン

栄養療法の選択	静脈栄養（PN）よりも経腸栄養（EN）を推奨する（Grade B）
経腸栄養の開始時期	適切な呼吸管理が実施され循環状態が安定している症例では，入室時もしくは侵襲後 24 〜 48 時間以内の早期に 経腸栄養を少量から開始することを考慮すべきである（Grade C）．
経胃内栄養と小腸内（幽門後）栄養	誤嚥の危険が高い，または胃内投与が実施できない場合には，小腸にチューブを留置して経腸栄養を行うことを考慮すべきである（Grade C）．
経腸栄養における投与エネルギー設定	栄養療法開始に際し，推算式による計算値もしくは間接熱量計による測定結果を用いて目標投与エネルギーを設定することを推奨する（Grade E）．
経腸栄養で目標設定エネルギー量に到達できない場合	7 〜 10 日に至ってもその時点で目指すエネルギーに 到達することができない場合は，静脈栄養の併用を考慮すべきである（Grade C）．
経腸栄養におけるたんぱく質投与量の設定	経腸栄養開始後のたんぱく質投与量を 1.2 〜 2.0 g/kg/日 に調整することを考慮すべきである（Grade D）．
経腸栄養における魚油（Fish oil）（n-3 系脂肪酸）	ARDS と ALI 患者に関しては n-3 系脂肪酸（EPA），γリノレン酸,抗酸化物質を強化した栄養剤使用を考慮す べきである（Grade A）．
経腸栄養における高脂肪 / 低炭水化物の栄養	高血糖や COPD の急性増悪に対する高脂肪 / 低炭水化物の栄養の有効性が報告されており,その使用を考慮す べきである（Grade C）．

急性呼吸不全による人工呼吸器患者の栄養管理ガイドライン2011年版．人工呼吸 2012；29：75-120 より

経腸栄養の投与方法については，経胃栄養，経小腸栄養いずれの栄養投与方法でも可能とされていますが，誤嚥のリスクが高ければ小腸栄養を検討するとよいでしょう．投与栄養量については明確な数値を示せるほどのエビデンスはありませんが，増量の目安は1週間程度と考えられます[2]．また，ω3系脂肪酸や高脂肪/低炭水化物の栄養については考慮すべきとされています[2]．

ガイドラインは「急性呼吸不全による人工呼吸患者の栄養管理ガイドライン2011年版」の後，「日本版重症患者の栄養療法ガイドライン」「ARDS診療ガイドライン2021」が作成されましたが，さまざまなガイドラインや先行研究をもとに栄養管理を検討していく必要があります．

③ 栄養アクセスの進め方とエビデンス

経腸栄養の開始時期とエネルギー・たんぱく質投与量

　経腸栄養は感染性合併症罹患率の観点から，できるだけ早期に開始することが推奨されていますが，どのように増量し目標値まで到達するのかはわかっていません．侵襲下の消費エネルギーは，内因性エネルギーと外因性エネルギー（＝栄養投与）により賄われると考えられています[2)]．外因性のエネルギー投与量が多くなるとオーバーフィーディングが懸念されるため[19)]，侵襲下の消費エネルギーは内因性のエネルギー量を考慮する必要があります．しかしながら，基本的に内因性のエネルギー量を厳密に計測することは不可能であるため，エネルギー投与量の大まかな指針からエネルギー量を決定します[19,20)]．投与エネルギー量については各ガイドラインにおいて「開始後は1週間をめどに目標量（1日投与量）の少なくとも50％以上を目指し増量することを考慮すべき」[2)]，「急性期の初期1週間は，エネルギー消費量よりも少なく投与することを弱く推奨する」[10)] としています．その投与量について推奨できる結論はでていませんが，500 kcal/日程度[10,21)] とするものや，急性期の極期，一般的な急性期，回復期，慢性期ごとの指針も報告されています[19,20)]．実臨床においては，循環動態や消化器症状，血糖値や投与水分量など全身状態の経過を考慮しつつ，上記のような指針で投与栄養量を決定することになるかと思います．

　たんぱく質投与量については，「侵襲下の窒素バランスを考慮し，経腸栄養開始後のたんぱく質投与量を1.2〜2.0 g/kg/日に調整することを考慮すべきである」としていますが，腎臓への負荷を考慮し，高齢者や腎機能低下症例では腎機能障害の進行の可能性を念頭に投与量を検討する必要があります[2)]．

ω3系脂肪酸

　ω3系（n3系）脂肪酸は免疫調整栄養剤と呼ばれますが，これは成人を中心に炎症反応のコントロールや感染性合併症の減少を期待して使用されてきました[10)]．「急性呼吸不全による人工呼吸患者の栄養管理ガイドライン 2011年版」においては，「ARDSとALI患者に関してはn-3系脂肪酸（EPA），γリノレン酸，抗酸化物質を強化した栄養剤使用を考慮すべきである」とされています[2)]．ω3系脂肪酸の有

効性が報告されている一方で，アウトカムが悪化するという報告もあります[2,22]．ω3系の投与方法や栄養投与方法の違いなどが影響しているということも考えられていますが，ARDSガイドラインにおいてエビデンスを「弱く推奨（条件付きで推奨）」としている[11]ことも考慮すると，ω3系脂肪酸の有効性については今後の検討が待たれるかと思います．

高脂肪/低炭水化物について

呼吸商（respiratory quotient：RQ）とは，栄養を摂取した後の代謝で生じる酸素消費量に対する二酸化炭素排泄量です．

脂質の呼吸商は0.7と低値であり，たんぱく質や炭水化物と比較して二酸化炭素排出量が少ないため，呼吸不全で二酸化炭素排出障害がある場合に有効であることが考えられています[1]．その他，ステロイド投与による高血糖へも有効である可能性があります[1]．また，「急性呼吸不全による人工呼吸患者の栄養管理ガイドライン 2011年版」においては，「高血糖やCOPDの急性増悪に対する高脂肪 / 低炭水化物の栄養の有効性が報告されており，その使用を考慮すべきである」[2]とする一方で，「ICU患者でCO_2産生が有意に低下したのは過剰栄養となっていた症例のみであり，必要エネルギーを適切に設定されていた場合はCO_2産生にそれほど影響しなかった」[23]とする報告や，「集中治療患者に対する高脂肪 / 低炭水化物の栄養は通常の栄養との比較で，死亡率，感染性合併症発生率，在院日数に影響しなかった」[24-26]とされていることから，高脂質/低炭水化物の有効性については今後の課題と考えられます．現状では，ARDSの原因となった個々の病態も考慮して脂質の投与を検討する必要があると考えます．

④ 症例でみる！栄養アクセスの実践例

70歳代・男性

主病名：感染性膵壊死

既往歴：狭心症，高血圧，2型糖尿病，脂質異常症

現病歴：20XX年10月，朝食後9時頃から上腹部痛あり．14時頃から嘔吐も複数回繰り返しており，様子をみるも改善せず救急要請．

来院後経過：入院時バイタルは，JCS：0，BP：166/87 mmHg，PR：85 bpm（整），

BT：36.2℃，RR：24回/分，SpO$_2$：97％（RA），血液検査では，アミラーゼと肝胆道系酵素の上昇を認め，腎機能軽度上昇（表3）．腹部所見については，腹痛（＋）腹部膨満感（＋）悪心嘔吐（＋）圧痛（＋）反跳痛（－）筋性防御（－）腸蠕動音（＋）吐血（－）ニボー（－）．腹部CTでは，膵周囲の脂肪識濃度の上昇や膵周囲に液体貯留あり．腹部エコーは，胆泥を疑う所見あり．急性胆石性膵炎，急性胆管炎の診断で入院となり，翌日ENBDチューブ留置となった．入院後第2病日，急激に呼吸状態が悪化しICUへ緊急入室となる．入院時からICU入室までの血液生化学検査を 表3 に示す．

表3 入院時からICU入室までの血液生化学検査

		入院時	第 1 病日	第 2 病日 (ICU 入室)
WBC	×10^3/μL	24.6	31.1	12.7
Alb	g/dL	3.7	2.5	2.3
ASR	U/L	635	103	50
ALT	U/L	219	113	66
γGTP	U/L	622	370	256
LD	U/L	525	383	414
ALP	U/L	458	235	204
T-Bil	mg/dL	3.29	6.14	5.54
D-Bil	mg/dL	2.45	5.05	4.51
I-Bil	mg/dL	0.94	1.09	1.03
AMY	U/L	3719	487	117
BUN	mg/dL	12.8	37.2	35.4
Cr	mg/dL	1.11	2.08	1.53
Na	mmol/L	137	137	137
K	mmol/L	4.7	4.8	4.4
BS	mg/dL	178	69	99
CRP	mg/dL	0.4	20.9	24.1
LIP	U/L	13209	475.9	89.1

ICU入室時血液ガス分析	
pH	7.245
pO$_2$ mmHg	63.6
pCO$_2$ mmHg	64.5
HCO^{3-} mmol/L	27
BE mmol/L	-1.7
Lac mmol/L	1.3

栄養評価

身長165.9 cm，体重58.9 kg，BMI21.4 kg/m^{2}と標準体重でした．入院前までは食事を摂取しておりADLは自立していたことから栄養状態は比較的保たれていたと考えられました．入院時の採血結果でCONUT（controlling nutritional status）を用いて栄養評価をすると，Alb 3.7 g/dL，リンパ球数615 mm^3，総コレステロール152 mg/dLで4点となり軽度栄養障害でした．しかし，入院後は経口摂取ができなかったことや，原疾患により全身状態悪化したため低栄養の進行が懸念されました．ICU入室後の必要栄養量の最終目標は下記のように設定しました．AF（active factor）挿管中であり1.0としています．SF（stress factor）は原疾患による侵襲を考慮して1.3としました．たんぱく質量は原疾患による異化亢進や先述した急性呼吸不全栄養ガイドラインを参考に1.2 g/kg/日としました．

＜必要栄養量の最終目標＞

エネルギー：BEE 1,300×AF 1.0×SF 1.3≒1,700 kcal/日

たんぱく質：58.9 kg×1.2 g/kg/日≒70 g/日

栄養サポート方針

挿管人工呼吸器管理となっており経鼻経管栄養チューブが挿入されていたため，循環動態・消化器症状を観察し，早期に経腸栄養の開始を検討します．感染性膵壊死による消化酵素の不足を考慮して，初回の栄養投与は脂質フリーの消化態栄養剤を考慮します．しかし，循環動態が不安定であることや腹部臓器の炎症を考えると十分な栄養増量が難しいことも考えられます．重症病態下における低血糖の可能性も考慮するとTPN（中心静脈栄養）の開始を検討する必要があります．

以上から，栄養管理計画は下記のように立案しました．

1. 循環動態と消化器症状を観察し，早期に経腸栄養を開始および漸増する．
2. 消化酵素の不足を考慮して栄養剤は脂質フリーで開始とする．
3. 重症病態下の血糖コントロールに配慮する．

栄養サポートの経過

栄養投与量の推移を **図1** に示します．

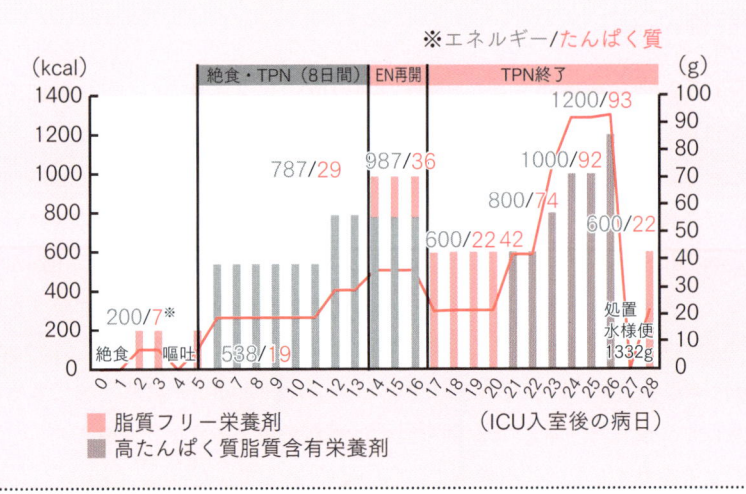

図1 ICU入室後の栄養管理

▶ 入院後第2病日（ICU入室）

　急激に呼吸状態が悪化したため，ICUへ緊急入室となった．バイタルは，BP 82/39 mmHg, BT 38.0℃, RR 24回/分, HR 97 bpm, SpO$_2$ 90%（VM 10 L）．NHF 50L 50%へ変更したがP/F100台，CO$_2$ 64 mmHgと貯留しているため，挿管人工呼吸器管理となった．CTにて膵壊死とそれによるフリーエアーの所見があり，感染性の膵壊死と考えられた．膵臓の強い炎症が腎臓，両肺まで波及し，腎機能障害とARDSが起こっている病態で，敗血症ショックも伴っており，ノルアドレナリン（NAD）開始．肺水腫に対して翌日から腹臥位療法を行うこととなった．

▶ ICU入室第1病日〜3病日

　敗血症を伴っており，NADは高用量必要としていた．BS 100 mg/dL未満で経過することもあったが低血糖はなく経過した．膵炎と循環動態を考慮し，脂質フリーの消化態栄養剤200 mL/日 を10 mL/hで開始し，腹臥位実施となり，鎮静薬の量が増量となったため消化器症状を観察した．嘔吐はなく，胃管排液58 mL/日程度だった．

▶第4病日～第13病日

ARDSが増悪したため, ステロイドが開始となった. 同時期に嘔吐のため経管栄養が中止となり, その後も胃管からの血性排液や貧血の進行により積極的に腸管を使用できない日が続いたため, 第6病日からエルネオパ®1号が開始となった. 出血に関しては, 十二指腸乳頭部や脾動脈・膵枝からの出血で止血の処置が続き, 絶食管理となった. TPNを増量しながら, 血糖コントロールはヒューマリン®持続点滴で対応しており, 第13病日に感染性膵壊死に対して経胃ドレナージを行った.

▶第14病日～ICU退室まで

ドレナージ後経管栄養を再開でき, 第17病日にTPNを終了した. しかし, 第21病日のAlbは2.0 g/dLと低値であり, 侵襲やステロイドによる異化亢進・筋力低下による低栄養が考えられた. PICS・ICU-AWに対して理学療法士によるリハビリテーションも介入した. 栄養サポートについては, 脂質とたんぱく質でエネルギーやたんぱく質投与量を増量していった. 栄養管理とリハビリテーションで栄養状態の改善を図っていたが, 膵臓からの消化酵素不足と考えられる下痢が多量であり, 栄養増量に難渋した. 全身状態は改善したため, 29病日目に一般病棟転床となったが, 転床後も栄養サポートおよびリハビリテーションが必要な症例だった.

ポイント

本症例は感染性膵壊死と敗血症性ショックを伴っており, 強い炎症の波及によってARDSとなった病態と考えられました. 栄養管理に関しては, 循環動態, 消化器症状を毎日多職種と確認をしながら行いました. 筋力低下に対してリハビリテーションとともに栄養投与量の増量が必要でしたが, 原疾患に対する治療や消化器症状により難渋しました. 絶食期間中のTPNや経腸栄養中の排便コントロールについては看護師や薬剤師とともに検討しました.

以上のように, ARDSはその原因となる疾患の治療経過を観察しながら, 病態に応じて栄養サポートを行う必要があり, 多職種との連携が重要な病態です.

参考文献

1) 海塚安郎. エビデンスに基づく病態別経腸栄養法〜病態別経腸栄養剤の選び方と使い方〜急性呼吸不全の栄養管理. 静脈経腸栄養 2012；27：37-48.
2) 急性呼吸不全による人工呼吸器患者の栄養管理ガイドライン 2011年版. 人工呼吸 2012；29：75-120.
3) 日本静脈経腸栄養学会ガイドライン作成実行委員会. 静脈経腸栄養ガイドライン 第3版：照林社；2013.
4) Wouters EFM, et al. Nutrition and metabolism in chronic respiratory disease. Eur Respir Mon 2003; 24: 11-12.
5) Ferreira I, et al. Nutritional intervention in COPD: a systematic overview. Chest 2001; 119: 353-363.
6) 日本呼吸器学会. 急性呼吸不全・ARDS.
   https://www.jrs.or.jp/citizen/disease/h/h-01.html（2024年3月11日閲覧）
7) 日本呼吸器学会/日本呼吸療法医学会/日本集中治療医学会，編. ARDS 診療ガイドライン 2016：総合医学社；2016. p28.
8) 日本版敗血症診療ガイドライン2020特別委員会. 日本版敗血症診療ガイドライン2020：学研メディカル秀潤社；2021. p150.
9) Pastores SM, et al. Guidelines for the Diagnosis and Management of Critical Illness-Related Corticosteroid Insufficiency (CIRCI) in Critically Ill Patients (Part II): Society of Critical Care Medicine (SCCM) and European Society of Intensive Care Medicine (ESICM) 2017. Crit Care Med 2018; 46: 146-148.
10) 日本集中治療医学会重症患者の栄養管理ガイドライン作成委員会. 日本版重症患者の栄養療法ガイドライン. 日集中医誌 2016；23：185-281.
11) 日本集中治療医学会/日本呼吸器学会/日本呼吸療法医学会 ARDS診療ガイドライン作成委員会. ARDS診療ガイドライン2021.日集中医誌 2022；29：295-332.
12) 日本呼吸器学会NPPVガイドライン作成委員会，編. NPPV（非侵襲的陽圧換気療法）ガイドライン 改訂第2版：南江堂；2015. p52.
13) コンバテックジャパン. フレキシ シール®.
   https://www.convatec.com/ja-jp/flexi-seal/（2024年3月12日閲覧）
14) 近森正幸，監. 新 近森栄養ケアマニュアル Q&Aで近森病院の栄養管理がわかる!：医歯薬出版；2020.
15) 集中治療医学会. PICS 集中治療後症候群.
   https://www.jsicm.org/provider/pics/pics01.html（2024年3月12日閲覧）
16) Bercker S, et al. Critical illness polyneuropathy and myopathy in patients with acute respiratory distress syndrome. Crit Care Med 2005; 33: 711-715.
17) 神津 玲，ほか. 急性呼吸促迫症候群に対する理学療法の役割と実際. 日呼吸ケアリハ学誌 2014；24：233-236.
18) Herridge MS, et al. Functional disability 5 years after acute respiratory distress syndrome. N Engl J Med 2011; 364: 1293-1304.
19) 寺島秀夫，ほか. 周術期を含め侵襲下におけるエネルギー投与に関する理論的考え方〜既存のエネルギー投与量算定法からの脱却〜. 静脈経腸栄養 2009；24：1027-1043.
20) 吉川雅則，ほか. 急性呼吸不全における栄養管理 -人工呼吸患者を中心に-.日呼吸ケアリハ学誌 2014；24：95-99.
21) Rice TW, et al. Initial trophic vs full enteral feeding in patients with acute lung injury: the EDEN randomized trial. JAMA 2012; 307: 795-803.
22) Rice TW, et al; NIH NHLBI Acute Respiratory Distress Syndrome Network of Investigators. Enteral omega-3 fatty acid, gamma-linolenic acid, and antioxidant supplementation in acute lung injury. JAMA 2011; 306: 1574-1581.
23) Radrizzani D, et al. Nutrition and lung function in the critically ill patient. Clin Nutr 1998; 17: 7-10.
24) van den Berg B, et al. High fat, low carbohydrate, enteral feeding in patients weaning from the ventilator. Intensive Care Med 1994; 20: 470-479.
25) al-Saady NM, et al. High fat, low carbohydrate, enteral feeding lowers $PaCO_2$ and reduces the period of ventilation in artificially ventilated patients. Intensive Care Med 1989; 15: 290-295.
26) Mesejo A, et al. Comparison of a high-protein disease-specific enteral formula with a high-protein enteral formula in hyperglycemic critically ill patients. Clin Nutr 2003; 22: 295-305.

癌の代謝栄養における化学放射線治療と栄養アクセス

遠藤隆之, 真壁　昇

POINT

❶ 担癌患者における栄養障害は手術, 化学放射線治療等の予後予測因子として報告されており, 栄養障害およびリスクの定期的な評価が必要である

❷ 食欲不振, 意図しない体重減少を認める癌悪液質（cachexia）は化学放射線治療および栄養療法の介入時期を逸脱すると予後不良となるため, 経口摂取量および非経口栄養投与量が及ぼす体重変化の評価が重要である

❸ 癌化学放射線治療の基盤として, PS（performance status）を維持・改善を目指す栄養補給が重要となる. そのうえで癌悪液質のステージ分類に応じた栄養アクセスルートを選択する

❹ 栄養障害を認める担癌患者に対する栄養アクセスルートの選択に伴う, 栄養介入の有益性が報告されており, 早期からの栄養評価と介入が推奨されている

はじめに

　癌の罹患数は人口の高齢化とともに増加し続けている一方で, 手術, 化学放射線治療等の医療の進歩に伴い癌生存率は改善傾向にあります. 癌の治療にあたっては, 宿主の栄養状態を維持することは非常に重要であり, その治療の成否を分ける結果となります. また, 癌進行に伴い異化亢進をもたらす代謝異常と, エネルギー摂取量の減少が複雑に関連して栄養障害に進展するcachexiaが進行し, 筋量の減少を介した日常生活動作の低下およびQOL（生活の質）低下を招きます. この代謝障害が高度になると, 栄養投与を行っても有効に利用されず栄養障害は次

第に不可逆的となります．したがって，cachexiaの進展が少ない，代謝異常の程度が軽度の段階からの栄養サポートを行うことが重要です．

❶ 病態と特徴的な栄養障害

癌の代謝栄養

　癌は細胞の複製をコントロールする遺伝子が障害を受けて異常細胞となり，制御のきかない増殖を始め，周りの器官にも浸潤，さらに血管やリンパ管に入り込み，他の器官にたどり着いて広がる転移によって癌は全身に広がっていきます．宿主は，癌に伴う代謝異常によるがん誘発性低栄養（cancer-induced weight loss：CIWL），癌に伴う消化器症状，抗腫瘍療法（手術，化学療法，放射線治療等）による有害事象，告知による摂食不良等によるがん関連性低栄養（cancer-associated weight loss：CAWL）によって脂肪組織のみならず筋量の多大な喪失を伴う体重減少を引き起こし，身体機能の低下，生活の質の悪化，治療毒性の増強，予後の悪化をもたらします[1,2]．

癌の原因

　癌の原因には環境要因と遺伝要因があり，多くは環境要因が原因と考えられています．環境要因には年齢，ウイルス等の感染症のほかに生活習慣があります．要因となる生活習慣としては肥満，赤身の肉（牛肉，豚肉，羊肉）の多量摂取，野菜および果物の摂取量等が報告されています[3]が，本邦においては，さまざまな環境要因のうち感染症，能動喫煙，それに続いて飲酒による癌発生率と死亡率が高いと報告されています[4]．

癌に伴う栄養障害

▶ 三大栄養素の代謝異常

　癌の存在によって産生される種々のメディエーター（炎症性サイトカイン，腫瘍壊死因子，腫瘍増殖因子，線維芽細胞増殖因子，顆粒球コロニー刺激因子等）によって 表1 に示すように異化亢進を認めるなどの代謝が変化します[5]．

表1 癌による三大栄養素の代謝変化

3大栄養素	代謝変化
炭水化物（糖質）	アミノ酸と乳酸からの糖新生の亢進 糖の合成の促進 耐糖能の低下，代謝回転の低下 インスリン抵抗性
脂質	脂質分解の亢進 脂質合成の低下 リポ蛋白リパーゼの活性低下 トリグリセリドの上昇 HDLの低下 静脈内グリセロールの増加 血中からのグリセロールのクリアランスの低下
たんぱく質	筋肉の異化亢進 全身蛋白質の代謝回転の亢進 肝臓および腫瘍蛋白質の合成亢進 筋肉蛋白質合成の低下

中屋　豊，ほか．がん栄養療法ガイドブック 第2版：メディカルレビュー社；2011．p27-377 より

▶ 食欲不振

　腫瘍，あるいは免疫応答として免疫細胞から産生する炎症性サイトカインが視床下部の摂取促進作用を有する神経伝達物質（ニューロペプチドY）の作用を抑制します．また，胃で産生される食欲亢進作用を有するホルモン（グレリン）に対してcachexiaでは抵抗性が出現し食欲不振を来たします．脳内の神経伝達物質（セロトニン）の増加も癌患者の食欲不振に関連すると考えられています[6]．

▶ 食事摂取量の減少

　食欲不振に加えて癌に伴う消化器症状，抗腫瘍療法（化学療法，放射線療法等）による有害事象，癌宣告に伴う心身的な悲嘆から食事摂取量が低下します．

▶ 体重減少

　癌に伴う代謝異常によるCIWL，癌および癌治療に伴う食事摂取不良からのCAWLによって著しい筋量減少，体重減少を引き起こします．

▶ 栄養素不足

　癌患者は手術および化学放射線治療の副作用によって，栄養素の吸収や代謝が変化します．そのため，ビタミンやミネラルの不足による貧血，筋力低下などが起こることがあります．

　以上のように，癌による栄養障害は，さまざまな要因により発生し，担癌患者において栄養障害は手術，化学放射線治療等の予後予測因子として報告されており[7]，定期的な栄養モニタリングが必要です．

❷ 栄養アクセスの基本的な考え方

癌悪液質のステージ分類

　癌は前述したような複合的な栄養障害によって慢性的に筋量が減少し，身体機能の低下，QOLの悪化，治療抵抗性の増強，予後の悪化をもたらします．これを"癌悪液質"と定義しており，前悪液質（pre cachexia），悪液質（cachexia），不対応性悪液質（refractory cachexia）の3段階の病期に分けられます（**図1**）．終末期の悪液質状態であるrefractory cachexiaでは高度代謝障害により栄養サポートを行っても栄養状態の改善は困難であり，早期からの栄養介入による栄養障害の予防が重要と考えられています[1,2,8,9]．Asian Working Group for Cachexia（AWGC）は2023年に慢性消耗性疾患とBMI 21 kg/m^{2}未満または過去3〜6ヶ月間で2%超の体重減少を必須項目とし，食思不振，握力低下（男性28 kg未満，女性18 kg未満），CRP 0.5 mg/dL以上のいずれかを満たす場合にcachexiaを定義すると提言しています[10]．

▶ pre cachexia

　pre cachexiaとは，悪液質の進行が初期の段階であり，6ヶ月以内に5%以下の意図しない体重減少，食思不振，耐糖能異常などの代謝変化の発生と定義されています[1,2,8,9]．

▶ cachexia

cachexiaとは，経口摂取不良，全身炎症を伴うことが多く，5％以上の体重減少，BMI<20 kg/m^{2}かつ体重減少>2％，サルコペニア・体重減少>2％のいずれかに該当する状態と定義されています[1,2,8,9]．

▶ refractory cachexia

refractory cachexiaとは，悪液質が高度に進行し，化学療法に抵抗性を示す状態，PS（performance status）の低下（3〜4），進行性の異化亢進，生命予後が3ヶ月未満の状態です[1,2,8,9]．

癌悪液質のステージ分類による栄養アクセス

▶ pre cachexiaおよびcachexia

癌患者においても栄養管理の原則に基づき経口摂取を第一選択とし，経口摂取で必要栄養量を補充できない場合は経腸栄養を選択します．消化管の通過障害などで，経腸栄養が行えない場合は静脈栄養を選択します[3]．

▶ refractory cachexia

refractory cachexiaに陥った場合は，栄養投与を行っても反応しない状況と定義されています[1,2]．そのため経腸栄養，静脈栄養を行って栄養量の充足を図っても悪液質を緩和することは困難であり，逆に栄養負荷にて病勢をさらに悪化させてしまうと考えられています．そのため，栄養管理を再考し，緩和医療を中心としてQOLを重視した栄養管理が推奨されます．

	pre cachexia	cachexia	refractory cachexia

正常 → 死亡

| 体重減少≦5%
食欲不振
代謝変化 | ①体重減少≧5%
②BMI＜20kg/m²,
　体重減少＞2%
③サルコペニア,
　体重減少＞2%
①～③のいずれか
摂食低下と
全身性炎症反応伴う
ことが多い | さまざまな
悪液質の状態
異化亢進,
治療抵抗性
PS低下
生命予後
＜3ヶ月 |

図1 癌悪液質のステージ

Fearon K, et al. Definition and classification of cancer cachexia: an international consensus. Lancet Oncol 2011; 12: 489-495 より

❸ 栄養アクセスの基本的な考え方

pre cachexiaおよびcachexiaと経口摂取

　①食欲不振，経口摂取量，②消化器症状，③異化亢進の程度，④骨格筋量，筋力，⑤身体機能や心理社会的変化などを的確にアセスメントし，重症度に応じた多様な栄養管理をします[11]．患者の嗜好，消化器症状，嚥下機能に応じた食事形態および内容の調整，ONS（経口的栄養補助）で補い，栄養量の充足に努めます．

pre cachexiaおよびcachexiaと経腸栄養

　消化器に異常が認められないが，必要な経口摂取が期待できない場合には，経腸栄養を選択します．頭頸部癌や食道癌などで経口摂取が困難な場合は，経鼻胃管や経皮内視鏡的胃瘻造設術（percutaneous endoscopic gastrostomy：PEG）による胃瘻・腸瘻からの経腸栄養を検討します[12]．

refractory cachexia

refractory cachexiaの段階では，静脈栄養や経腸栄養は浮腫や胸水，腹水の増加など患者にとって不利益となることが多いため，積極的な静脈栄養や経腸栄養は行わず，患者のQOLを重視して個々の嗜好に合わせた食事の提供を行います．

特異的な放射線治療と栄養アクセス

放射線治療は，根治を目指した治療と症状緩和などQOL改善を目的とした緩和的放射線治療があり，cachexiaのステージにかかわらず施行します．これら放射線治療の副作用である粘膜障害に起因する咽頭炎や食道炎などの急性反応の多くは，照射単独の場合は治療開始後2～3週後に発生し，治療終了後2～3週後に軽減します．この期間の疼痛コントロールをはじめとした適切な対症療法を行うことは，経口摂取量を維持するうえで重要です．照射単独の場合は，粘膜保護薬や鎮痛薬の投与で対応できることが多く，化学放射線療法を行う際には強い鎮痛効果期待した医療用麻薬（オピオイド）が有用であると報告されており，疼痛コントロールの程度が栄養アクセスの選択に影響します．

放射線治療を受ける患者にとって，栄養障害を引き起こさないよう十分な栄養量を摂取することは重要であり，頭頸部や消化管の腫瘍に対して放射線治療を受ける患者が，早い段階で栄養介入する有益性が報告されています．また，経口摂取を第一選択とし，経口摂取のみで必要栄養量を補完できない場合は経腸栄養の併用などを考慮します．種々の理由で経口摂取や経腸栄養が困難な場合，または晩期有害事象としての慢性放射線炎の場合には中心静脈栄養が適応となります[9]．

長期の経腸栄養アクセス（胃瘻・空腸瘻・経皮経食道胃管）

長期に経腸栄養管理となる場合は消化管瘻を検討します．

▶ 胃瘻

本邦においてPEG（percutaneous endoscopic gastrostomy,経皮内視鏡的胃瘻造設術）が普及しています．胃蠕動の運動低下や食道裂孔ヘルニアの症例など重度の胃食道逆流がある患者に対しては胃瘻を介してJ-tubeを空腸に留置する方法（PEG-jejunostomy：PEG-J）があります．

▶ 経皮経食道胃管（percutaneous trance esophageal gastro-tubing: PTEG）

胃切除後や腹水貯留などでPEGの実施不能もしくは困難な症例に対してPTEGはよい適応とされています．

▶ 空腸瘻

開腹下で空腸瘻造設術を行うのが一般的ですが，その他に内視鏡下・腹腔鏡下で直接空腸を穿刺して空腸瘻を造設する方法があります．

経腸栄養管理
経腸栄養のカテーテルの先端位置が胃内か幽門後であるかによって投与速度に依存した下痢が生じます．そのため幽門後であれば経腸栄養ポンプを用いて 20 mL(/h) より開始し，徐々に速度を上げて一般的には 100 mL(/h) 以下で維持します． ※腸瘻用のカテーテルは細く，チューブの先端で腸内細菌が増殖すると，pH が下がり栄養剤が固形化し，閉塞しやすくなります．4〜6 時間ごとにフラッシュが必要です [13, 14]．

▶ 長期の静脈栄養アクセス（CICC・PICC・CVポート）

中心静脈カテーテルは長期の静脈栄養管理だけでなく安全に抗癌剤投与するためのデバイスとして有効です．

▶ 中枢挿入型中心静脈カテーテル(centrally inserted central venous catheter：CICC) [15]

CICCとは，鎖骨下穿刺や内頸静脈，大腿静脈などより穿刺して中心静脈カテーテルを留置する方法です．

▶ 末梢挿入型中心静脈カテーテル(peripherally inserted central venous catheter：PICC)

PICCとは，上腕部の尺側皮静脈，上腕静脈，橈側皮静脈などの末梢より穿刺して中心静脈カテーテルを留置する方法であり，CICCに比べ，挿入時に気胸や血胸といった生命にかかわる合併症が少なく，感染率も低いとされています．また，患者の精神的抵抗も少ないとされています．

▶ 完全皮下埋め込み型中心静脈ポート（CVポート）

　CVポートとは，中心静脈カテーテルの一種でデバイス本体が皮下に埋め込まれることで，日常生活の制限がほぼなく，QOLが維持されます．一般的に皮下脂肪が多い前胸部の皮下に埋め込みますが，近年では上腕に埋め込む手技が増えています．上腕のCVポート（PICCポート）は前胸部のCVポートと比較し，ポートの隆起が目立ちにくい，穿刺時に腕をまくるだけでよい，前胸部に傷をつけなくてよい，などの利点があります[16]．

アドバンス・ケア・プランニング（advance care planning：ACP）

アドバンス・ケア・プランニングとは，今後の治療・療養について患者・家族と医療従事者があらかじめ話し合う自発的なプロセスのことです．癌と診断された早期から患者および患者の家族と栄養管理も含めた医療，ケアに対する意向や選考，その提供体制について話し合い，信頼関係に基づいた意思決定支援を行うことが肝要です．

 症例でみる！栄養アクセスの実践例

60歳代・男

主病名：食道癌

既往歴：高血圧症，ラクナ梗塞，発作性心房細動

現病歴：20XX年M-4月頃より嚥下困難を自覚し始めた．M-1月末頃には摂取困難となり，1ヶ月で4kgの体重減少を認めた．近医にて上部内視鏡にて食道癌を疑われ，精査と治療のためM月14日当院紹介入院となった．

来院後経過：精査の結果，食道癌(TNM分類:cT3,N2,M0　StageⅢ)と診断にて化学療法を行ったのち食道癌切除術を行う方針となった．また，食道は癌による高度狭窄（図2）を認めるため，絶食となった．

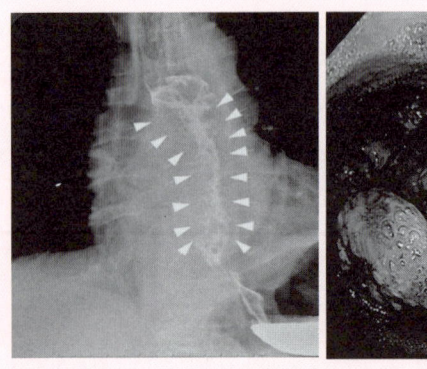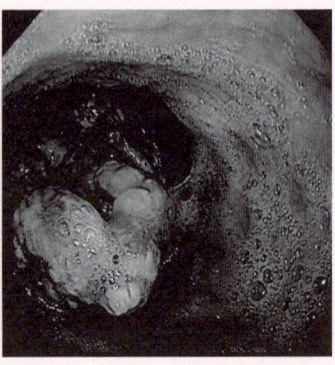

図2 入院時の胃透視検査，上部内視鏡検査所見
食道癌による高度狭窄を認める.

栄養評価

　BMI 25.4 kg/m^{2}と肥満であり，骨格筋指数は7.3 kg/m^{2}と骨格筋は比較的保たれていますが，1ヶ月前より経口摂取困難となり5%/月の体重減少を認めているためcachexiaの状態が考えられ，中等度栄養障害と評価しました.

　次に必要栄養量は下記のように算出しています．BEEはHarris-Benedictの式を用いてAF 1.3，SF 1.1を乗じて2,000 kcalとしました．たんぱく質は腎機能障害や高度侵襲はないためNPC/N比 150と設定し70 gとしました.

＜エネルギー要求量＞
　治療の経過：2,000 kcal
　〔BEE（1,400 kcal）〕×AF1.3×SF（1.1）
　たんぱく質要求量70 g（NPC/N 150）

栄養サポート方針

　本症例は，食道癌に対して化学療法を行う方針であり，化学療法中の栄養状態や骨格筋の減少は予後と関連するとの報告があり，日本栄養治療学会（JSPEN）のコンセンサスには経口摂取，経腸栄養を第一選択とし，化学療法の副作用等によっ

て栄養量を充足できない場合は静脈栄養で補うこととしています[2]．また，本症例は食道癌による高度食道狭窄にて経口摂取は困難であるため，代替栄養管理として経腸栄養，静脈栄養を考慮する必要があります．

　以上から,栄養管理計画は下記のように立案しました．
1. 経口摂取が再開できるまでは，代替法として経腸栄養とする．
2. 化学療法の副作用(下痢，嘔吐)により経腸栄養のみでは必要栄養量を充足できない場合は，静脈栄養の併用を検討する．

栄養サポートの経過

▶ 第4病日

　中心静脈カテーテルを右鎖骨下静脈に挿入し高カロリー輸液を開始する．また，経鼻経腸栄養は入院時拒否されていたが，十分な説明のうえ本人の同意を得て経鼻栄養チューブを十二指腸下行脚に留置し，消化態栄養剤を経腸栄養ポンプを用いて朝昼夕各100 mLを経腸栄養ポンプを用いて100 mL（/h）までの投与速度にて間歇投与を開始することとした．

▶ 第17病日

　第11〜16病日に化学療法（5-FU＋CDDP＋Docetaxel：DCF療法）の1サイクル目が施行された後，下痢症状を認め投与速度を下げるも症状の改善を認めないため，経腸栄養は腸管機能維持を目的としてグルタミン投与のみとし，TPN（中心静脈栄養）管理とした．

▶ 第29病日

　胃透視検査（**図3**）にて狭窄長縮小，通過障害の改善を確認．経鼻栄養チューブを抜去し，SPN（supplemental parenteral nutrition，補完的静脈栄養）併用にて流動食より経口摂取再開し，消化器症状をみながら食事形態を段階的に上げていく方針とした．

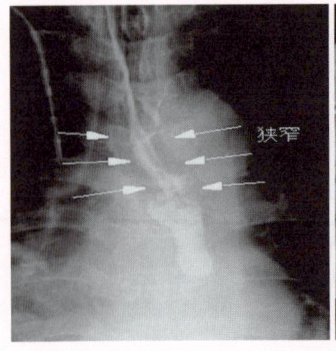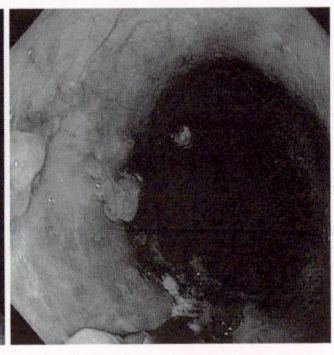

図3 化学療法2サイクル目終了時の胃透視検査，上部内視鏡検査所見

▶ 第32病日

食事形態は7分粥に変更し全量摂取しても消化器症状は認めずSPNを終了した．

▶ 第32病日〜第37病日

DCF療法2サイクル目が施行され，第38病日下痢症状の増悪認め，食事は一旦中止となり，止痢薬使用にて経口摂取はグルタミンのみでTPN管理とした．

▶ 第43病日

下痢症状は改善傾向にあり，SPN併用にて3分粥食経口摂取を再開し，消化器症状をみながら食事形態を段階的に上げていく方針とした．

▶ 第52病日

普通食形態（2,000 kcal　たんぱく質70 g）となり，食事摂取も良好であり，SPNは終了とした．

▶ 第55病日

食事摂取良好にて排便は軟便〜有形便　1日2〜3回で経過し，自宅退院となった．今後はPET/CT検査を行い，遠隔転移の有無を確認後に手術を検討する方針である．

ポイント

　一般的に化学放射線治療時は下痢，嘔吐のリスクに配慮して経腸栄養は敬遠することがありますが，本症例は化学療法時においても腸管使用を考慮し，経口摂取，経腸栄養を可能な範囲で継続しました．あくまでも腸管を使用することを目標に経口摂取，経腸栄養を行い，栄養の充足は中心静脈栄養で行いました．なお，経口摂取や経腸栄養を行いながら，総エネルギーの60%未満を中心静脈ルートより補完的にする栄養管理法を補完的静脈栄養（SPN）と呼びます[17]．SPN併用にてグルタミン製剤等で腸管の使用を継続した結果，重度の感染症を合併することなく栄養サポートができた症例でした．

参考文献

1) 荒金英樹，他．悪液質とサルコペニア：医歯薬出版；2014．p2-10,p78-83.
2) 日本臨床栄養学会（JSPEN），編．日本臨床栄養代謝学会 JSPENコンセンサスブック：医学書院；2022．p52-59,p224-239.
3) Muscaritoli M，et al．ESPEN practical guideline: Clinical Nutrition in cancer．Clin Nutr 2021; 40: 2898-2913.
4) Inoue M，et al. Burden of cancer attributable to modifiable factors in Japan in 2015. Glob Health Med 2022; 4: 26-36.
5) 中屋　豊，ほか．がん栄養療法ガイドブック 第2版：メディカルレビュー社；2011．p27-37.
6) 日本緩和医療学会　ガイドライン統括委員会，編．がん患者の消化器症状の緩和に関するガイドライン 2017年版：金原出版；2017．p34-35.
7) Matsui R, et al. Impact of malnutrition as defined by the GLIM criteria on treatment outcomes in patients with cancer: A systematic review and meta-analysis. Clin Nutr 2023; 42: 615-624.
8) Fearon K, et al. Definition and classification of cancer cachexia: an international consensus. Lancet Oncol 2011; 12: 489-495.
9) 日本病態栄養学会，編．がん病態栄養専門管理栄養士のためのがん栄養療法ガイドブック 2019 改訂第2版：南江堂；2019．p31-39,p41-50.
10) Arai H, et al. Diagnosis and outcomes of cachexia in Asia: Working Consensus Report from the Asian Working Group for Cachexia. J Cachexia, Sarcopenia Muscle 2023; 14: 1949–1958.
11) Weimann A，et al. ESPEN practical guideline: Clinical nutrition in surgery. Clin Nutr 2021; 40: 4745-4761.
12) 伊藤彰博，ほか．がん悪液質における栄養管理．静脈経腸栄養 2017：32：841-846.
13) 日本小児在宅医療支援研究会．腸瘻の管理について．https://www.happy-at-home.org/6_3.html（2024年3月13日閲覧）
14) 柳樂明佳，ほか．ラットを用いた酸性半消化態流動食の胃排出に関する検討．静脈経腸栄養 2012：27：711-716.
15) 井上善文．栄養管理テクニック 1 静脈栄養：照林社；2015．p160-167.
16) 井上善文．静脈経腸栄養ナビゲーター：照林社；2021．p228-233.
17) 日本静脈経腸栄養学会．静脈経腸栄養ガイドライン 第3版：照林社；2013．p13-14.

電解質管理の注意点とは？

吉村芳弘

1 栄養管理でよく遭遇する電解質異常

電解質の管理について，特に栄養管理の現場でよく遭遇する低ナトリウム（Na）血症と低カリウム（K）血症の場合について考えます．

まず低Na血症です．低Na血症とは血清Na濃度が135 mEq/L未満の状態と定義されます．低Na血症に遭遇した際にまず行うべきことは，症状の有無の確認と低Na血症の原因検索です．

症状がある場合は，早期のNa補正や水分調節が必要です．低Na血症の症状は，その発症速度とNa低下の程度にもよりますが，一般的には血清Na濃度が120〜130 mEq/Lで軽度の疲労感がみられ，120 mEq/L以下では頭痛や嘔吐，食欲不振，精神症状が加わり，110 mEq/Lまで低下すると昏睡や痙攣などが起きてきます．

一方，無症状で軽症であれば，その多くは早急な治療を必要としないため，まずはその病態を確認することが大切です．高脂血症や高蛋白血症のとき（偽性低Na血症），あるいは高血糖時以外はほとんどの低Na血症は低浸透圧血症（細胞内液増加）を意味しています．

一般的に，低Na血症は水の過剰かNaの喪失あるいは欠乏症によるものであり，細胞外液の量と尿中Na濃度をみれば病態の判別がしやすくなります．細胞外液量により増加，正常，減少の3つに分けられますが，その判断は容易ではありません．

2 低Na血症の治療

低Na血症の治療は原因に応じて行います．他の疾患を原因としていない軽度の低Na血症は，1日の摂取水分量を1 L未満に制限することで多くは回復します．それだけで回復しない場合は，ループ利尿薬を用いたり，場合によってはバソプレシン拮抗薬という薬を用いたりして，過剰な水分量を補正する治療を行います．心不全，肝硬変，ネフローゼ症候群などの疾患が原因で水分調整がうまくできていない場合は，それらの疾患自体と低Na血症の両方を考えた薬の選択を行います．体液量が減少しているタイプの低Na血症では，生理食塩水を点滴します．

一方，体液量が正常な低Na血症には原因疾患の治療を行います．重症例や抗利尿ホルモン不適合分泌症候群（SIADH）では厳格な水分制限やNa濃度の高い食塩水の点滴が必要になる場合もあります．急激にNa濃度を高めると脳神経系に合併症を発症するリスクがあるため，適正な速度で点滴し，安全を確かめながら補正します．

3 経腸栄養と低Na血症の予防と治療

経腸栄養単独で栄養管理を行っている場合は低Na血症に注意します．理由は，経腸栄養剤のNa含有量が一般的に少なく設計されているためです．これは長期の経腸栄養管理による高Na血症を予防するためです．医薬品の経腸栄養剤におけるNaClの含有量は 表1 の通りです．食品の経腸栄養剤もほぼ同様にNaClの含有量は少ないです．したがって，1日1,000 kcalの経腸栄養剤を投与しても，NaClの量は2〜3 g程度となり非常に少ないことがわかります．そのため,経腸栄養剤だけで栄養管理されている患者は血清Na濃度が低下することが多いです．特に，高齢者では体内に塩分を保持するためのNa再吸収力が弱く（尿中にNaを喪失），低Na血症になりやすいので注意が必要です．経腸栄養患者の低Na血症に対してはNaCl投与が一般的です．その際は，経腸栄養剤ではなく白湯にNaClを溶解して投与することが多いです．経腸栄養剤にNaClを追加するとNaとたんぱく質が反応して結晶を形成することがあるためです（塩析と言います）．ただし，経腸栄養患者の低Na血症に対して漫然とNaClを投与し続けることには注意が必要です．前述の低Na血症を生じる原因がないか，常に注意しておく必要があります．

表1 主な医薬品の経腸栄養剤と電解質組成

	Na (mg)	Cl (mg)	NaCl (mg)
エレンタール®	87	172	259
エレンタール®P	93	165	258
ツインライン®NF	69	107	176
ラコール®NF	74	117	191
エンシュア・リキッド®	80	136	216
エンシュア®・H	80	136	216
エネーボ®	77	83	160
イノラス®	90	139	229

4 低K血症の原因

　次に低K血症です．血清K値が3.5 mEq/L以下に低下した状態を低K血症と言います．体内のKの98％は細胞内，残りの約2％が血液中など細胞外にあります．実際に血液中のK濃度は4 mEq/Lであるのに対して，細胞内のK濃度は150 mEq/Lです．しかし血液中のK濃度は微量ながらとても重要で，この値が乱れると全身に重大な障害が生じます．血液中のKが低下しているときは，細胞内Kのプールも低下しています．血清K値が2 mmol/L程度の重症の低血症の患者の治療を経験したことが何例かありますが，点滴でKの補充をしても，翌日には血清K濃度は2 mmol/Lで全く変化がなく，2〜3日経過してようやくK濃度が上昇に転じました．おそらく，K濃度が上昇するまでは水素イオンと交換で細胞内のK補充に使われていたと考えられます．

　Kの摂取量が低下して血液中のK濃度が低下することもありますが稀です．もちろん，低Na血症と異なり，経腸栄養剤単独での栄養管理で低K血症を来たすことはないと考えてよいです．低K血症の原因として，アルコール，嘔吐下痢，利尿剤の使用の3つの頻度が高いことが知られています．他には，内分泌疾患，例えば，甲状腺機能亢進症に伴う周期性四肢麻痺，原発性アルドステロン症，アルカローシスに伴う低K血症などがあります．このうち，栄養管理で遭遇するのは嘔吐下痢などの消化器症状や利尿剤の使用による低K血症が多いのではないかと思います．

5 低K血症の治療

　低K血症の治療は原因に応じます．原因が疾患に基づくものならその原因疾患を治療し，特定の薬によるものと判明した場合は，その薬の服用を中止します．それだけで改善することもあります．対症療法として，軽度の低K血症なら，Kを含む内服薬を使用し，中等度から重症の低K血症にはNaClを含んだ輸液を点滴します．原因疾患によって対症療法も変わり，治療後に血清K濃度が高くなり過ぎないよう注意しながら補正を行います．また，原発性アルドステロン症が低K血症を引き起こしている場合は，副腎摘出手術で完治する可能性があります．

褥瘡

上野いずみ

POINT

❶ 褥瘡管理で最も重要なことは予防やリスク管理であり，栄養管理においては褥瘡の一因となる低栄養の改善が求められる

❷ 褥瘡治療中は患者の併存疾患のコントロールをしつつ，褥瘡の病期（状態）に応じた栄養補給内容を選択し，モニタリングしながら創傷治癒促進のための栄養サポートを行う

❸ 褥瘡形成予防，治療において十分な栄養を確保する必要があり，治療方針に沿った栄養アクセスの検討が必要である

はじめに

褥瘡は一般的に「床ずれ」と言われ寝たきりなどの要介護状態で好発し，患者のQOL低下，重篤なものは筋や骨に至り時には生命に影響することもあります．

褥瘡で最も重要なのは「褥瘡を発生させない」，予防やリスク管理です．多職種がチームとなり褥瘡リスク因子を認識し，それぞれの職種から見た高リスク患者の情報交換を行いながら予防に取り組むことが重要です．在宅療養患者や家族には褥瘡予防のための教育を十分に行っていく必要があります．

次に，できてしまった褥瘡に対しては早期発見，対応です．褥瘡の治癒遅延を招かないためには，専門職種による迅速なチームアプローチが重要で，適格なアセスメントと科学的根拠に基づいたアプローチを行っていかなければ難治化してしまいます．

低栄養が褥瘡のリスク因子であることはよく知られているかと思います．ただ，褥瘡治療における栄養療法のエビデンスはまだ少ないのですが，治癒過程において併存疾患のコントロールや創傷治癒を促進させ得る栄養管理，再発予防に向け

た低栄養改善は重要であると考えられます．また，褥瘡の状態をモニタリングしタイミングを窺いながら栄養アクセスや栄養補給内容を選択していく必要があります．

❶ 病態と特徴的な栄養障害と原因

　褥瘡発生に関して日本褥瘡学会では，「身体に加わった外力は骨と皮膚表層の間の軟部組織の血流を低下，あるいは停止させる．この状況が一定時間持続されると組織は不可逆的な阻血性障害に陥り褥瘡となる」と定義しています．

　中でも褥瘡発生には「外力」「湿潤」「栄養」「自立」の4つの要因が大きく関わります（図1）.

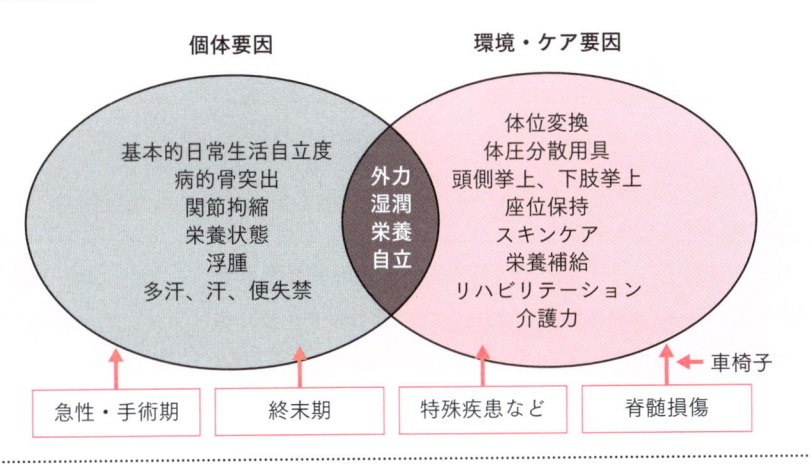

図1　褥瘡発生のさまざまな要因

日本褥瘡学会学術教育委員会：褥瘡発生要因の抽出とその評価. 褥瘡会誌2003;5(1-2)：136-149より

　また，最近は医療関連機器圧迫創傷（medical device related pressure ulcer：MDRPU）という，医療関連機器による圧迫で生じる皮膚ないし下床の組織損傷が知られています．ギプスやシーネ，気管カニューレ固定具や人工呼吸器などで生じやすく，日本褥瘡学会では，「褥瘡のうち医療関連機器でできるのは急性期病院で10〜20％，小児病院では50％とされ自重による褥瘡とは区別されますが，とも

に圧迫損傷であり褥瘡の一種」[1] としています.

褥瘡の評価と分類

図2 に褥瘡の好発部位を示します.筋肉が少なく,骨突出の見られる部分に発生しやすく,特に仙骨,坐骨,足関節部の発生が多くみられます.

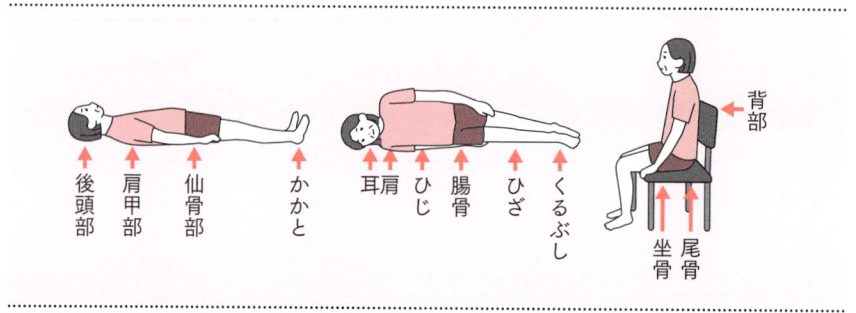

図2 褥瘡好発部位

日本褥瘡学会編:在宅褥瘡予防・治療ガイドブック第3版;照林社.2015 より

予防段階には,褥瘡発生予測を評価するのにブレーデンスケールやOHスケールなどを用い評価します.

褥瘡形成をしている場合には日本褥瘡学術教育委員会から発表された褥瘡状態評価スケールDESIGN-R®2020を用い評価します.Depth(深さ),Exudate(浸出液),Size(大きさ),Inflammation/Infection(炎症/感染),Granulation(肉芽組織),Necrotic tissue(壊死組織),Pocket(ポケット)の7項目で評価(Rating)するものです(表1).

褥瘡発生後は全身管理のアルゴリズム(図3)に沿って対象者の栄養状態,基礎疾患,全身療法が必要な感染褥瘡をアセスメントし,栄養療法,基礎疾患の管理,抗菌薬の全身投与を選択・実施します[2].

表1 DESIGN-R®2020

DESIGN-R®2020 褥瘡経過評価用

カルテ番号（　　　　　　）
患者氏名（　　　　　　）　月日 / / / / / / /

Depth*1 深さ 創内の一番深い部分で評価し、改善に伴い創底が浅くなった場合、これと相応の深さとして評価する						
d	0	皮膚損傷・発赤なし	D	3	皮下組織までの損傷	
				4	皮下組織を超える損傷	
	1	持続する発赤		5	関節腔、体腔に至る損傷	
				DTI	深部損傷褥瘡（DTI）疑い*2	
	2	真皮までの損傷		U	壊死組織で覆われ深さの判定が不能	

Exudate 滲出液						
e	0	なし	E	6	多量：1日2回以上のドレッシング交換を要する	
	1	少量：毎日のドレッシング交換を要しない				
	3	中等量：1日1回のドレッシング交換を要する				

Size 大きさ 皮膚損傷範囲を測定：[長径（cm）×短径*3（cm）] *4						
s	0	皮膚損傷なし	S	15	100以上	
	3	4未満				
	6	4以上　16未満				
	8	16以上　36未満				
	9	36以上　64未満				
	12	64以上　100未満				

Inflammation/Infection 炎症/感染						
i	0	局所の炎症徴候なし	I	3C*5	臨界的定着疑い（創面にぬめりがあり、滲出液が多い。肉芽があれば、浮腫性で脆弱など）	
	1	局所の炎症徴候あり（創周囲の発赤・腫脹・熱感・疼痛）		3*5	局所の明らかな感染徴候あり（炎症徴候、膿、悪臭など）	
				9	全身的影響あり（発熱など）	

Granulation 肉芽組織						
g	0	創が治癒した場合、創の浅い場合、深部損傷褥瘡（DTI）疑いの場合	G	4	良性肉芽が創面の10%以上50%未満を占める	
	1	良性肉芽が創面の90%以上を占める		5	良性肉芽が創面の10%未満を占める	
	3	良性肉芽が創面の50%以上90%未満を占める		6	良性肉芽が全く形成されていない	

Necrotic tissue 壊死組織 混在している場合は全体的に多い病態をもって評価する						
n	0	壊死組織なし	N	3	柔らかい壊死組織あり	
				6	硬く厚い密着した壊死組織あり	

Pocket ポケット 毎回同じ体位で、ポケット全周（潰瘍面も含め）[長径（cm）×短径*3（cm）] から潰瘍の大きさを差し引いたもの						
p	0	ポケットなし	P	6	4未満	
				9	4以上16未満	
				12	16以上36未満	
				24	36以上	

部位 [仙骨部、坐骨部、大転子部、踵骨部、その他（　　　　　　）] 　合計*1

©日本褥瘡学会
http://www.jspu.org/jpn/member/pdf/design-r2020.pdf

*1 深さ（Depth：d/D）の点数は合計には加えない
*2 深部損傷褥瘡（DTI）疑いは、視診・触診、補助データ（発生経緯、血液検査、画像診断等）から判断する
*3 "短径"とは"長径と直交する最大径"である
*4 持続する発赤の場合も皮膚損傷に準じて評価する
*5 「3C」あるいは「3」のいずれかを記載する。いずれの場合も点数は3点とする

一般社団法人 日本褥瘡学会．褥瘡評価ツール改定DESIGN-R®2020.
https://www.jspu.org/medical/design-r/docs/design-r2020.pdf より

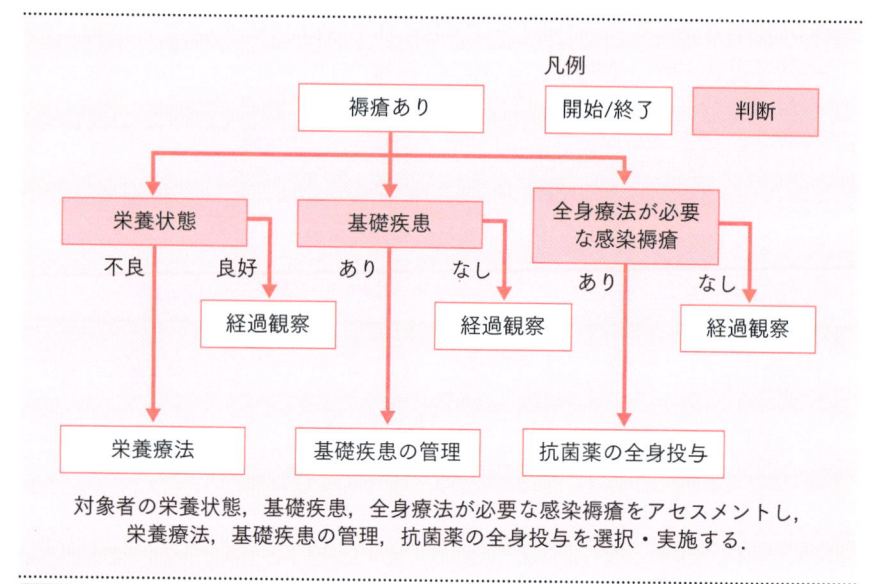

図3 発生後全身管理のアルゴリズム
日本褥瘡学会.褥瘡ガイドブック 第3版 褥瘡予防・ガイドライン（第5版）準拠：照林社；2023．p31 より

褥瘡で見られる特徴的な栄養障害

褥瘡患者には病的骨突出，頸・脊髄損傷，関節拘縮，皮膚湿潤，浮腫が高頻度に見られ，栄養障害については次のようなものがあります．

▶ 除脂肪体重（LBM）の減少

以前より，低栄養の指標に血清アルブミン（Alb）が用いられていましたが，CRPとAlbは相反関係にありさまざまな侵襲を持つ患者の栄養評価には向かないため，LBM（lean body mass）を用います．LBMとは除脂肪体重のことで，LBMが減少すると血清蛋白や免疫能が低下し易感染状態となります[3]．

▶ PEM（protein energy malnutrition）

たんぱく質，エネルギーが欠乏している状態でありサルコペニアやフレイルを惹起します．食事摂取量低下やたんぱく質摂取不足の高齢者に多くみられ褥瘡形成のリスク因子となります．

▶ **鉄・亜鉛欠乏**

　高齢者になると不足しがちですが，当院に褥瘡手術目的で入院してきた患者（n＝23）の入院時採血において，血清鉄欠乏（40 μg/dL以下）は69.6％，血清亜鉛欠乏（65 μg /dL以下）は78.3％の患者に見られました．褥瘡患者では，褥瘡のない健常人よりも血清亜鉛値が低いことや，血清亜鉛値の上昇に伴って褥瘡が治癒傾向を示すことが報告されています[4]．

▶ **糖尿病や耐糖能異常のある患者**

　高血糖による代謝異常，血流障害や神経障害の影響で血液循環不良となり褥瘡形成，また治癒遅延を招きます．

　褥瘡患者はさまざまな低栄養因子や治癒の阻害因子を抱えていることが少なくありません．予防・治療において，栄養状態の維持または改善，また内科疾患のコントロールも栄養管理計画に反映し治療を進める必要があります．

② 栄養アクセスの基本的な考え方

褥瘡の病期分類

　褥瘡（創傷）治癒過程には時期によってさまざまな栄養素が関わっていて，創状態を確認し状況に合わせた栄養補給のタイミングを逃さないことが重要です．

　褥瘡に代表される創傷の治癒過程は，一般的に①出血凝固期，②炎症期，③増殖期，④成熟期（組織再構築期）に分類されます．

　また，色調による褥瘡の病期分類も臨床現場で用いられており，壊死が真皮以下に及ぶ深い褥瘡の創面は黒色→黄色→赤色→白色と変化しながら治癒に向かうため，「黒色期」「黄色期」「赤色期」「白色期」の4期に分類されます[5]．

褥瘡治療過程の栄養アクセス （図4）

▶ **黒色〜黄色期（壊死組織や不良肉芽があり，デブリードマン術の段階）**

　この時期は摂取状況がどうか，エネルギーやたんぱく質の必要量を満たしているかを確認し経口で十分な栄養が摂れない場合SPN（supplemental parenteral nutrition，補完的静脈栄養法）を導入するなど，今後の手術や治療方針を確認し栄

養アクセスを検討します.

▶ 赤色期（壊死組織や不良肉芽が除去され，新しい肉芽を待つ段階）

　良性肉芽を得るために肉芽形成促進の治療が中心となります[5]．十分なエネルギー，たんぱく質の補給に加えビタミンC，亜鉛，アルギニン，コラーゲンペプチド，オルニチン，L-カルノシン，HMBなど創状態に適した栄養補給を検討します.

ビタミンC	• 鉄吸収促進　　　　　通常必要量：100 mg/日 • コラーゲン生成 • 免疫強化 (感染抑制) 褥瘡ステージ I - II：100 〜 200 mg • 抗酸化作用　　　　褥瘡ステージ III - IV：1000 〜 2000 mg
亜鉛 (Zn)	• タンパク質，DNA，RNA 産生に関与 　通常必要量：男性 11 mg/日，女性 8 mg/日 • 銅と同時に摂取した場合，腸管での吸収が拮抗される. 　(Zn:Cu = 11-12:1 で補給) 　欠乏における補充：40 〜 220 mg/日を 10 〜 14 日補給
アルギニン	• 成長期，侵襲期に需要が増大する条件付き必須脂肪酸 • 成長ホルモンの分泌を促進しタンパク合成促進 • 一酸化窒素 (NO) に変換され動脈を拡張し血流を増加し創傷治癒に有効 • コラーゲン形成材料の供給
グルタミン	• 免疫能賦活 • 小腸粘膜構造の維持に必要
HMB	• 強い筋蛋白合成作用のあるロイシンの代謝産物 (ロイシンより 5 〜 10％産生) • 蛋白質合成促進および抑制作用 • 炎症に起因する慢性炎症を抑制
コラーゲンペプチド	• 皮膚の保水，弾力性の維持・修復 • コラーゲン特融のヒドロキシプロリン (Hyp) が創傷治癒促進に働く
L-カルノシン	• 渡り鳥や回遊魚の骨格筋に多く存在 • 疲労の原因となる活性酸素を除去する抗酸化物質
n-3 系脂肪酸	• 炎症の抑制，細胞性免疫濃を高め創部感染を低下 • マクロファージを活性化し線維芽細胞を増殖促進しコラーゲン合成促進

図4　創傷治癒と栄養素の補給
石井信二，ほか．褥瘡ケアとビタミン・微量元素．臨床栄養 褥瘡UPDATEエキスパートのための最新情報と栄養療法2021；138：932-941，山中英治,褥瘡ケアと特定の栄養素．臨床栄養 褥瘡UPDATEエキスパートのための最新情報と栄養療法 2021；138：943-947 より

また，創部感染を抑制するため抗菌薬を使用することもあります．仙骨部など肛門に近い褥瘡は排泄物による創部汚染に注意します．この時期は特に，圧迫を避けるため頻回な体位交換や場合によっては体位制限を設けることがあり，経口摂取や経腸栄養法の場合，刺激や胃内逆流等による嘔吐，誤嚥性肺炎などの予防が重要です．経腸栄養の場合は半固形栄養剤や胃内半固形化を図るなどの対策をとり，ポジショニングを定期的に検討する必要があります．

▶ **白色期（上皮形成が起こり始め創収縮促進治療が中心となる時期）**

この時期は上皮化や創の収縮がみられ治癒に向かっていく時期であり，赤色期の対応を含め栄養管理の仕上げを行っていく時期です．また，赤色期〜白色期には異化から合成のタイミングを見落とさないようにし，栄養状態をみながら褥瘡栄養管理から栄養管理のゴールへ内容を微調整していきます．また，治療を通して再発予防のためそれぞれの職種が患者・家族教育を行います．

❸ 栄養アクセスの進め方とエビデンス（ロジック＆テクニック）

経口摂取

褥瘡治療過程においても経口摂取は栄養アクセスの第一選択であり，褥瘡治療中の必要栄養量（国際褥瘡ガイドライン2019では現体重（kg）×30〜35 kcal/kg/日を推奨）が確保できるか評価します．摂取量が少ない患者には少量高カロリー食にするなどして工夫が必要ですが，それでも不足する場合はSPNなど他の栄養アクセス併用を検討します．

褥瘡治療時の注意点として，頻回な体位交換や体位制限，ギャッジアップ制限や側臥位摂取など「食べる」行為の難易度が上がってしまい誤嚥や窒息をしやすくなるということを認識しておかなければなりません．ベッド上安静が必要となる場合，便秘や消化の停滞を惹起し，嘔吐にも注意が必要です．ただし，経口摂取を止めてしまうと摂食嚥下機能の後退を招いてしまうため，食べられる場合は言語聴覚士の介入や，食事形態をより安全なものへ調整し，摂取量が極端に少ない場合はメインアクセスを経腸栄養とし，楽しみレベルの摂食とするなど，少しでも経口摂取を継続していくことが望ましいと言えるでしょう．腸管を動かすこ

とでバクテリアル・トランスロケーションを予防し，創部汚染抑制にもつながると考えられます．

治療中の制限で患者の不利益とならぬよう，理学療法士や作業療法士も積極的に介入しポジショニングや機能維持訓練で患者のADLやQOLを維持することが大切です．

経腸栄養法

褥瘡を持つ患者は，食事摂取量低下や食事拒否，また重度の嚥下障害などを抱えているケースも少なくありません．経口摂取で必要栄養量を確保することが難しい場合，「腸管を使えるのであれば腸管を使う」原則に則り経腸栄養法を選択します．

その際，経腸栄養の最多トラブルである下痢予防，改善が重要です．特に仙骨部や転子部，坐骨など肛門周辺やおむつ内にある褥瘡は排泄物による汚染にさらされやすいためです．創部感染抑制のため抗菌薬を使用することも多く，滴下速度の調整や排便調整栄養剤，栄養剤の半固形化，乳酸菌の併用，ファイバー（グアーガム加水分解物など），薬剤調整など，多職種で対策を検討します．

静脈栄養法

経口摂取が難しく，また難治性下痢などで腸管を使用することが難しい場合は，TPN（total parenteral nutrition, 中心静脈栄養法）を選択します．PICC（peripherally inserted central venous catheter, 末梢挿入型中心静脈カテーテル）は正しく管理すれば他の中心静脈カテーテルよりCRBSI（catheter-related blood stream infection, カテーテル関連血流感染）の発生率が低いカテーテルです[6]．TPNを選択する場合には，るい痩や心機能低下の可能性のある高齢者などの患者には，水分投与量が過剰でないか浮腫や体重のモニタリングが必要です．

	Clinical Question		推奨度	推奨文
発生予防全身管理	褥瘡発生の危険因子として、どのような基礎疾患を考慮すればよいか	CQ4.1	C1	うっ血性心不全、骨盤骨折、脊髄損傷、糖尿病、脳血管疾患、慢性閉塞性肺疾患などを考慮してもよい。
	低栄養患者の褥瘡発生予防には、どのような栄養を行うとよいか	CQ4.2	B	PEMの患者に対して、疾患を考慮したうえで、高エネルギー、高蛋白質のサプリメントによる補給を行うことが推奨される
	経口摂取が不可能な患者の栄養補給はどのようにすればよいか	CQ4.3	C1	必要な栄養量を経腸栄養で補給するが、不可能な場合は静脈栄養による補給を行ってもよい
	褥瘡発生の危険因子となる低栄養状態を確認する指標には何があるか	CQ4.4	C1	炎症、脱水がなければ血清アルブミン値を用いてもよい
			C1	体重減少率を用いてもよい
			C1	食事摂取率（食事摂取量）を用いてもよい
			C1	高齢者にはMNA®及びMNA®-SFを用いてもよい。
			C1	CONUTを用いてもよい。
			C1	主観的包括的栄養評価（SGA）を用いてもよい。
発生後全身管理	褥瘡患者には栄養評価を行った方がよいか	CQ4.8	C1	栄養評価を行い、必要な症例には介入を行ってもよい。
	褥瘡患者にはどのような栄養補給を行うのがよいか	CQ4.9	B	褥瘡治療のための必要エネルギーとして、基礎エネルギー消費量（BEE）の1.5倍以上を補給することが勧められる。
	褥瘡患者に特定の栄養素を補給することは有効か	CQ4.10	C1	必要量に見合った蛋白質を補給することが求められる。亜鉛、アスコルビン酸、アルギニン、L-カルノシン、n-3系脂肪酸、コラーゲン加水分解物など疾患を考慮したうえで補給してもよい
	褥瘡患者の専門職およびチームの介入は行ったほうがよいか	CQ4.11	C1	管理栄養士や栄養サポートチーム（NST）の介入を行ってもよい
	褥瘡患者の栄養補給の評価に体重を用いてもよいか	CQ4.12	B	浮腫、脱水がなければ体重増加を用いることが勧められる。

図5 褥瘡予防・発生後の全身管理のCQ

日本褥瘡学会教育委員会ガイドライン改訂委員会. 褥瘡予防・管理ガイドライン（第4版）. 褥瘡会誌（Jpn JPU）2015；17：487-557より

症例でみる！栄養アクセスの実践例

80歳代・女性

主病名：仙骨部褥瘡・ステージⅢ，右坐骨褥瘡

既往歴：2型糖尿病，摂食嚥下障害，誤嚥性肺炎，老人性うつ病

現病歴：要介護3，施設入所中．既往歴に糖尿病あり．20XX年5月，長時間の車い
す乗車と圧迫により仙骨部と右坐骨に褥瘡形成．塗布薬で様子をみていたが改善
せず手術目的にて6月形成外科入院となった．

来院後経過：仙骨部褥瘡は黒色壊死組織を呈しており，悪臭ありブレーデンスケー
ル17点，DESIGN-R® D3-29（D3-e1s6i1G6N6P9:29点）．右坐骨部褥瘡は潰瘍形成
あり．採血・検尿にて低K血症（K 2.8 mEq/L）ありグルコン酸K開始，尿路感染所
見ありセファゾリンNa開始．

栄養評価

　入所していた施設では3月に誤嚥性肺炎を起こし，ミキサー食，軟飯，エネル
ギー設定不明だが摂取良好という情報でした．

　身長146 cm，体重35.3 kg，BMI 16.6 kg/m²，IBW 75.3％と低体重を呈し，
MNA®-SF 4点，ROAG 12点，HDS-R 4点．Alb 2.8 g/dL，BUN 7.4 mg/dL，Cr 0.4
mg/dL，eGFR 108.4 mL/min/1.73m²，CRP 5.0 mgg/dL，Na 142 mEq/L，K 2.8
mEq/L，Cl 104 mEq/L，血糖（随時）132 mg/dL，HbA1c 6.0%，尿糖（4+）．慢
性炎症による消費エネルギー亢進と，加齢や嚥下障害により必要栄養量に対して
摂取栄養量が不足していることが推測され，このことから「重度の低栄養」と評
価しました．また，糖尿病に対しSGLT2阻害薬を処方されており，低体重の高齢
者には不適切処方と思われ，低栄養の一因にもなっている可能性を憂慮しNST（栄
養サポートチーム）介入により内服薬をDPP-4阻害薬へ変更することとしました．

　摂取良好という情報はあるものの，施設での摂取エネルギー不明のため，低血
糖・高血糖に留意し，当初はBEE 1,100 kcal（AF：1.0,SF：1.2）より開始し，数
日間様子を見て問題なかったため，褥瘡治癒促進支援のため，高エネルギー，高
たんぱく質の補給を計画しました．

エネルギー要求量　1,500 kcal

（現体重あたり42 kcal/kg/日）

〔BEE（860 kcal）×AF（1.2）×SF（1.4）〕

たんぱく質要求量　50 g（NPC/N比160，現体重当たり1.4 g/kg/日）

栄養サポートの方針

　本症例では，低栄養，糖尿病，嚥下障害のある褥瘡患者です．褥瘡治療後は施設へ返す必要があったため経口摂取を継続することとしました．入院時はミキサー食摂取に1時間以上要すものの食思良好で全量摂取可能でした．誤嚥性肺炎リスク軽減のため摂取時間短縮をねらい，少量高カロリー食1,500 kcalに設定し30分以内で全量摂取できるよう調整しました．もし不足する場合はSPNや経管栄養の導入を，また排便不良で創状態の汚染などがある場合などはTPNメインで経口摂取を少量に調整するという計画を立てました．

　褥瘡治療ガイドラインでは投与エネルギーを現体重25〜30 kcal/kg/日としていますが，BMI 16.6と低体重であり，体重増加，栄養状態改善を図るため主治医と相談し42 kcal/kg/日とし血糖コントロールを確認していくこととしました．また，血液検査，CT検査上腎機能低下はないと判断し，1.4 g/kg/日でたんぱく質補給を計画しました．

　その他褥瘡に特化した栄養素の補給として血清Fe 17 μg/dL, Cu 120 μg/dL, Zn 48 μg/dLと鉄と亜鉛の欠乏がみられたため，Fe, Znの補給を行い，ビタミンC，コラーゲンペプチドで創状態の改善を目指しました．

　以上から，栄養管理計画を以下のように立案しました．

1．経口栄養を継続するため誤嚥性肺炎対策を多職種で講じる
2．褥瘡治癒促進支援のため亜鉛やビタミンC，コラーゲンペプチドを補給する
3．栄養不足する場合や創状態の改善が乏しい場合，栄養量再考しSPNや経管栄養の導入を検討する
4．褥瘡再発予防のため体重増加を目指し血糖コントロールを行いながら積極的栄養補給を行う

栄養サポートの経過

▶ 第1病日 黒色期〜黄色期

低栄養や嚥下障害があることから，主治医へリハビリテーション処方を依頼．

NST回診実施，SGLT2阻害薬をDPP-4阻害薬へ変更．

ミキサー食ハーフ，軟飯パワーライス，ONSゼリーで少量高カロリー 1,500 kcal に設定し全量摂取可能．

▶ 第2病日

リハビリテーション処方ありPT，ST介入開始．

PTはポジショニングの提案や筋力増強，起居動作，起立，歩行訓練等実施．

STは頸部等尺性収縮訓練, 口腔器官運動や発声訓練，歌唱，精神賦活のアプローチを実施．

▶ 第3病日

全身麻酔下で仙骨部デブリードマン・郭清術実施．

▶ 第4病日 赤色期

NPWT（局所陰圧閉鎖療法）装着し−75 mmHgにてVAC（陰圧閉鎖）療法開始．

血清鉄，亜鉛欠乏ありONSゼリーにてコラーゲンペプチドやビタミンC，微量元素の補給開始．

▶ 第15病日

NST回診．体重36.7 kg（＋1.4kg）

▶ 第16病日

血清K値3.7に上昇あり．グルコン酸K中止．

▶ 第17病日

十分な肉芽形成が得られたため全身麻酔下で仙骨部褥瘡に対し穿通枝皮弁術施行．

術後完全側臥位指示あり．食事の際のみギャッジアップ30度まで許可を得るが，

誤嚥性肺炎・窒息予防のため看護師，PT，STとカンファレンスし食事時のポジショニングについて検討．

▶ **第28病日　白色期**
創状態良好，離床，車いす乗車許可あり，ハーフ量を全量へUP．

▶ **第35病日**
抜糸．体重36.2 kg，HbA1c 5.8%，尿糖（-）．

▶ **第39病日**
退院，施設再入所．転院先管理栄養士宛てに「栄養管理情報提供書」を送付．

ポイント

　本症例は経口栄養を継続し，誤嚥性肺炎も併発することなく治療を終えることができましたが，褥瘡治療において誤嚥性肺炎や尿路感染などの併発は治癒遅延を招きます．創状態や状況によっては経管栄養や静脈栄養の導入も検討が必要です．

　栄養アクセス選択の際はメリット・デメリットを考慮し，患者に合った，または方向性に合わせ微調整が必要です．

　また，創傷治癒支援系ONSも良い製品がたくさん出ており，今どのような補給内容が必要なのかをコーディネートし，創の変化を追って効果を確認していくことも必要と考えます．

　先述しましたが褥瘡治療のポイントで最も重要なのは予防とリスク管理です．本症例は糖尿病，要介護状態，低栄養が褥瘡形成リスク因子であり，栄養管理のポイントとしては低栄養，糖尿病，嚥下障害にフォーカスしました．

　こういった栄養サポートはもちろんですが，再発予防のために栄養管理が重要であることや，薬剤変更をしたこと，ポジショニングなど施設へ申し送り（または患者・家族教育）を行い今後の再発予防策を講じていただく必要があると考えます．

　チームアプローチの一環としてわれわれは問題点を抽出し栄養管理内容の充実と患者教育，情報提供を十分に行っていくことが重要です．

参考文献

1) 日本褥瘡学会，編．ベストプラクティス 医療関連機器圧迫創傷の予防と管理：照林社；2016．p12.
2) 日本褥瘡学会．褥瘡ガイドブック 第3版 褥瘡予防・ガイドライン（第5版）準拠：照林社；2023．p31.
3) 真壁　昇．褥瘡ケアの栄養アセスメント．臨床栄養 褥瘡UPDATEエキスパートのための最新情報と栄養療法2021；138：924-925.
4) Sakae K, et al. Oral treatment of pressure ulcers with polaprezinc (zinc L-carnosine complex): 8-week open-label trial. Biol Trace Elem Res,2014; 158: 280-288.
5) 前川武雄，ほか．創傷・熱傷ガイドライン　第1版の課題と改訂に向けた取り組み　創傷一般：moist wound healingを正しく理解する．日皮会誌 2013；123：2878-2881.
6) O'Grady NP , et al. Guidelines for the prevention of intravascular catherter-related infections. Centers for Disease Control and Prevention. MMWR Recomm Rep 2002; 51(RR-10): 1-29.

15

小児

武藤美紀子

武藤美紀子

POINT

❶ 小児は成長・発達の過程で，栄養障害から発育障害を起こす可能性があり，栄養は必要不可欠である

❷ 小児は成人とは違い"受動的"であり，養育者への介入が必要である

❸ 神経性食欲不振症の治療初期では refeeding syndrome への留意が必要である

❹ 神経性食欲不振症では成長曲線を用いた体重および身長の成長速度評価が診断および経過観察に有用である

はじめに[1]

　小児とは出生から成人に達するまでの発育期全般を指します．この期間は成長し発達するということが最大の特徴です．さらに子どもは受動的な状態にあり，出生後1～2年（授乳期・離乳期）は親から食物を与えられなければ生存できません．その後も食べ物の入手や調理などを自分で行えるようになるまで10年以上にわたって保護者からの受動的な養育期間を持ちます．

　小児の発育段階は新生児期（生後28日まで），乳児期（生後29日から1歳まで），幼児期（1歳から小学校入学まで），学童期（満6歳から12歳の小児在籍期間），思春期（二次性徴の始まりから完成まで）に区分されています．中でも乳児期が人間の一生で最も成長する時期であり，体重は生後3ヶ月で約2倍，1歳で出生時の3倍にもなります．身長も1年で出生時の約1.5倍にまで成長します．さらに小児期ではさまざまな臓器も発達しており，それをモデル化したのがScammonの臓器別発育曲線です．神経系，リンパ系，一般系，生殖型の4つについて20歳時を100%として発育パターンが示されています（**図1**）．小児の発育に影響する因子として，

栄養・生活リズム・内分泌ホルモン・精神的ストレス・社会的環境・疾病などが挙げられます．なかでも栄養の質と量は成長・発達に大きく影響するとされています．成長曲線（**図2**）[2)] を活用した成長の評価は栄養状態の評価にもつながります．

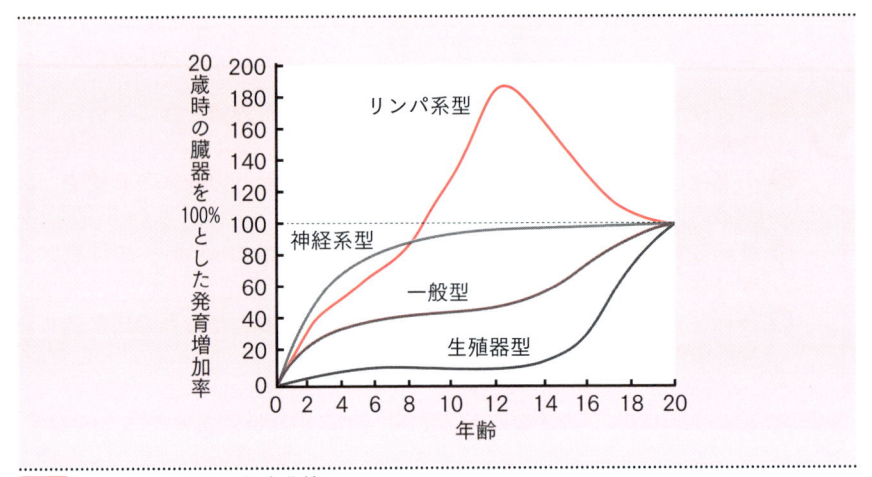

図1 スキャモンの臓器別発育曲線

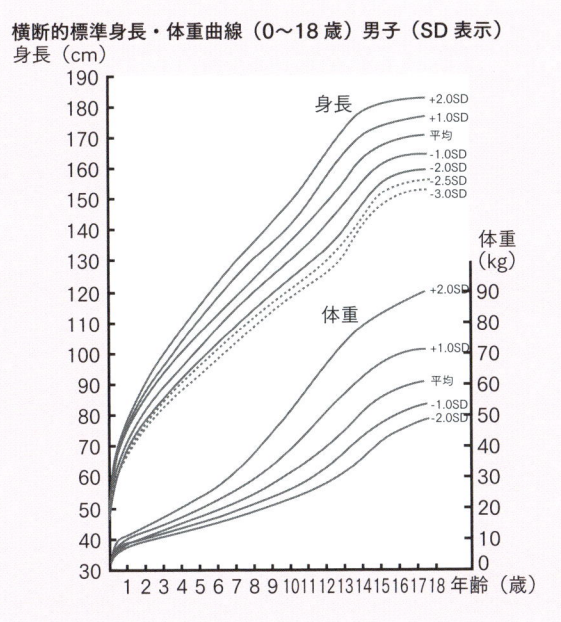

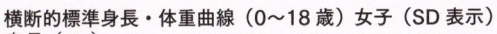

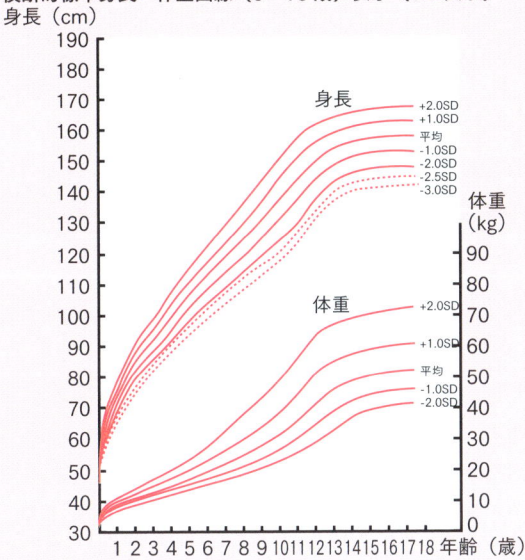

図2：成長曲線

日本小児内分泌学会編：Clin Pediatr Endocrinol 2016; 25: 71-76より

子どもの栄養事情

日本人の食生活は第二次世界大戦後より豊かになり，肉料理・油料理を多くとる欧米型に似た食生活となりました．その結果，栄養状態は改善され平均寿命が伸長しました．その一方で豊かになったことで食生活は乱れ，食事の欠食や過食，孤食，中食や外食の利用が増え栄養摂取状況の偏りが著明となり，肥満児・やせの増加が見られています．

厚生労働省の報告[3]によると小児における肥満の割合は8〜10％,成長曲線の一定基準に外れるような急激なやせ方をしている者の割合は中学生で5.5％，高校生で13.4％みられています．その背景には強い痩身願望があり，特に15〜19歳の女子では体型に対する自己評価で，現実の体重が"普通""低体重（やせ）"でありながらも"太っている"と評価する者の増加が考えられています．

 病態と特徴的な栄養障害

摂食障害概要

摂食障害とは食行動の問題と心身のさまざまな症状を伴う精神疾患です．大きくは極端な食事制限と著しいやせを示す"神経性食欲不振症"と，無茶食いと体重増加を防ぐための代償行為（自己嘔吐や下剤・利尿薬の乱用など）を繰り返す"神経性過食症"とに分けられ，小児期では神経性食欲不振症が多いとされています．

厚生労働省の疫学調査結果によると，神経性食欲不振症の罹患数は20年間で約5倍に増加し，現在はさらに増えていると考えられています．発症年齢は10〜19歳の女性に多いと報告されています．

摂食障害の背景には，患者の素因や性格傾向を中心に種々の要因が絡んでいます．何気なく始めたダイエットやスポーツにおける減量の強要，肥満の問題のみを強調する不適切な健康教育やゆがんだやせを礼賛するマスメディアなどの社会状況の影響等が指摘されています．その他にも小児では食べ物を喉に詰まらせてしまったり，胃腸炎などで嘔吐したことをきっかけに発症するケースもあります．小児の摂食障害は多彩であり，成人の摂食障害の診断基準に当てはまらないことがあるため，摂食障害と摂食困難のタイプ分類暫定基準としてGreat Ormond

Street criteria（GOSC）という診断基準が提唱されています．

臨床症状

神経性食欲不振症の診断基準として下記6項目が当てはまる場合診断されます．

① 標準体重の－20％以上のやせ

② 食行動異常（不食・大食・隠れ食い）

③ 体重や体型についての歪んだ認識

④ 発症年齢：30歳以下

⑤ 無月経

⑥ やせの原因と考えられる器質性疾患がない

治療方針[4]

治療の基本として体重増加に対する患者の不安軽減の対応を積極的に栄養状態の改善と心理面へのアプローチをしていきます．

神経性やせ症の患者は病識が乏しく，過活動の傾向にありますが低体重に伴い，徐脈や低血圧などの合併を認めるため，日常生活の活動制限が必要になります．また発言も変動性が見られるため，治療を行ううえで医師・看護師・薬剤師・栄養士・臨床心理士，病院保育士等，多職種間で連携をとり治療方針を明確にし，こまめな情報共有を行うことが大切です．

治療の第一段階では栄養障害の改善と誤った認識を修正し，改善した身体状態を維持できるまでの食行動の回復．第二段階では適正体重を維持し，日常生活を送れるよう支援．第三段階では健康で安定した心理状態回復に向け心理的対応をしていきます．

体重回復の目安として標準体重の85〜90％が理想的ですが，患児の状態に合わせ現実的な水準で考えます．

❷ 栄養アクセスの基本的な考え方

栄養サポートの基本は，栄養障害の改善を目標に，成長・発達をサポートすることです．入院治療を始めるにあたって，患児および家族との信頼関係の構築が必要となります．まずはベッドサイドへ伺い，患児の想いの表出・傾聴を行いま

す．そのうえで栄養をとると太るという認識から，自身の成長・発達と日常生活を送るうえで必要であることを理解できるように支援していきます．治療開始時はrefeeding syndromeに留意し，焦らず段階的に増量していきます．また治療初期では栄養バランスよりエネルギー確保を第一優先とします．

③ 栄養アクセスの進め方とエビデンス（ロジック＆テクニック）

栄養投与方法の決定

　基本的には経口摂取とし，入院初期に脱水傾向である場合は静脈栄養を併用します．自主的な経口摂取が困難であり，消化管を安全に使用できる場合は経腸栄養剤とし，腸が安全に使用できないと判断される場合（腸管浮腫によるイレウスが考えられる等）は中心静脈栄養を検討していきます．

目標栄養量の決定

　目標栄養量は標準体重あたりの必要栄養量（ **表1** ）[5]が確保できるように支援していきます．小児では成長・発達の過程であり，成長に伴う組織増加分のエネルギー（エネルギー蓄積量）を付加します．

表1 小児エネルギー必要量

年齢	基礎代謝基準値（Kcal/kg/日）		身体活動レベル			エネルギー蓄積量（kcal/日）	
	男児	女児	Ⅰ（低い）	Ⅱ（普通）	Ⅲ（高い）	男児	女児
0〜5ヶ月						115	115
6〜8ヶ月						15	20
9〜11ヶ月						20	15
1〜2歳	61	59.7		1.35		20	15
3〜5歳	54.8	52.2		1.45		10	10
6〜7歳	44.3	41.9	1.35	1.55	1.75	15	20
8〜9歳	40.8	38.3	1.4	1.6	1.8	25	30
10〜11歳	37.4	34.8	1.45	1.65	1.85	40	30
12〜14歳	31	29.6	1.5	1.7	1.9	20	25
15〜17歳	27	25.3	1.55	1.75	1.95	10	10

推定エネルギー必要量(kcal/日)＝基礎代謝量(kcal/日)×身体活動レベル+エネルギー蓄積量
日本人食事摂取基準2020年版 より

Refeeding syndromeのリスク考慮

やせが高度であるほどリン，カリウム，ビタミンB1の体内備蓄量が少ないため，refeeding syndromeの危険性が高いです．そのため，治療初期では摂取エネルギー量を20〜30 kcal/kg/日で設定し，合わせてリン，カリウム，ビタミンB1の補充を行います．

その後血液検査データ・消化器症状・摂取状況を見て100〜200 kcalずつ1日のエネルギー量を増やしていきます．

安静度の設定

標準体重の75％未満では運動制限の必要があります．治療方針に沿って多職種で話し合い，決定します．

患児・家族の不安軽減と栄養教育

栄養の重要性・必要性について理解できるよう，年齢ごとの標準摂取量や栄養素の役割，成長・発達のために栄養が必要であることを教育します．患者は体重が正常体重に戻るのを太ることにつながると考えるので，"太らせるための治療ではなく，脳や身体の正常な活動を取り戻すための治療である"ことを説明します．

また栄養や食事に関する相談はいつでも受けると伝え，自分の意見が尊重されるのだと理解することで治療に対する不安軽減につなげます．

学校との連携

患児にとって1日の多くを過ごすのは学校であり，退院後患者がやせの状態で体力が十分ではなく，それでも登校を希望する場合は，学校の理解のもとに授業時間の短縮，給食ではなく弁当の持参に変更・食事場所の工夫など考慮してもらうことも必要です．学校との連携の際は担任と養護教諭にも参加してもらい，患児を支援するチームとして連携することが良いとされています．

症例で見る！栄養アクセスの実践例

12歳・女性

主病名：神経性やせ症

既往歴：便秘症

現病歴：20XX年4月，交友関係にトラブルあり，それをきっかけに食事量は減少し2ヶ月で11 kgの急激な体重減少を認めていた．20XX年5月，本人の希望あり近医へ受診し経口摂取困難のため入院．治療を行っていたがご家族が心理面でのサポートを希望され，当院へ転院となった．

来院後の経過：前医で栄養投与開始されており，栄養情報提供書に沿って経口と併用で経腸栄養療法を開始．また患児自身，治療への意思はあるが太ることへの恐怖心が強く，栄養を体内に取り入れることに対し躊躇される様子あり．患児の想いの表出・傾聴を行い栄養の必要性が理解できるよう支援を行った．

栄養評価

　本症例における%IBWは67%，ローレル指数は83.5 kg/m3であり，成長曲線で見ても−2.0 SDと平均体重を大きく下回っていました．

　さらに身体所見では体毛は濃く，皮膚乾燥が見られました．前医で栄養療法を開始しており，栄養投与量を増量していたことから，本症例での栄養評価は「中等度の低栄養」と判断しました．

　必要栄養量は下記のように算出しています．

　必要水分量：1,500 mL＋体重31 kg×20 mL/kg＝2,150 mL

　必要エネルギー量：標準体重47 kg× 基礎代謝基準値29.6 kcal/kg/日×身体活動レベル1.65×エネルギー蓄積量25 kcal＝2,300 kcal

　必要たんぱく質量：標準体重47 kg×1〜1.2 g＝47〜57 g

栄養サポート方針

　本症例では腸管浮腫は見られなかったので，栄養アクセスルートは経口栄養もしくは経腸栄養となります．治療初期では太ることへの恐怖心が強く経口栄養のみで必要エネルギー量を確保することが困難であることが多いです．その際は経腸栄養を併用します．前医で栄養療法を開始され栄養投与量の増量をしていまし

たが，隠れて破棄し体重減少が見られたという経緯あり，refeeding syndromeの治療・評価を行います．栄養に関して最終的には経口栄養のみで必要エネルギー量が確保できるようになることが望ましいです．自主的な経口摂取を進めるためにも成功体験から自己肯定感を高めていく必要があります．

　また身体的改善が見られても誤った認識を変えなければ退院後に再発するリスクがあります．栄養療法だけではなく並行して栄養教育も行っていきます．

　以上から栄養管理計画は下記のように立案しました．

1. 栄養アクセスの第一選択は経口栄養とし，経口だけで目標エネルギー量を確保できない場合には、経腸栄養を併用する．栄養量の増量は基本的には3日おきのペースで行う．
2. 入院初期ではrefeeding syndromeのリスクを考慮し，静脈からビタミンB1の投与を行い，血液検査にてリン・カリウム・マグネシウムの推移を見て評価を行う．
3. 成功体験を得て自己肯定感を高めていくために，設定した目標体重の達成で行動範囲を拡大していく行動拡大法を行う．
4. また自主的に経口摂取ができるように患者の思いを傾聴し，食事内容の調整をする．
5. 栄養は太るという認識から，自身の成長・発達するうえで必要であることが理解できるように支援する．

栄養サポートの経過

▶ **第1病日：**

　体重増加に対する恐怖心強く，治療を継続することに対し葛藤する様子あり．時間をかけ，治療の必要性を説明することで最終的には納得し治療に対する意欲的な発言が得られた．

▶ **第6病日：**

　体重：31.1 kg，標準体重比：67％，安静度：ベッド上安静
　提供エネルギー量：1,800 kcal

体重増加に対する恐怖心は変化なし．腹部膨満感あり，経口摂取に躊躇する様子あり．本人の想いを傾聴し頑張りを称賛．自主的に経口摂取できるように食事内容を調整．また"帰りたい"という発言がみられ治療の必要性を再度説明．目標を明確にするため，行動拡大表（ 表2 ）を作成．

▶ **第9病日**：
体重：31.6 kg，標準体重比：69%，安静度：ベッド上安静・移動時は車いす
提供エネルギー量：2,000 kcal
体重増加に対する恐怖心は変わらないが，嗜好の希望等自分の想いの表出が可能．食事提供量は増えているが全量経口摂取できている．引き続き患児の想いを傾聴し食事内容を調整．

▶ **第12病日**：
体重：32.4 kg，標準体重比：70%，安静度：ベッド上安静・移動時は歩行可
提供エネルギー量：2,200 kcal
治療に対して前向きな発言が増えてきている．エネルギー量の増量に伴い提供食事量が増えており食事の負担が大きくなっている．

▶ **第18病日**：
体重：34.4 kg，標準体重比：75%，安静度：病棟内歩行可
提供エネルギー量：2,600 kcal
経口摂取のみで必要栄養量が確保できている．しかし経口摂取のうち栄養補助食品が半数を占めており，退院に向け通常の食事へとシフトしていく必要あり．本人に栄養バランス含め説明し，納得される様子あり．通常食を主に提供し，不足分を栄養補助食品で補っていく．

▶ **第39病日**：
体重：36.8 kg，標準体重比：82%，安静度：病棟内フリー・リハビリ軽度
提供エネルギー量：2,600 kcal
食事への恐怖心と摂取負担感が軽減されたと本人より発言あり．
体重の増加も見られている為，医師と相談し提供エネルギー量は2,600 kcalで継続．

▶ **第60病日目：**

体重：39.1 kg，標準体重比：84%，安静度：病棟内フリー・リハビリ中等度
提供エネルギー量：2,600 kcal

　自主的な経口摂取のみで必要栄養量の確保が可能．母子に対し栄養指導実施し退院．以降は外来にてフォロー継続．

表2 実際に使用した行動拡大表

体重 （標準 体重比）	安静度	参加可能な 日課	プレイ ルーム （日課・ 勉強除く）	お風呂	勉強	その他
31 kg （67%）	病室内フリー （基本ベッド上） トイレ歩行は看護師付き添い 移動は車いす	-	-	シャワー 月・木 （看護師付添い）	1日1時間 （病室内で）	テレビ： 1日30分
32.5 kg （70%）	病室内フリー （歩行OK） トイレ歩行は看護師付き添い不要	朝礼	20分			テレビ：1日 30分
33.6 kg （72.5%）		朝礼 グループミー ティング	30分	シャワー 月・木	AM/PM 1時間ずつ （学習室で）	テレビ：1日 1時間
34.8 kg （75%）	病棟内フリー （歩行OK）			シャワー 月・水・金		テレビ：1日 1時間
36 kg （77.5%）		朝礼 グループミー ティング 散歩（車いす）	45分		AM/PM 2時間ずつ （学習室で）	テレビ：1日 1時間 スマホ：1日 30分
37.1 kg （80%）	リハビリ軽度	朝礼 グループミー ティング 散歩（独歩）・ レク（座位）		シャワー 隔日		テレビ：1日 1時間 スマホ：1日 1時間
38.3 kg （82.5%）	リハビリ中等度	朝礼 グループミー ティング 散歩（独歩）・ レク（自由）	60分	シャワー OK	自由	テレビ：1日 2時間 スマホ：1日 1時間
39.5 kg （85%）	退院					

ポイント

　神経性食欲不振症では，体重増加に対する患者の不安軽減を積極的に行い，栄養障害の改善を目標とします．

　治療初期ではrefeeding syndromeに留意し，少量の栄養から開始し，併せてリ

ン・カリウム・ビタミンB1の補充を行っていきます.

栄養ルートは基本,経口栄養ですが自主的な経口摂取が困難な場合,経腸栄養もしくは静脈栄養を併用します.治療に対する不安が大きいので,患児の想いの表出・傾聴を行い,信頼関係を構築していきます.

栄養教育面では食事に対する誤った認識を持っていることが多いため,"栄養＝太る"ではなく"自身の成長・発達と日常生活を送るうえで必要"であることが理解できるように支援します.その際,小児は成人と違い"受動的"であり,養育者への介入も必要です.

参考文献

1) 位田 忍,ほか編.「臨床栄養」別冊 はじめてとりくむ小児の栄養ケア:医歯薬出版;2020. p7-46.
2) 日本小児内分泌学会編:Clin Pediatr Endocrinol 2016; 25: 71-76
3) 厚生労働省雇用均等・児童家庭局.「食を通じた子どもの健全育成(−いわゆる「食育」の視点から−)のあり方に関する検討会」報告書:https://www.mhlw.go.jp/shingi/2004/02/dl/s0219-4a.pdf(2024年8月5日閲覧)
4) 厚生労働科学研究成果データベース.一般小児科医のための摂食障害診療ガイドラインhttps://mhlw-grants.niph.go.jp/system/files/2014/143011/201410001A_upload/201410001A0017.pdf(2024年8月5日閲覧)
5) 「日本人の食事摂取基準」策定検討会.「日本人の食事摂取基準」策定検討会報告書 日本食事摂取基準2020年版,p67-81:https://www.mhlw.go.jp/content/10904750/000586553.pdf(2024年8月5日閲覧)

終末期の皮下輸液って？

竹内裕紀

　輸液は，本来は静脈内に投与するものだが，静脈内に注射針やカテーテルを挿入することができない場合や在宅医療や終末期医療などの医療体制上，それが好ましくない場合に輸液を皮下に注入します．この輸液療法を皮下輸液と言います．

　皮下輸液は現在の輸液・栄養管理が確立する以前は行われていましたが，経静脈栄養の普及によりほとんど実施されなくなっていました．しかし，在宅医療における高齢者の脱水に対する輸液や癌患者の終末期の輸液として，再度，見直されるようになりました．

　その理由として準備や手技が容易で，静脈点滴と比べて可動性が良くなり，不快感が少ない，入院の必要がない，抑制が不要となることが多く，自己抜針のリスクが下がる，輸液の過剰投与，肺水腫，褥瘡，深部静脈血栓症，血栓性静脈炎，褥瘡，敗血症や全身性炎症のリスクが減少するなどが掲げられます．欠点としては，補液量や栄養素補充量に限界があり，投与できる薬剤のエビデンスが少なく，制限があります．

1　皮下輸液の適応患者

- 経口摂取が不可能な脱水・栄養障害
- 血管に針が刺せない（血管確保困難，血管が脆弱，患者の抵抗，静脈点滴による苦痛や疼痛）
- 留置針を自己抜去してしまう
- 癌などの終末期
- 在宅患者・福祉施設入居
- 静脈からの輸液を希望しない
- 静脈カテーテル留置が医学的に不適当

2 皮下輸液の方法

皮下輸液は大腿（内側/外側），腹部（外側），背部，肩甲骨間，胸部，上腕，前腕外側などの箇所の皮下にプラスチック製留置針を挿入して，輸液を持続投与します．プラスチック製留置針は自己抜去されても安全です．注射針やチューブは最低でも72時間以内に交換（ただし感染徴候があればすぐに交換），あるいは感染を防ぐために24時間ごとに交換とされるため，1〜3，4日程度で交換するのが望ましいとされています．

自然滴下または輸液ポンプで1 mL/minの投与速度（1,500 mL/日まで）とし，500 mL/hの投与速度は超えないようにします．刺入部が2ヶ所の場合は3,000 mL/日まで投与できます．凝血を防ぐために20 mL/h以上にするのがよく，24時間持続投与または一定時間をあける間欠投与があります．

皮下輸液は経静脈栄養に比べて，感染や出血のリスクが少ないのが利点で，安全に管理しやすい投与法です．しかし，皮下からの投与のため，血管内へ到達するまでが緩やかなため，ショックなどの急性期の輸液には不向きです．また，等張液以外の輸液では疼痛や発赤などの副作用を来たすことがあるため，皮下投与できる薬剤は制限されます．定期的に刺入部の浮腫，発赤，痛み，感染，液漏れなどを確認する必要があります．

3 皮下投与が可能と考えられる薬（表1）

皮下輸液に用いる輸液は，基本的に等張かつ等pHである必要があります．浸透圧は血漿浸透圧の280〜300 mOsm/Lが最も好ましいですが，154〜845 mOsm/Lの報告があります．

等浸透圧でかつ血清電解質成分含有の生理食塩液やアルカリ化剤含有リンゲル液が最も適しています．乳酸や酢酸を含有するアルカリ化剤含有リンゲル液は皮下で使用すると反対に重炭酸イオンが皮下に生成されるため，アシドーシスを増悪させる可能性があり，特に腎機能が低下しやすい終末期患者では注意が必要です．ブドウ糖は局所感染や電解質異常の原因となると言われているため，Naの投与を避けたい場合を除き，推奨はされていません．

KCLは静注投与と同様に濃度は20〜40 mEq/Lが安全で，40 mEq/日までの投与

としまず.

　糖は浸透圧が等張である単糖類の場合5%負荷が安全で，たんぱく質は35 g/日では忍容性があるとされています．高カロリー輸液のエネルギー量を必要とする場合は，高浸透圧のため，末梢静脈栄養と同様に皮下輸液での投与は不可能です．

　添付文書に皮下注の適応がある薬剤は少なく，エビデンスを有する薬剤は多くありませんので，多くが適応外使用となります．

表1 投与できる薬剤例

• 等張液（生理食塩液 *, 5%ブドウ糖液，各種リンゲル液，1号液，3号液）
• ビタミン類 *（ビタミンC，B1，B2，B6，B12，K，葉酸）
• 抗菌薬（β-ラクタム系，モノバクタム系，アミノグリコシド系，クリンダマイシン）
• 精神神経用薬（ハロペリドール，レボメプロマジン）
• ベンゾジアゼピン系薬（ミダゾラム，ジアゼパム，フルニトラゼパム）
• オピオイド・鎮痛補助薬（モルヒネ *, オキシコドン，フェンタニル，ヒドロモルフォン，ケタミン，リドカイン，ペンタゾシン *）
• 抗コリン薬（ブスコパンなど）
• 消化管機能調節薬（メトクロプラミド）
• 抗ヒスタミン薬（クロルフェニラミン *, ジフェンヒドラミン）
• ステロイド，インスリン *, ヘパリン *, トラネキサムサン，リドカイン，フロセミドなど

*添付文書に皮下注の適応がある薬剤．その他の薬剤は皮下投与は適応外使用となる

4 **有害事象**

　皮下輸液による有害事象は稀で，輸液製剤の選択や投与量や速度の調節で容易に防止することが可能です．最も多いものとして，軽度の皮下浮腫があります．その他に発赤，腫脹なども起こる場合があります．稀な有害事象としては，筋肉穿刺，大量輸液，KCL投与時などで疼痛，著明な高張/低張液，高濃度のKCL輸液で皮膚脱落，感染による蜂窩織炎や膿瘍など，自己抜針や血液曝露を起こす場合があります．

5 まとめ

　癌緩和期〜終末期の患者の4〜23％が栄養障害により死亡すると報告されており，QOLも低下させるため，早期からの栄養管理が重要です．栄養管理終末期の患者では体液貯留や代謝障害を引き起こすリスクが高く，輸液に伴う心不全や呼吸不全を起こしやすいため，浮腫や胸水の増悪を招かないよう，輸液量は必要最小限とします．静脈輸液が困難な場合は皮下輸液を選択することで，静脈輸液と同等な侵襲の少ない安全な輸液管理が可能です．

参考文献

・　日本緩和医療学会．終末期がん患者の輸液療法に関するガイドライン 2013年版:金原出版;2013.
・　丹羽俊輔．皮下輸液療法.http://hospi.sakura.ne.jp/wp/wp-content/themes/generalist/img/medical/jhn-cq-fujitahoken-180216.pdf（2018年11月24日閲覧）
・　Sasson M, et al. Hypodermoclysis: an alternative infusion technique. Am Fam Physician 2001; 64: 1575-1578.

在宅高齢者

白石　愛

POINT

❶ サルコペニアは，加齢による一次性サルコペニアと，低活動や疾患，低栄養によって生じる二次性サルコペニアに分類される

❷ 過度な安静にも注意が必要である

❸ 身体機能障害や QOL（生活の質）の低下にもつながるため，早期に発見し，適切な介入が必要である

はじめに

　本邦では，少子高齢化が増加の一途をたどっており，厚生労働省が示す試算では，2060年には，高齢化率が39.9％という予測値が示されています．また，高齢化に伴い，要介護認定者数の増加や介護人材不足等の問題も増加傾向であり，対策の急務が求められているところです．一方で，在宅高齢者は複数の疾患を抱えていることも多く，認知機能低下が見られる場合には，日常生活に影響を及ぼすことも多く，注意が必要です．また，在宅高齢者では，フレイルやオーラルフレイル，サルコペニアというキーワードも重要な項目となってきており，また，サルコペニアに関しては疾患として認められていることもあり，心身機能においても評価，アプローチを行っていくことが提唱されています．

❶ 病態と特徴的な栄養障害

　在宅高齢者の主な特徴として，

- 身体の状況（疾患や尿失禁，痛み等も含む健康状態）
- 身体機能への影響

- 社会環境
- 上記における問題を複数抱えていることが多い

ということが明らかになっています[1]．例えば，骨折で入院していても，他の疾患があることで新たに療養生活での考慮すべき項目が出てきたり，臨床でも経験したりすることもあると思います．

また，認知症や視覚障害，聴覚障害などは，程度によっては日常生活に大きな影響を及ぼすことも考えられます．また，褥瘡の治療をしていても，もともとあった腎不全等が悪化して治療が難しくなったり，全身の状態を丁寧に評価し，細やかな対策を立てる必要がでてきますし，薬剤の反応や薬剤数など，個々の患者に応じた薬剤服用においても考慮していく必要がでてきます．さらに服薬アドヒアランスにおいても，理解が難しい場合においては多職種で介入を行う必要がある場合もでてきますし，心身に影響を及ぼすような出来事や生活状況においても予後や臨床転帰に影響を及ぼすことがあり，環境の変化においても注意が必要です．

在宅高齢者が栄養障害にとなる原因

▶ 食欲低下

在宅高齢者の低栄養の原因としては，上記に挙げた高齢者の特徴に影響するところも大きく，さまざまな要因が考えられます．まず，消化機能の低下や，咀嚼嚥下障害，食への興味の薄れなどから，食欲の低下や食事内容の偏りが挙げられます．また体を動かす機会が少なくなり，空腹を感じることも少なくなるため，食事量が減少したり，肥満を気にしてカロリーの高いものを控えたりすることも，高齢者の低栄養の原因として考えられます．

高齢者の食欲低下を分析したものをまとめたものに，「MEALS ON WHEELS」というツールがあります．この言葉を頭文字に使って分析したものですが，

M　Medication（薬剤）

E　Emotional（特にうつ病）

A　Alcoholism, Abuse, Anorexia（アルコール依存，拒食症など）

L　Late life paranoia（老年期妄想）

S　Swallowing problems（嚥下障害）

O　Oral problems（義歯不適合，虫歯，口内炎）

N　Nosocomial infections, No money（院内感染，金欠）

W　Wandering（認知症・行動異常など）

H　Hypothyroidism, Hyperglycemia（甲状腺機能低下症，高血糖）

E　Enteral problems（呼吸障害など）

E　Eating problems（自分で食べられない）

L　Low salt, Low cholesterol（カロリー不足など）

S　Stones, Shopping problems, Social Problems, Isolation（胆石，買い物の問題，社会的問題，孤立，孤独など）

というもので，「食べる」ということが，単に消化機能だけの問題ではないことがおわかりいただけると思います．このようなツールや，普段の食事の中での喫食量や，食後，お皿に残っているものについても考慮する必要があります．また，普段の何気ない会話からも食欲不振のサインが現れているかもしれませんので，注意が必要です．

▶ フレイル・サルコペニア

　高齢者の予備能の低下等に伴い，「フレイル」という定義が提唱されるようになりました．些細な衰えを身体的・精神的・社会的フレイルに分類し，フレイル予防の3本柱を 図1 に示します．

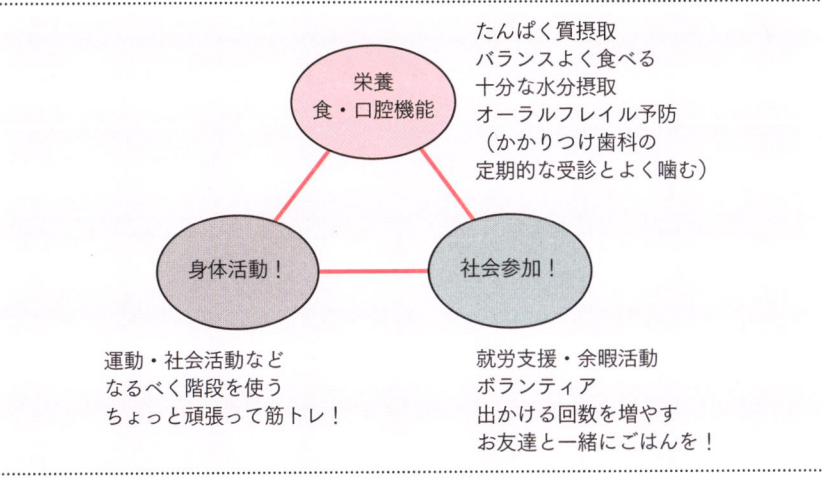

図1 フレイル予防の3本柱

また，フレイルが身体に及ぼす影響を「フレイルサイクル」として，考えられる口腔の問題とともに **図2** に示します．これらの負の連鎖に及んでいないか，また，低栄養に陥るサインがないか，普段の生活を注視することも重要で，問題があれば，解決に向けてご家族を含む，多職種での介入を図ることが望ましいと考えます．また，ICF評価を行い，健康な生活に阻害因子がないか確認も必要です．

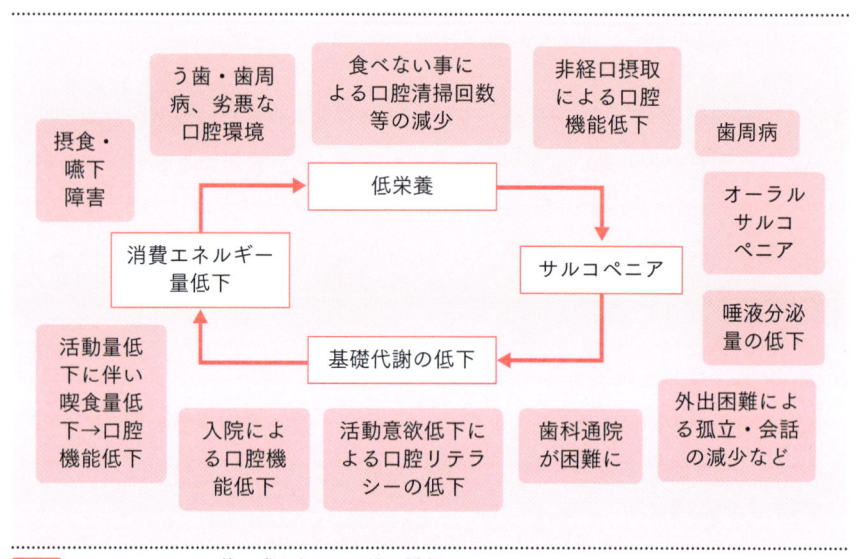

図2 フレイルサイクルに伴い考えられる口腔の問題

　サルコペニアは，疾患と定義されており，低栄養に加齢や筋肉，筋力の低下などが遷延した状態を指します．サルコペニアが疑われる場合には，積極的な運動，栄養，リハビリテーションが推奨されます．必要に応じてセラピストの介入も行っていきましょう．積極的な離床も多職種で取り組んでいくことが重要です．現状の生活が本人の望む生活であることはもちろんですが，新たな疾患を誘発することになっていないか，医原性サルコペニアの状態を作らないように，丁寧な評価，モニタリングを行っていくことも重要です[2]．

▶オーラルフレイル・オーラルサルコペニア

　文字通り，口腔に関連したフレイル，サルコペニアを指します[3,4]．生活の些細なことから口腔に対するリテラシーを失うことは，口腔疾患の誘発につながって

いきます.

　またオーラルフレイルを放置しておくと口腔機能障害や咀嚼嚥下障害を招く恐れもあり，かかりつけ歯科での定期的な口腔チェックを勧奨することはとても重要です．ぜひそのような環境作りの検討も行ってください．また，脳卒中に関しては，口腔問題と関連していることが明らかになっており，口腔のサルコペニア（オーラルサルコペニア）という言葉があります．口腔は食べるだけのものではなく，感情表出や，呼吸機能などさまざまな機能を備え持っています．笑ったり話したりすることは口腔周囲の筋肉や表情筋，咀嚼嚥下筋群にも影響を及ぼします．独居の高齢者の方などへは，社会活動や，積極的な会話，笑いが生まれる環境に配慮することも重要です．

在宅高齢者にみられる特徴的な栄養障害

　在宅高齢者にみられる特徴的な栄養障害の原因として

①加齢の影響

②社会的要因

③精神心理的要因

④疾患要因

⑤その他（摂食嚥下障害など）

⑥サルコペニア・フレイル

などが挙げられます．①においては一般的に加齢とともに食欲が減少することが言われています[5]．高齢者では身体活動の低下，安静時基礎代謝量の低下，さらには除脂肪体重の低下があり，これらによって栄養摂取量が低下することがあります．②においては，独居の高齢者など，生活スタイル単独でも栄養障害のリスクとなることが考えられるため，注意が必要です[6]．一人暮らしのため十分な食事量を摂取していなかったり，食事内容が偏ったりする場合などが考えられます．ADL障害がある高齢者は十分な介護力，適切な介護がなければ，摂取量は確実に低下します．聞き取りなどを丁寧に行っていく必要があります．また，経済的な問題があり満足に食事をとれない場合も低栄養の要因になりうることは言うまでもありません．さらに，③においては，認知機能障害により，食事をするのを忘れたり，空腹感を感じなかったりすることが考えられます．認知症が進行すると摂食行為自体が難しくなることがあるため，サインにできるだけ早く気付き，対応を

検討することが必要です．また，「うつ」などの精神疾患や症状においても，高齢者の食欲不振や低栄養の原因として挙げられます[7]．明らかな食欲不振・体重減少の原因がない場合は考慮する必要も考えられます．また，嚥下障害がある場合も誤嚥を恐れるため本人や介護者が食事摂取量を制限している場合が考えられます．摂食嚥下障害は多くの疾病と関わっており，高齢者の経口摂取を阻害する極めて重要性の高い問題です．嚥下障害があれば，当然十分な経口摂取は期待できなく，放置すれば短期間に低栄養に陥る可能性もあり，注意が必要です．摂食嚥下障害が存在するにもかかわらず適切な食形態を採用していないために，十分に摂取できない場合があります．さらに，④においては，悪液質，慢性炎症性疾患の存在，感染，さらには心不全，腎不全，呼吸不全，肝障害なども食欲低下の大きな誘引になることが考えられます．さらにこれらの疾患は代謝性ストレスに直結し（ストレス係数として考慮する必要があります），必要エネルギー量は増大し，低栄養に影響を及ぼします．また，腰痛，頭痛，膝関節痛などの疼痛も食欲低下や低栄養の誘引因子となる可能性があります．そして，口腔の問題は咀嚼機能の低下を含め栄養障害を引き起こす重要な因子となります．特に義歯の不具合や，口腔汚染，乾燥，歯周病などは低栄養の誘引として考慮し，対策を講じるべきです．また，薬剤においても高齢者の食欲低下や低栄養に関与しているケースもあり[8]，さまざまな副作用もあるため，特に注意が必要です．また，成人時代の誤った食事への知識（ダイエット内容など）を低栄養状態になっても引きずっている場合などもあり，注意が必要です．また，医療者においても同様に，誤った食事指導を行っていることも考えられるため，医療者，患者ともに栄養に関する正しい知識を身につけることも重要です．⑥に関しては，ベースに加齢と低栄養の存在があり，多くの因子が関連していることが挙げられますが（**図2**），その一つとして，たんぱく質の摂取不足も考慮しなければならない重要な問題です．筋蛋白質は，合成と分解のバランスにより構成されており，たんぱく質，アミノ酸を摂取できる食事摂取について，必要に応じて検討を行っていく必要があります．肉や魚，卵などを残しがちな患者は要注意です．

❷ 栄養アクセスの基本的な考え方

在宅高齢者の栄養アクセスの考え方

　栄養アクセスの考え方として，経口摂取が可能であれば，まずは経口での栄養摂取の検討を行います．経口摂取阻害因子があれば，できるだけ原因を排除し，美味しく食べてもらえるような工夫を行うことも必要です．特に高齢者においては，潜在的な嚥下機能低下を来たしている場合もあり，口腔環境，嚥下機能の評価を行い，適切な食事形態を選択することも重要です．それでも解決しない場合，腸管が使える場合はできるだけ腸管を使い，栄養補給を行っていきます（図3）．鼻腔アクセスは患者の負担を考慮し，なるべく長期間での使用は避け（長くても4週未満），患者，家族などと十分な協議を行い，栄養アクセスの検討を図っていきます．

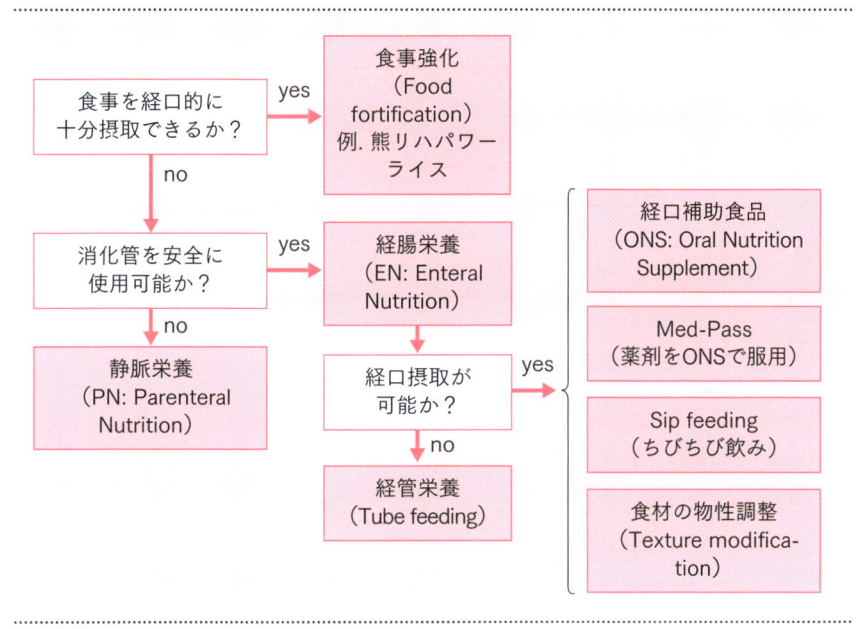

図3 栄養アクセスのdecision tree （文献1より）

　消化器官に問題がなければ経口摂取，腸管を使用することは前述しましたが（**図3** 参照），人工栄養においては，本人の意向とともに，ご家族や多職種での検討も必要です．嚥下機能の低下が急性，または一時的で，人工栄養により転帰やADL・QOLの改善，維持に寄与するか，または導入に際しての利益がリスクを上回るか，または導入とその後の維持管理が可能な人的，物理的医療資源はどうか，など将来像も勘案し定期的にその方針の見直しや検討も必要です．特に高齢者の場合においては，嚥下機能や全身状態の悪化，一時的な食事の中断などにより低栄養状態が一気に悪化に転じる場合もあり，注意が必要です．しかし，摂食嚥下リハビリテーションや人工栄養介入，食事形態の工夫などで経口摂取が再開できる場合もあり，漫然とした人工栄養の継続は避けるべきです．また，胃瘻も正しく適用されれば，栄養管理の面では長所も多く，良好な転機（経口摂取への移行）に導かれるケースもあります．終末期の高齢者への栄養投与ルートの選択では，「適切な人工栄養の選択」という視点で，本人，家族などへ短期的，長期的な見通しを含めて多職種を交えて検討を行うことも重要です．患者個々の状態に応じて，丁寧な栄養アクセスの検討を行っていきましょう．

③ 栄養アクセスの進め方とエビデンス（ロジック＆テクニック）

論理的な考え方

　高齢者に経腸栄養が開始される場合，腸管が長期間にわたり使用されていなかった状況も考えられます．腸管が使用されていないと腸管絨毛の減少や腸管粘膜の萎縮，腸内細菌の変化（減少）や感染などが惹起される可能性もあるため注意が必要です[9]．プロバイオティクスや，プレバイオティクス，シンバイオティクスなども必要に応じて積極的に取り入れ，腸内環境の健全化を図っていく必要があります．また，高齢者は誤嚥のリスクも高くなってくるため，口腔ケアは経腸栄養管理中でも丁寧に行うことが重要です．そして，経管栄養投与時は，投与中，その後30分以上は半身挙上も行うことも逆流のリスクを防ぐために有効です．さらに，長期絶食後に栄養開始を行う場合にはリフィーディング症候群にも十分注

意し，採血結果などのモニタリング必要です．バイタルサイン，浮腫の状況，体重変化，血糖，電解質なども注意深く評価を行っていきましょう．

高齢者の経腸栄養剤の選択に際して

経腸栄養剤には成分栄養剤，消化態栄養剤，半消化態栄養剤がありますが，濃度や栄養成分，体調などを考慮する必要があります．また，必要に応じて，食品か医薬品の選択も重要となることがあります．目標投与エネルギーも考慮しながら，活動係数やストレス係数も経過や状況に応じて見直し，検討を行う必要があります．また，たんぱく質や水分量においても十分に考慮する必要があり，疾患や体調に応じて，必要栄養量の過不足など，モニタリングを行っていく必要があります．また，微量元素やビタミンにおいても注意し，欠乏症状が出ないよう注意していきましょう．

在宅高齢者における輸液療法，中心静脈栄養

在宅で行う輸液療法や静脈栄養療法においても，潜在的予備能の低下した高齢者においては生命予後に重大な影響を及ぼす事象が生じうるため注意が必要であり，特に脱水や電解質異常，糖代謝異常など注意が必要です．また，カテーテルを長期にわたり留置するため，CRBSI（catheter-related blood stream infection, カテーテル関連血流感染）については特に注意が必要です．以下に，在宅高齢者における輸液療法，中心静脈栄養療法についての注意点を示します．

▶ 脱水補正

高齢者は体内水分量が成人に比べ減少しており，脱水に陥りやすいです．経口摂取が困難，または不十分な場合は輸液療法を行いますが，高度の脱水や電解質異常に対しては医師の指示のもとで，十分な監視を行いながら経過をみていく必要があります．

▶ 高血糖・低血糖への対応

中心静脈栄養（total parenteral nutrition：TPN）では耐糖能障害により高血糖に陥ることもあり，定期的な血糖のモニタリングも重要です．また，糖尿病では，意識障害や痙攣など，非ケトン性高浸透圧症候群にも注意を行う必要があります．

　これらを防ぐために，all in one back製剤の使用も有効です．しかし高齢者の慢性炎症状態などでは，鉄欠乏障害が起こっていることもあり，栄養状態や採血など，臨床検査のモニタリングは他の栄養療法使用と変わらず重要です．

④ 症例で見る！栄養アクセスの実践例

　Aさん（80歳代．既往歴：気管支喘息，慢性腎不全）は数年前に脳出血（左視床出血）で入院となりました．入院当時，義歯の不適合があり，新しく作らなければならない必要がありましたが，歯医者嫌いだったにもかかわらず，「ちゃんと食べたい」，「歯を入れておかないと口元のふくらみがなくなるので気になる」という思いが強く，型取りなども頑張ってくれ，入院しながら義歯が完成しました．この頃の食事摂取量，必要栄養量の充足が難しく，本人，ご家族の同意のもと，胃瘻造設もされましたが，これでやっと食べられると喜ばれ，口元も鏡で見て気に入られたようで笑顔でご自宅へ退院となりました．退院後は，Aさんの好きな照り焼きチキンバーガーを店員さんが，一口サイズにカットしてドライブスルーで渡してくれた，と娘さんが喜んで教えてくれました．訪問看護，訪問リハ，訪問介護，訪問歯科を利用されており，お楽しみの経口摂取も継続できていました．

　しかし，その2年後，次に入院されたときは，脳梗塞（右内包脳梗塞）での入院で，左右麻痺となり，重度の後遺症が残存し，意思疎通も難しい状態となりました．嚥下状態も悪く，経口摂取も難しい状態でした．しかし，熱心な言語聴覚士（ST）による摂食嚥下訓練の充実と，その頃はまだCOVID-19感染もない頃でしたので，病室で，ご家族（主たる介護は娘さん）も一緒に励まし合いながら，お楽しみの経口摂取は継続のままで自宅退院となられました．娘さんとSTの食事介助でAさんは，少量ですが，好きなものを食べることができていました．不思議なことに，Aさんは好きな食べ物だと咀嚼嚥下がとても上手でした．その後もお楽しみの経口摂取は続き，退院後6年ほどは，胃瘻からの栄養と，お楽しみの経口摂取が叶っていました．しかし，ご家族が「胃瘻栄養注入後，苦しそうにしている」と栄養剤の減少などをされるようになり，仙骨部に褥瘡がみられるようになりました．そこで，訪問看護師，訪問歯科衛生士，管理栄養士も同行し，栄養状態につ

いて，近所の主治医や娘さんと話をすることにしました．褥瘡の治療と栄養管理の目的で入院となりました．しかし入院後急変があり，高度急性期医療機関への搬送となられましたが，最期は娘さんもずっとそばにおられたようでした．

高齢者の栄養アクセスは多職種によりいい方向に転帰することもあるのではないでしょうか．STと娘さんとの連携でお楽しみの経口摂取が長く継続できたことは，まだお元気なうちに義歯の装着が定着でき，咀嚼嚥下が安定していたことも要因にあると思いますし，また，経管栄養から胃瘻へのアクセス変更も，Aさんの栄養摂取状態をみながら，丁寧にご家族とも検討を重ね，お楽しみの経口摂取と同時に的確な栄養管理の選択が行え，栄養での底力がついたことが，慣れ親しんだご自宅に長くいれた要因になれたことも一因としてあるのではないかと考えます．また，管理栄養士と家族との話や介入がなかったら，入院に踏み切ることは難しかったかもしれません．在宅主治医への相談や入院医療機関への調整など，在宅での連携は難しいですが，患者のために，最も必要な医療連携ではないでしょうか．入院から在宅，そして在宅での生活も体調が落ちた時のサインを見逃すと，患者の生命に直結することが考えられます．病期，状態を見逃さずに介入し，患者に関わる職種や，一番近くにいる家族，家族がいない場合は医療職種が患者にとって，大切な存在になるかもしれません．また，病態も複雑に絡んでいますので，十分に注意を払い，検討，介入を行うことが重要だと思います．

ポイント

些細な衰えのことをフレイルと呼んでいますが，実際には基準があります（改定版J-CHS基準）6ヶ月で2 kg以上の意図しない体重減少や，筋力低下（握力男性<28 kg，女性<18 kg），訳もなく疲れた感じや，信号が青のうちに横断歩道を渡れない（通常歩行速度<1.0 m/sec）など，このような兆候がみられたら注意が必要です．身体，心，栄養面なども気にかけておきましょう．

参考文献

1) Lette M, et al. Safety risks among frail older people living at home in the Netherlands – A cross - sectional study in a routine primary care sample. Health Soc Care Community 2022; 30: e469-e477.
2) Yoshimura Y, et al. Interventions for Treating Sarcopenia: A Systematic Review and Meta-Analysis of Randomized Controlled Studies. J Am Med Dir Assoc 2017; 18: 553.e1-553.e16.

3) Dibello V, et al. Oral frailty and its determinants in older age: a systematic review. Lancet Healthy Longev 2021; 2: e507-520. Available from: https://pubmed.ncbi.nlm.nih.gov/36098000/

4) Shiraishi A, et al. Prevalence of stroke-related sarcopenia and its association with poor oral status in post-acute stroke patients: Implications for oral sarcopenia. Clin Nutr 2018; 37: 204-207.

5) Landi F, et al. Anorexia of Aging: Assessment and Management. Clin Geriatr Med 2017; 33: 315-323.

6) Björnwall A, et al. Eating Alone or Together among Community-Living Older People-A Scoping Review. Int J Environ Res Public Health 2021; 18: 3495.

7) Lozada TA, et al. Impact on the risk of malnutrition and depression of a clinical trial with nutritional educational intervention in non-institutionalized elderly subjects receiving a telecare service in Terrassa (Spain). Nutr Hosp 2021; 38: 260-266.

8) 吉村芳弘 編著. サッとわかる！栄養療法トリセツ. 金芳堂. 2021年. P68-74（福嶋宏美. 栄養アクセスの選択：使えるルートは3つだけ）

9) Zadak Z, et al. Polypharmacy and malnutrition. Curr Opin Clin Nutr Metab Care 2013; 16: 50-55.

10) Zhu Y, et al. Gastric versus postpyloric enteral nutrition in elderly patients (age ≥ 75 years) on mechanical ventilation: a single-center randomized trial. Crit Care 2018; 22: 170.

索引

index

栄養アクセス選択・併用のベストプラクティス
病態・ケースでよくわかるロジック＆テクニック

2025年2月25日　　第1版第1刷 ©

編　著 ………… 吉村芳弘　YOSHIMURA, Yoshihiro
発行者 ………… 宇山閑文
発行所 ………… 株式会社金芳堂
　　　　　　　　〒606-8425 京都市左京区鹿ケ谷西寺ノ前町34 番地
　　　　　　　　振替　01030-1-15605
　　　　　　　　電話　075-751-1111（代）
　　　　　　　　https://www.kinpodo-pub.co.jp/
組版・装丁 …… naji design
印刷・製本 …… モリモト印刷株式会社

落丁・乱丁本は直接小社へお送りください. お取替え致します.

Printed in Japan
ISBN978-4-7653-2026-9